명의들의 스승, 그들

명의들의 스승, 그들

초판 1쇄 인쇄일 2024년 4월 29일
초판 5쇄 발행일 2024년 6월 7일

지은이 권순용

발행인 조윤성

발행처 ㈜시공사 **주소** 서울시 성동구 상원1길 22, 7-8층(우편번호 04779)
대표전화 02-3486-6877 **팩스(주문)** 02-585-1755
홈페이지 www.sigongsa.com / www.sigongjunior.com

글 ⓒ 권순용, 2024

ISBN 979-11-7125-370-8 (03510)

*시공사는 시공간을 넘는 무한한 콘텐츠 세상을 만듭니다.
*시공사는 더 나은 내일을 함께 만들 여러분의 소중한 의견을 기다립니다.
*잘못 만들어진 책은 구입하신 곳에서 바꾸어 드립니다.

WEPUB 원스톱 출판 투고 플랫폼 '위펍' _wepub.kr
위펍은 다양한 콘텐츠 발굴과 확장의 기회를 높여주는
시공사의 출판IP 투고·매칭 플랫폼입니다.

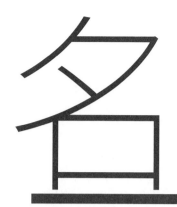

명의들의 스승, 그들

그들은 어떻게 존경 받는 의사가 되었는가?

권순용 지음

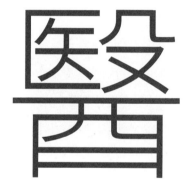

시공사

추천사

　이 책은 병마와 싸우는 환자분들 옆에서 지금 이 순간에도 봉사하고 헌신하는 명의들의 인생역정을 사실적이고 인간적인 측면에서 잘 소개하고 있다. 정형외과 고관절 분야 명의이고 대학에서 평생 후학을 가르치고 있는 권순용 교수와의 대담을 통하여 표출되는, 우리 이웃 같은 명의들의 인생의 명암뿐만 아니라 그들이 살아가는 삶의 목표와 좌우명 그리고 사사로운 인간적인 일상까지도 따스하면서도 진솔하게 부각시키고 있다. 이 책에서 소개되는, 동시대의 활발한 활동을 하는 33인 명의들이 접하였던 진실의 순간들은 감동뿐만 아니라 우리나라 의료계의 선명한 밝은 빛을 주는 것 같다.

　의사의 꿈을 갖고 정진하는 학생들, 자식을 의사로 키우고 싶은 부모들 그리고 우리 모든 이의 인생의 마지막 동반자이고 옆을 지켜주는 의사들을 이해하고자 하는 분들에게 훈훈함과 위로와 희망 그리고 그 이상의 무엇을 느끼게 하는 글이다. 이 글에서 소개되고 있는 명의 분들이 속한 병원 기관들의 협의체인 대한병원협회를 이끌어 가는 수장으로서 감사함과 존경을 표하며, 자부심과 긍지를 느낀다.

대한병원협회장, 연세대학교 총장 윤동섭

추천사

이 책은 우리나라 의학계를 대표하는 명의들의 삶과 철학을 담은, 의학계의 바이블이 될 만한 역작입니다. 의사들의 스승, 권순용 교수님은 대담을 통해, 명의들은 일신에 전속된 탁월한 의술을 넘어 끊임없이 배움과 성장을 추구하며, 인간의 존엄성을 구현하고자 하는 순수한 인간적인 내면을 가진 사람들이라는 점을 이끌어냈습니다.

새벽의 산소와 같은 인술로 환자의 생명을 구하고, 치열한 전쟁과 같은 질병과의 싸움에서 첨병 역할을 하는 의사들의 땀 냄새, 눈물, 고뇌, 그리고 감동과 교훈은 이 책을 읽는 모든 이에게 깊은 울림을 줄 것입니다.

대한의사협회장으로서, 이 책을 통해 명의가 아닌 한 인간적인 의사가 되기까지 노력과 열정의 축적된 시간 속에서 배태되어 나오는 땀 냄새, 눈물, 고뇌 그리고 감동과 교훈을 많은 독자와 함께 공유하기를 바랍니다. 아울러, 이 책의 명의 분들뿐만 아니라, 대한민국 의사 한 분한 분께 뜨거운 감사와 깊은 존경을 표합니다.

제41대 대한의사협회장 **이필수**

'생명의 존엄과 가치의 수호'라는 키워드를 온몸으로 품어가며 많은 환자를 섬기고, 수많은 의사를 가르친 지 어언 40년이 넘었습니다. 내 짧은 호흡마저 환자의 생명을 좌우할 수 있다는 막중한 책임감으로 환자의 고통을 함께 나누고 때로는 생사의 갈림길을 지켜보아야 하는 극한 순간을 함께 겪고 아파하며 지내온 세월입니다. 그럼에도 불구하고 환자가 건강을 되찾고 가족의 품으로 돌아가는 모습을 볼 때마다 의사라는 직업을 통해 천국을 경험하곤 했습니다. 환자들과 같이했던 하루를 마치고 석양의 시간이 될 때마다 하루하루가 기적처럼 느껴집니다. 그분들은 인간의 존엄성과 삶의 의미를 가르쳐주시는 인생의 스승이 되어주셨으며, 그 가르침을 통해 '의사의 소명의식'이 자연스럽게 제 몸속에 더욱 진하게 자리 잡게 되었습니다.

저 자신이 이러한 깨달음을 얻게 되었던 것처럼 의사라면 누구나 각자 또 다른 모습으로 많은 훌륭하고 다양한 삶의 이야기가 있을 것입니다.

태어나는 순간, 탄생을 받아준 의사부터 우리 주변에는 일상생활 속에서 가까이 함께하는 의사들이 많이 계십니다. 그분들의 삶과 철학을 알리고, 사람의 생명을 돌보는 일, 누군가를 도와서 그 삶을 이어가게 하는 일이 어떤 의미를 갖고 있으며 어떤 준비 과정을 거쳐야 하는지, 또한 그 일을 하는 과정에 어떤 애환이 있고 또 어떤 보람으로 이를 감내할 힘을 얻는지 사람들에게 전달할 좋은 방법에 대해 늘 고민을 해왔습니다.

그러던 중 방송 G1에서 권순용 교수의 〈TV자서전-명의〉라는 프로그램을 편성해 그 진행을 맡게 됐습니다. 우리나라 의료계 각 분야에서 최고로 꼽히는 명의 33분을 모시고 그분들의 삶과 일을 접하면서 잊을 수 없는 인생의 추억, 그리고 그들 개개인의 감동스러운 이야기를 채록했던 일은 매우 큰 보람이었습니다. 대담할 때마다 프로그램 진행자로서 한 분 한 분의 위대한 자취와 겸손함에 밀려오는 존경심으로 울컥할 때가 많았습니다. 지내오신 삶을 담담히 표현하시고 미소로 풀어주셨지만, 이분들이 인내하고 겪어오신 힘들면서도 보람된 인생 이야기를 접하면서 한 분 한 분의 헌신과 노력을 이해할 수 있었습니다.

보건의료기관인 건강보험심사평가원 등에서 후원하였던 이 의학 프로그램은 G1뿐만 아니라 전국 민영방송과 유튜브 채널에서도 업로드되고 있습니다. 저는 이 값진 콘텐츠들을 방송뿐만 아니라 책으로 엮어 여러분들과 함께 나누고자 합니다. 특히 의사가 되기를 꿈꾸는 모든 청소년과 수련의들에게 서른세 분 선배들께서 들려주시는 목소리는 여러분의 의지를 더욱 선명히 만들어주는 빛이 될 것입니다. 이 거인들의 도움으로 발돋움하여 그들의 어깨 위에서 더욱 멀리 보면서 의사의 꿈으로 다가갈 수 있기를 희망합니다. 아울러 자녀에게 의사의 길을 열어주고자 하는 부모님들께도 이 책이 좋은 가이드가 되어 훌륭한 의사를 키우는 데 많은 도움이 되리라 믿습니다.

오늘의 제게도 그런 길을 열어주신 부모님이 계셨습니다. 언제나 훌륭한 스승으로 늘 흔들림 없는 나침반과 의지가 되어주셨던 존경하고 그리운 분, 돌아가신 뒤에도 제게 여전히 인생의 가이드이신 분, 바로 저의 어머님이십니다.

어머님께서는 제 인생에서 만난 가장 지혜로우신 거인이셨습니다. 6·25 전쟁 후의 혼란 속에서도 최우수 학생들이 모이는 사범학교를 수석 졸업하실 정도로 명석하신 어머님이셨지만, 정작 맏아들이었던 저는 시골 동네 마당의 토끼 똥을 콩으로 알고 주워서 먹는 바람에 놀림을 받으며 저능아로 의심받을 정도로 성장이 더디었습니다.

늦된 아들을 교육시키기 위하여 시골 학교 교사를 자청하신 어머님께서는 토요일 퇴근할 때마다 무거운 책들을 한 아름 빌려 오셔서 제게 안겨주셨습니다. 다 읽은 책을 돌려주러 가실 때는 책에 담겨 있던 것들이 아들에게 남아 책이 가벼워졌다는 마법 같은 칭찬으로 책 읽는 습관을 길러주셨습니다.

특활반 서예 선생님으로 명필이란 칭호를 들으셨던 어머님께서는 수려한 글씨를 지휘봉 삼아 부드럽고 때로는 강한 메시지로 자녀들을 교육하셨습니다. 어머님께서는 저녁에 우리 형제들이 공부하는 동안 밤늦게까지 붓글씨를 쓰시면서 학업이라는 마라톤의 페이스메이커가 되어 주셨습니다. 매일 새벽 어머님의 먹을 가는 소리는 마치 알람처럼 부지런한 하루를 시작하도록 도와주었습니다. 매사에 자신감과 용기를 갖도록 격려해주시기 위하여 은은하고 자상히 감싸주시던 보살핌과 몸소 실천하셨던 어려운 이웃에 대한 사랑은 우리 4남매 모두가 환자와 어려움을 함께하는 의료인으로 성장할 수 있게 한 자양분이 되었습니다.

어머님께서는 대장암 재발로 70대에 다시 입원하시게 되었습니다.

운명을 앞두셨던 순간에, 어머님과 마지막 대화는 필담이었습니다. 가늘어져 가는 호흡을 다잡으시면서 "걱정 말고 가서 일해라"라는 메모를 남기셨던 어머님. 죽음의 문턱에서도 다른 환자들을 돌보라고 하신 어머님의 사랑과 가르침으로 저 자신 오늘도 소명의식을 깊이 되새기며 환자를 섬기는 일에 최선을 다하고자 또다시 새롭게 다짐합니다.

오늘 아침 언론에서, 학생들이 의사를 하고 싶어 하는 이유가 '경제적인 보장' 때문이라는 안타까운 기사를 접했습니다. 요즈음 의대 정원이나 의료 개혁 같은 현안들 역시 국가·사회적 문제로 복잡하게 대두되고 있습니다. 우리 사회에서 의사를 희망하는 젊은이들이 직업인으로서 의사가 아닌 소명의식을 갖춘 진정한 의사가 되어야 하는 이유가 이 책에 나오는 33 거인들의 인생 스토리에 담겨 있습니다. 이분들의 최선을 다하며 소명을 완수해나가는 헌신적인 삶과 미래를 준비하는 후배 양성 그리고 이에 더하여 의료 발전을 위해 애쓰시는 이야기가 "나는 왜 의사가 되고자 하는가?" 하는 젊은 후학들의 끝없는 질문에 조금의 응답이 되어주리라 확신합니다.

지난 2년간 〈TV자서전-명의〉 프로그램 진행을 함께한 YTN 엄지민 앵커와 관계자 여러분들, 책이 나오도록 응원해주신 동료 교수님들을 비롯한 모든 분께 감사를 드립니다. 그리고 고달팠던 의사 초년생 시절부터 40여 년간 저의 곁에서 끝없는 사랑과 용기를 준 인생의 친구인 아내 김경숙 님에게 존경과 사랑을 전하며, 아빠의 평생 삶의 좌표가 되어주고, 성실한 사회인으로 잘 자라준 아들 용준, 막내딸 용민에게도 무한한 사랑을 보냅니다.

2023년 12월 권순용

차 례

인류의 척추 질환 해결에 도전한다

박춘근 이사장(윌스기념병원)

'의사'라는 단어를 사전에서 한번 찾아본다. "일정한 자격을 가지고 병을 고치는 것을 직업으로 하는 사람." 이 말이 의사라는 뜻의 전부라면 참 드라이하고 재미없는 직업일 수밖에 없다. 현 토마스의료재단 윌스기념병원 이사장 겸 의료원장으로 재직하고 있는 의사 박춘근. 그는 직업이라기보다는 의사라는 일을 즐기는 타고난 진짜 의사이다.

전 대한최소침습척추수술학회 6대 회장이며, 전 척추치료기기명품화연구회 초대 회장이었던 그는 현재 국제척추학회(ISASS: The International Society for the Advancement of Spine Surgery)의 공식 학술지인 《IJSS(국제척추수술저널)》의 아시아태평양 담당 부편집장을 맡고 있는 등 대한민국 척추 치료의 위상을 국제적으로 높이는 데 큰 역할을 하고 있다.

인구의 80퍼센트 이상이 평생 한 번쯤은 경험하는 허리 통증. 이 통증은 자세만 바로잡아도 많은 경우 회복된다고 한다. 하지만 컴퓨터나

스마트폰 등의 사용으로 앉아 있는 시간이 길어지면서 현대인 중에는 허리 통증을 호소하는 사람이 점점 늘어나는 추세다. 한 번도 일어서지 않고 서너 시간을 앉아 있는 것은, 하루에 담배 한 갑 반을 피우는 것처럼 몸에 나쁘다는 말이 있으니 자주자주 해주는 스트레칭이 얼마나 몸에 도움이 되는지는 말할 필요가 없을 것이다. 이런 많은 환자의 아픔과 호소에 귀 기울이며 진료와 연구에 많은 힘을 쏟아붓는 의사가 바로 박춘근 원장이다.

최소 침습 척추 수술이란 내시경을 이용하여 수술 부위를 최소화하고 치료 효과를 최대한 높이며 부작용을 줄이는 수술이다. 수술 부위가 적으니 마취도 부분 마취가 가능해지고, 또 출혈이 적어서 수술 후 회복 시간도 현저히 줄일 수 있는 획기적인 수술이다. 1990년대 초반만 해도 대부분의 척추 수술을 현미경 수술이나 루페라는 사물을 확대하는 방법을 활용하여 시행했었다. 미국에 유학을 다녀와 최소 침습 수술에 관심을 갖게 된 박 원장은 당시 연배가 있으신 교수님들을 모시고 학회를 창설했다. 최소침습척추수술학회가 생기면서부터 큰 절개가 필요한 현미경 수술은 작은 절개를 통한 내시경 수술 방법으로 빠르게 전환되었고, 그의 병원에 있던 수술용 현미경 7개도 지금은 창고에서 낮잠을 잘 정도로 활용도가 많이 떨어졌다. 그 밖에도 두 개의 통로를 이용해서 수술하는 신개념 방법인 양방향 척추 내시경 수술을 도입, 양손을 자유롭게 쓸 수 있고 다양한 수술 기구를 활용할 수 있는 방법을 제시하고 개발한 사람도 박춘근 원장이다.

일본, 미국 등에서 양방향 척추 내시경 수술에 대한 강의를 해온 그에게 배우기 위해 지금도 매년 20~30명의 인도, 몽골, 베트남, 중앙아시아 등에서 온 해외 의료진이 윌스기념병원에 방문한다. 양방향 척추 내시경 수술법에 대해 가장 많은 논문을 낸 기관이 그의 병원이고, 하버드가 세 번째라고 말하는 그의 표정에는 자부심과 자신감이 넘친다.

그가 미국으로 유학을 가기 전인 1996년만 해도 우리나라에서는 '척추센터'라는 개념이 별로 없었다. 수술은 신경외과에서 하고, 재활은 재활의학과에 가서 하는 등 환자들에게는 불편하고 비효율적인 시스템이었다. 미국에서는 한 곳에 척추센터가 있어서 환자가 진단부터 교육, 수술, 그리고 재활까지 한 사이트에서 다 끝내고 시간도 단축시킨다는 것을 눈여겨보게 되었다. 한국에 돌아가면 이런 방식을 구현해 봐야겠다고 결심을 했었으나 의료 시스템이라는 게 의사 한 사람 개인이 마음먹는다고 해결되는 게 아니라는 난제에 부딪히게 된다. 오랜 기간 해오던 관행도 문제였고, 경영진들의 생각과 각 과의 이해 상충 등 바꾸기 어려운 문제점들이 너무도 많았다. 그래서 그는 자기가 직접 센터를 만들어서 환자들에게 편리한 시스템을 구축할 수 있도록 해야겠다고 마음먹는다.

2002년 마침 같은 생각을 갖고 있던 선배님이 계셔서 함께 도와 병원을 개원하게 된다. 한창 척추 전문의로 잘나가고 있던 시기에 병원을 개원한다니 말리는 사람들도 많았다. 그가 사업을 할 성격이 아니라는 걸 잘 아는 주변의 지인과 은사님들까지 걱정스런 눈으로 그를 만류했다. 고민도 많았지만, 그만큼 자신이 보고 배운 것에 대해 잘될 거라는 확신이 있었던 그를 지지해준 동력은 치과를 경영하며 물질적으로 지원해준 그의 아내였다.

박춘근 원장의 스승님은 미국 척추 수술의 세계적 권위자인 '한센

유안'이라는 분이셨다. 그로부터 직접 정통 척추 수술법을 전수받은 그는 처음에 존경하는 유안 교수님의 이름을 따서 병원을 만들고자 했다. 하지만 유안 교수는 자신보다 자신을 가르치신 '레온 윌스' 박사님의 이름에 자신의 영예를 양보했다. 윌스 박사는 북미척추외과학회(NASS)의 창립자이자 미국에 최초로 요통 전임의 훈련 센터를 설립해 후학 양성에 힘쓰셨던 분이다. '연구와 후학 양성'을 중시한 두 분의 뜻을 이어갈 수 있게 이름을 사용하게 해달라는 박춘근 원장의 간곡한 사연에 그는 흔쾌히 허락을 해주셨고, 그래서 병원 이름이 '윌스기념병원'이 된 것이다.

그 이름을 사용하게 된 계기로 박 원장은 그가 평생 중요시했던 '연구와 교육'을 지금도 가장 중요한 병원 경영의 기본 정신으로 삼고 있다. 병원 문을 연 직후인 2003년부터 국제척추심포지엄을 계속 열고 있고, 매일 아침 7시 30분에 진행하는 진료 컨퍼런스를 통해 의료진들의 생각과 치료법, 수술 접근 방법 등에 대한 의견을 나눈다. 정기적으로 의료진들이 국내외 학회에 연구 결과를 발표하도록 독려하고 있으니 나태해질 틈이 없다. 실제로 병원 개원 후 20년간 600케이스 정도의 발표를 해왔다. 이 정도라면 대학병원에서도 상당한 랭킹 안에 들 수 있을 정도의 연구 분량이라고 자부한다. 후학 양성을 위한 펠로우 제도도 운영하고 있다. 이것은 전문의 면허를 취득한 후 대형 병원에서 1~2년간 전공 분야에 대해 추가적인 공부와 함께 진료를 보게 하는 제도이다. 가지고 있는 수술 노하우나 지식을 최대한 후배들에게 전수할 수 있도록 도입한 것이다. 외국 학회에 의료진들을 보내 새로운 지식과 수술법을 습득하고 윌스만의 노하우를 외국 의료진에 전수

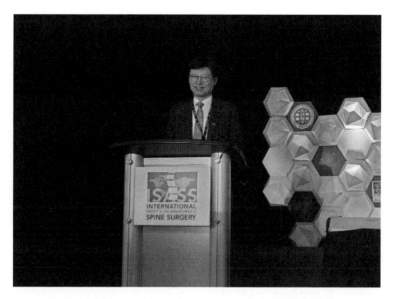
캐나다 토론토컨벤션센터에서 열린 2018 국제척추학회에서 최우수 논문 학술상을 받았다.

하는 일도 전폭적으로 지원하고 있다.

그런 노력 덕분에 윌스기념병원은 얼마 전 종합병원으로 승격되었다. 오로지 환자의 안전을 위한 염원 덕분에 이루어낸 쾌거다. 안전과 종합병원에는 무슨 상관관계가 있을까? 병원을 시작한 20년 전만 해도 척추 질환 환자들이 보통 50~60대였다. 하지만 고령화가 진행되면서 요즘은 환자들의 평균 연령이 70대 이상이며 심지어는 90대 환자들도 병원에 찾아온다. 이런 고령층 환자들을 수술할 때 안전을 보장하기에는 현재 체계로는 제한이 많았다. 다양한 질환이 동반되어 있는 고령층 환자들의 안전을 담보하기 위해서는 내과, 외과, 비뇨의학과 등 다양한 협업과 도움이 필요했다. 단과 척추 관절 병원에서는 할 수 없는 한 차원 높은 안전을 강조하는 서비스를 제공할 수 있는 종합병원으로서의 승격이 시급했고 그것이 최근 이루어진 것이다.

그는 실제로 후배 의사들에게 무엇보다 안전을 강조하고 있다. 지나치다는 말을 들을 정도로 과하게 강조하는 '안전'은 그에게 환자를 대하는 제1의 원칙이다. 젊은 의사들은 수술을 잘하는 게 빨리빨리 해서 빨리 끝내는 거라고 생각하기 쉽다.

수술할 때마다 그는 후배들에게 주문한다.

"천천히, 천천히 해야 해. 수술 빨리 하면 안 돼. 너희가 할 수 있는 최대한 천천히 해야 해. 가장 중요한 건 환자 안전이다. 환자에게 부작용, 합병증이 생기면 치명적이야. 절대 그런 일이 생겨서는 안 된다. 그런 일들은 다 서두르다 생기는 거야. 그러니 무조건 천천히 해라. 다른 선배들이 빨리 한다고 해서 부러워할 것도 없고, 수술 속도는 네가 알면 아는 만큼 저절로 빨라지게 되어 있어."

비단 수술뿐이겠는가. 후배들에게 들려주는 그의 주문은 우리 인생에서도 지켜야 할 만큼의 금과옥조 같은 말이다. 속도나 기술은 아는 만큼 저절로 빨라지게 되어 있다는 말이 가슴에 와닿는다.

외딴 시골에서 태어나 자연을 벗 삼아 자란 그는 동물을 좋아하는 순수한 소년이었다. 예전엔 시골에 향교 같은 일종의 학교가 있었는데 그의 할아버님이 그 향교의 교장 선생님이셨고, 동네 아이들을 모아놓고 한자를 가르치셨다. 그 역시 할아버님의 제자로 회초리를 맞아가며 《천자문》 공부를 했다.

어린 시절 그의 집에는 소, 돼지, 닭과 같은 가축들을 꽤 길렀다. 소를 데리고 가 풀을 먹이고, 돼지 먹이를 주는 일은 동물을 좋아하던 그의 차지였다. 가축을 키우는 집은 많았지만 잘 키우는 데는 꽤 요령이 필요했다. 돼지는 때가 되면 다른 마을의 돼지와 결혼을 시키러 가야하는데, 돼지는 소하고는 달리 몰고 가는 게 상당히 어려웠다. 일종의 노하우가 있어야 했는데, 어린 춘근은 특별히 그 일을 잘했다. 돼지를 몰고 도랑도 건너며 언덕을 넘는 일이 어린 소년에게는 어려웠겠지만, 동물을 사랑하는 그에게는 그게 즐거운 일거리였다. 소년이 자라 대학을 들어갈 때 즈음에는 동물이 좋으니 축산이나 농학을 전공해서 목장을 해보고 싶다는 꿈이 있었다.

두 살 위의 의대에 다니던 형은 그런 춘근에게 동물도 생물이고 사람도 생물인데 이왕이면 사람을 위해 일을 해보는 게 어떻겠냐고 설득을 하셨단다. 농대와 의대 사이를 마음에 두고 왔다 갔다 하던 춘근은 그렇게 의대를 지원했고, 혈관성 치매를 앓다가 돌아가신 할아버님 같은 환자들을 치료하고 싶다는 마음으로 신경외과를 선택하게 되었다.

그가 수원에 있는 대학병원에 발령을 받아 가보니 신경외과의 뇌종양이나 뇌혈관 질환 분야는 이미 많은 선배님이 역할을 하고 계셨고 자리를 잡기가 쉽지 않았다. 당시 그가 분과를 선택할 즈음부터 인구의 고령화가 진행되기 시작했고, 척추 환자들이 과거보다 엄청나게 많이 발생하기 시작했다. 과거에는 노화의 일부라 생각하고 간과하던 척추에 대한 관심이 높아지게 된 것이다.

그렇게 시작한 척추 의사의 길을 어느덧 30년 넘게 걷고 있는 그에게는 '척추 명의'라는 호칭 외에도 또 하나 따라다니는 수식어가 있다. 바로 '사회 공헌', 즉 봉사와 나눔이다. 지역사회를 위해 소외계층 무료 수술, 범죄 피해자 지원이나 기부 등을 꾸준히 해오고 있어, 2020년에는 수원지역범죄피해자지원센터의 부이사장으로 있으면서 대통령 표창까지 받게 된다. 이런 선한 영향력을 꾸준하게 이어올 수 있었던 그의 소명의식은 어디서부터 시작된 것인지 궁금했다.

시골에서 자라 가난한 할아버님 아래 공부했던 그의 아버님은, 학교 교장까지 하셨지만 큰 여력이 있지 않았다. 그래도 그의 동생들 교육을 도맡아 지원하고 서울에 유학도 보내고 학비도 대셨다. 그 덕에 교수가 되신 작은아버지는 또 시골에 계신 형님을 대신해 박 원장의 형제들을 서울에 데려가 대학까지 가르쳐 의사가 되도록 뒷바라지해주셨다. 아무리 친족 사회라 하지만 쉽지 않은 일이었다. 이제 돌이켜보면 그런 공동체 의식과 환경이 그에게 나눔의 의미를 가르쳐준 것이 아닌가 생각이 든다. 그렇게 도움을 받고 자랐으니 그도 나름대로 사회에 뭔가 공헌을 하고 누군가를 돕고 그 보람과 자부심을 느끼는 게 체화된 것이리라. 남을 돕는 건 남을 위한 것이 아니라 결국 박 원장 자신의 행복지수를 높이는 방법이라는 걸 어릴 적 가족으로부터 배웠기 때문이다. 수술받지 못하는 상황의 외국인들을 도와주면서 한국의 의료 기술의 위상을 보여주기도 하고 동시에 건강한 사회를 만드는 데 조금이나마 기여했다는 자부심 등이 그의 봉사에 추진력을 더해주며 그를 더 행복하게 만들어준다고 한다. 그의 말대로라면 보통 사람 누구나 할 수 있는 일이지만, 결코 쉽지 않은, 결코 누구나 할 수 있는 일은 아닌 듯하다.

이제는 환자들을 진료하는 의사 선생님을 넘어서 큰 병원을 경영하는 경영인으로서 그는 큰 꿈을 갖고 있다. 그의 병원의 사명은 '척추 질환 관련 인류의 미해결 문제를 해결하는 데 기여한다'는 것과 '전 세계 더 많은 지역 주민이 최고 수준의 척추 진료를 받을 수 있도록 한다'는 것. 늘 나보다 부족한 곳, 나보다 힘든 사람이 없나를 살피는 박 원장의 따뜻한 마음이 그가 경영하는 병원의 원칙과 철학을 만들어내는 건 당연한 일이 아닐 수 없다. 그래서인지 병원의 원장실도 햇살 잘 드는 가장 좋은 층이 아니라 수술실 바로 옆의 지하 1층이란다. 이사장으로서 진료와 수술을 하면서 행정 업무를 하려면 어떻게든 시간을 뺏기지 않아야 하고 그 원칙을 지키려면 수술실 바로 옆 가까운 곳에 원장실을 둬야 한다는 생각에서다. 그의 말투는 소박하다. 말끝에 늘 겸연쩍은 웃음이 동반되는 천상 시골 소년 같은 말투를 계속 듣다 보면, 허세와 겉모습 따위가 중요하지 않은 그가 왜 원장실을 지하 1층에 두었는지도 금방 이해가 될 것이다.

먼 곳에서 수술 환자를 모시고 온 자식들을 진료실에서 먼저 칭찬해주는 동네 어르신 같은 의사 선생님. 수술하는 순간과 환자들과 교류하는 순간 진심으로 즐거운 표정으로 변하는 마음씨 좋은 아저씨. 고도의 의술도 필요하지만 진심으로 환자의 마음을 만져 긴장을 풀어주는 게 치료보다 앞서야 한다고 믿는 내 가족 같은 의사 선생님. 그를 만나고 떠오르는 두 가지 단어가 있다면 그 하나는 '선함'이고, 또 하나는 '외유내강'이다. 그렇게 멋쩍게 웃으며 환자를 어루만지는 따스함 속에, 인생의 모멘트마다 큰 결정과 도전을 정면으로 받아들여 큰 업적을 이루어내고 있는 박춘근 원장. 앞으로 그의 미래에 어떤 일이 닥치더라도 그는 물살을 치고 앞으로 나가는 연어처럼 쉬운 길들을 버리고, 힘들더라도 의미 있는 선택을 하리라 믿어 의심치 않는다.

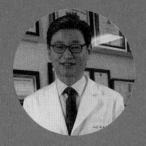

박춘근

의료법인 토마스의료재단 윌스기념병원
이사장 겸 의료원장

 학력

가톨릭대학교 의과대학 졸업
가톨릭대학교 의과대학원 석·박사
미국 뉴욕주립대학교 연수

전문 분야

척추디스크, 척추퇴행성질환, 척추수술, 척추내시
경 최소침습수술

 현재 및 주요 역임

가톨릭대학교 성빈센트병원 신경외과 교수
건강보험심사평가원 이의신청위원회 위원
수원지방검찰청 의료자문위원장
제6대 경기국제의료협회 회장
대통령 표창(범죄 피해자 보호 지원 분야)
대한의료법인연합회 일동의료법인사회공헌상
(의료 부분 수상)
대한최소침습척추수술연구회 6대 회장
경기도병원회 부회장
대한의료법인연합회 부회장
대한신경외과학회 서울경인지회 지회장
대한병원협회 보험부위원장
《IJSS(국제척추수술저널)》의 아시아·태평양 담
당 부편집장
대한중소병원협회 부회장

한결같이 수술실을 지키는 최초의 여성 외과의
이은숙 교수(유방암)

　국립암센터 첫 여성 원장이었으며, 국내 최고의 유방암 수술과 유방 재건술 권위자로 알려진 이은숙 교수. 그녀는 천 개의 얼굴을 갖고 있다. 보조개가 살짝 들어가는 밝게 웃는 표정은 영락없는 소녀다. 초롱하고 명랑한 눈망울을 보면 탐구심으로 가득한 청년 같기도 하고, 또 겸손하게 손사래를 치며 자신의 과업을 설명할 때는 그저 수더분한 학교 선배 같기도 하다. 수술 캡과 마스크를 쓰고 안경 너머의 병을 해치우겠다고 양손에 무기를 들고 나선 전사 같은 모습이 그녀를 가장 잘 설명해줄 수 있을까? 그만큼 그녀의 개성은 다양하고 복잡하다. 진료실이나 수술실에서 나와 자신의 연구실로 들어가면 가장 먼저 화초부터 매만질 정도로 섬세하기도 하다.

　그녀는 자신을 소개하는 말부터 남다르다. 어떤 일터에서 또는 어떤 병원에서 무슨 일을 하는 누구로 자신을 표현하지 않는다. 그저 인생의 반을 유방암 환자들과 동고동락하고 있는 외과 의사라고 자기를 소개하는 의사 이은숙. 과거에는 암센터 원장으로서 아침부터 저녁까지 빈틈없이 바쁜 스케줄을 소화했다. 우스개로 아이돌 스케줄로 산다고 말했었는데 여전히 진료하고, 수술하고, 후배 의사들을 이끌고 교육시키며 이제는 '한물간 아이돌' 스케줄로 사는 중이다.

그녀는 경남의 시골에서 태어났다. 아들이 귀하게 대접받던 시대인데다가 지역색도 그래서인지 그녀는 바로 아래 남동생의 기를 죽일까 봐 부모님을 걱정시키는 통통 튀고 총기가 넘치는 똑똑한 딸이었다. 그런데 중학교 1학년 때 갑자기 아버님께서 돌아가시면서 집안의 형편이 기울기 시작했다. 병이 있어도 무슨 병인지 진단을 잘 못 하던 시기에 아버님은 오래 아프셨고, 복수가 차서 고생하셨다. 어리기만 했던 딸은 그저 그런 아버님께서 누워 계시는 방에 들어가는 게 불편하고 힘들었다. 아픈 어른이 있는 집은 막연하게 늘 우울했고, 집에 들어가기 싫었던 어린 소녀는 늦게까지 학교에서 놀거나 혼자만의 시간을 많이 가졌다. 아버님이 돌아가시고 나서 그녀도 철이 들기 시작한 것 같다. 뭔가 열심히 해서 이루지 않으면 인생이 잘못될 수도 있겠다는 생각이 들었다. 그때부터는 공부에 집중하고 시험을 잘 봐야겠다는 생각을 하며 정신을 차리기 시작했다.

수학, 물리, 생물 등을 좋아해서 이과에 가기는 했지만 그녀는 책 읽기를 즐겼다. 공대를 갈까 생각도 했지만 공학적인 머리보다는 이해력, 암기력을 요하는 의학이 맞을 것 같았다. 게다가 한창 감수성이 예민한 시기에 읽은 책들에 나오는 의사, 특히 《개선문》의 의사 라빅을 참 좋아했다. 하이틴 소설 속에는 의과대학을 다니는 멋진 오빠들이 즐비했고, 그녀도 대학을 가면 그런 오빠를 만날 수 있으리라는 꿈도

꾸는 평범한 소녀였다. 하지만 평범하다고만 말할 수 없는 건, 그녀가 마산의 여고를 1등으로 졸업했고, 고려대학교 의과대학도 전액 장학금으로 다녔으며, 또 의대를 수석으로 졸업했다는 사실이다. 당시 같은 학교 이과 1등은 이은숙 교수였고, 문과 1등은 박근혜 전 대통령 탄핵 당시 파면 결정문을 낭독했던 이정미 전 헌법재판소 재판관이었다. 둘은 서울로 같이 올라와 같은 대학을 다니며 지금까지도 오랜 친구로 연락을 주고받는다.

그녀의 비범함은 그게 전부가 아니다. 그녀의 이름 앞에 있는 '1등'과 '수석'이라는 단어보다 더 대단한 것은 모교인 의대에서 첫 여성 외과 전공의로 금기의 벽을 깬 것이다. 당시 외과에 여학생은 없었다. 선배들이 외과 의사를 지원하는 그녀를 받아줄 것이냐 아니냐를 투표까지 했다고 하니 얼마나 힘든 결정이었는지 알 만하다.

원래 의사가 되면서 그녀는 눈이나 뼈 등 한 파트만 보는 의사보다는 사람을 전체로 다루는 내과를 가고 싶었다. 그런데 내과 인턴을 돌면서 보니 많은 내과 질환 치료들이 질병을 딱 낫게 해주는 것보다는 조절하는 데 비중을 두는 건 아닌가 생각이 들었다. 책을 읽기는 하는데 뭔가 마지막 장이 딱 닫히지 않는 느낌이라고나 할까. 고혈압, 당뇨, 알레르기 등등 조절하는 병보다는 딱 부러지게 결과를 보고 해결하는 의사가 되고 싶었다. 그때 친한 선배가 외과를 해보라고 조언을 했다. 머리 위로 한 줄기 빛이 비치는 느낌이었다. 그 선배는 미국에서 외과 보드를 따신 분이셨는데, 그 당시에도 외국에는 여자 외과 의사들이 많다고 설명해주며 그녀에게 용기를 주셨다. 그렇게 금녀의 벽을 뚫고 외과의가 되었지만, 여자 외과 의사에게 대학병원의 교수 자리를 내주는 병원은 없었다. 작은 병원으로 어찌어찌 지원하면 되긴 하겠지만 좀 큰 병원에서 더 많이 공부하며 일하고 싶었던 그녀는 결국 자신을 업그레이드하는 방법 외에는 답이 없다는 걸 깨닫고 미국 유학을 결심한다. 당시 3세, 6개월 된 어린아이들을 시어머님 손에 맡기고 텍사스에 있는 MD 앤더슨 암센터에 들어가 임상 수련의 생활을 시작했다. 외과 전문의로서 전문 분야를 고민하던 중 남성 외과 의사가 대부분인 여건 속에서 같은 여성이 부담 갖지 않고 진료받을 수 있기를 바라는 마음에서 그녀는 유방암을 선택하게 된다.

그녀가 여성 외과 의사라는 길을 걷기로 작정하면서 힘들고 어려울 때마다 그녀를 잡아 세운 것은 '여성'이었다. 걸림돌이 아니라 그녀의 등대가 된 것이 바로 여성이라는 사실이었다. '내가 중도에 포기하면 앞으로 여자 후배들은 외과를 지원하지 않을 수도 있다'라고 스스로에게 다짐하면서 어려운 시간들을 견뎌낸 것이다. 유방암 전문의로서 누구보다 환자를 이해하고 공감하는 힘도 여자기 때문에 가능했다. 그녀의 연구실에는 '가치 창출'이라는 메모지가 붙어 있다. 남들이 안 하는 길을 자꾸만 걸으려 하다 보니 전에 없던 가치를 창출하자는 지침도 생겼다. 다른 사람들이 다 그 일을 잘하면, 내가 하지 않아도 남들이 잘하니 그 일은 남겨두고 또 다른 어려운 일, 가치 있는 일을 찾아가자는 게 그녀의 신념이었다. 일종의 개척자의 마음이 그런 것일까. 그녀가 타고 있는 돛배는 넓은 바다를 찾아 편안한 항해를 하는 게 아니라 어쩌면 가끔은 산에서 멈추는지도 모르겠다. 돛배를 산으로 끌고 올라갈 만큼 늘 새로운 걸 찾아다녔으니 그녀의 인생이 고달플 만도 한데 오히려 즐기는 그녀가 존경스럽다.

그녀의 하루는 바쁘다. 전쟁을 나가기 전에 무기를 갈고닦는 마음으로 스태프들과 점검하고 회의하는 데 많은 시간을 할애하고, 약속 장소인 병동으로 가서 환자들을 만나고 진료한다. 그녀의 목소리와 말 한마디에 환자들이 위안을 얻고 잠시나마 옅은 미소를 띠는 걸 알기 때문에 어떤 환자도 소홀하게 대할 수는 없다. 유방암은 잠깐으로 끝나는 치료가 아니다. 5년, 10년씩 추적 검사를 해야 하는 경우도 많기 때문에 환자들과의 유대관계가 무엇보다도 중요하다. 그래서 인간적으로 유독 환자와 끈끈해질 수밖에 없는 게 유방암 전문의라고 생각한다. 특히 같은 여자이다 보니 여자의 마음, 여자의 몸을 이해하는 여자 의사 선생님이라면 많은 여자 환자들에게는 구원의 빛 같은 분이 아닐까. 작은 수술실을 굳건히 지키며, 암으로부터 환자를 구하기 위해 사투를 벌이고 있는 그녀의 진지한 모습을 보면 꼭 작은 거인을 보는 것만 같다.

그런 그녀는 의사의 일뿐 아니라 행정가로서도 큰 능력을 발휘했다. 일산 암센터의 개원 멤버로서 최초의 여자 원장을 맡으며 자연스레 '암으로부터 국민을 보호한다'라는 설립 목표가 이은숙 개인의 화두이자 사명이 되었다. 아이들도 자라고, 개인적인 짐이 그녀의 걸림돌이 되지 않던 시기인 데다 뭘 해도 에너지 넘치게 일하는 그녀는 정말 잠자는 시간을 빼고는 모든 마음과 온 힘을 암센터만 생각하며 임기 3년을 보낸 것 같다. 의료진, 임직원 합쳐 3,000명이나 되는 기관의 수장으로서 고뇌와 걱정이 많았을 텐데도 공공기관인 암센터라는 이름에 걸맞은 기관을 만들고자 애쓴 그녀의 노력이 지금보다는 시간이 지나면서 눈에 보이리라 믿고 있다.

지난 20년간 매달 최소 50건의 유방암 수술을 하며 지내온 그녀도 이제 환갑을 넘은 나이가 되었다. 본인의 생각이나 경험보다 남들이 손꼽아주는 명의가 된 가장 큰 조건은 무엇일까? 실력이나 수술 기술 등은 어느 정도의 레벨에 가면 다 비슷해진다. 결국은 환자의 절박한 부분, 절실한 마음을 캐치하고 환자가 말하지 않아도 어려움을 읽어내는 능력과 감성이 중요하다고 그녀는 생각한다. 그것은 환자 하나하나를 세심하게 살피는 능력이고, 그들에 대한 진정한 애정과 관심을 가질 때 생겨나는 것이다. 그녀는 그런 자신을 능력자라기보다 '오지라퍼'라 칭하며 호탕하게 웃는다. 상황 상황마다 그녀를 위로하거나 일깨워주는 환자들도 많지만, 그녀는 죽고 사는 일 아니면 모든 게 다 해결 가능하다고 믿고 있다. 아무리 나쁜 상황에서도 찾을 수 있는 최선의 답을 찾아가다 보면 반드시 해결 방법을 얻어냈던 경험이 그녀를 그렇게 자신 있게 만들어준 것이라 믿는다. 그녀의 무덤덤한 태도가 환자를 위로하는 더 큰 힘일 수도 있겠다. TV나 영화 같은 데서 보면 큰 병에 걸리고도 아름다운 마지막을 위해 치료를 거부하는 환자들을 보여주는데, 그녀는 이것을 인정할 수 없다. 병을 얻어 치료를 안 하게 되면 그로 인해 생기는 다른 병의 전이, 고통 등으로 결코 아름답게 죽을 수가 없다. 진짜 죽음은 절대 드라마가 아니다. 치료를 받을 수 있을 때 적극적으로 치료를 받아야 훨씬 더 아름답고 질적으로 멋진 삶을 살아낼 기회를 가질 수 있다. 그래서 그녀에게는 그리 대단할 것도 없고, 그리 무서울 것도 없는 것이 질병이다. 이겨내면 된다.
　멋진 오빠를 만나겠다는 소녀 시절의 꿈을 이룬 것인가. 이은숙 교수는 같은 일을 하는 의사인 오빠를 만나 가정을 꾸리고 두 아들도 장

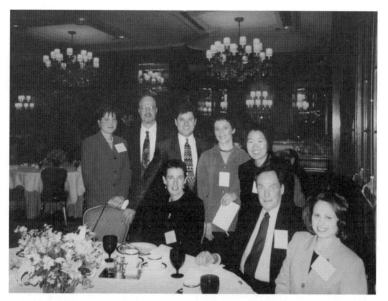

1999년 시카고 노스웨스턴대학교의 로버트 H. 루리 종합 암 센터 연수 시절 팀원들과 함께.
엘 우드 V. 젠슨(Elwood V. Jensen, 1920-2012): Father of the nuclear receptors. 최초로
인간의 유방세포에서 에스트로젠 수용체를 발견한 과학자. 나 바로 앞에 앉으신 남자.

성했다. 전에는 인생을 정리하는 나이지만 요즘은 터닝 포인트가 된 회갑이라는 나이를 맞은 그녀는 20대의 자신으로 다시 돌아간다면 너무 아등바등 살지 말라고 자신에게 가르치고 싶다고 말한다. 어린 시절의 자신에겐 절제되지 않고 의욕만 넘치는 욕심이 너무 많았다는 생각이다. 노벨상도 타고 싶었고, 더 크게는 나라도 구하고 싶었다. 하지만 10년 혹은 20년 후의 자신에게 어떤 말을 하게 될 것 같은지 물으니 재밌는 대답이 돌아온다.

"아직도 치열하게 살고 있구나. 그래, 이제부터는 좀 쉬어야겠다."

과연 의욕과 일 욕심이 넘치는 이은숙다운 대답이다. 아니나 다를까 이제 그녀는 준비했던 새 인생을 시작하고 있다. 암센터를 그만두고,

오랫동안 실현하고 싶었던 유방 검진 및 각종 검사와 치료를 함께 하며 라이프 스타일에 맞는 치료 컨설팅까지 제공하는 병원을 서울에 개원했다. 노벨상과 나라를 구하는 일에서는 좀 멀어졌을지 몰라도 언니처럼, 가족처럼 따뜻한 치료를 원하는 환자들에게 명철한 판단과 오랜 경험, 그리고 무엇보다 친절하고 수더분한 어루만짐으로 무장한 이은숙 교수를 이 이토록 가깝게 만나볼 기회가 있다는 게 그저 감사할 따름이다.

여성 의사들에게는 당당한 귀감이 된 당찬 외과 의사로서, 많은 환자에게는 병을 이겨낼 수 있게 도와주는 명의지만, 가족과 주변인들에게는 자신의 일을 사랑하고 그 누구보다 치열하게 살다간 시골뜨기로 기억되고 싶어 하는 이은숙 원장. 그녀가 걸어왔던 길은 모두 여성이라는 편견과 한계를 뛰어넘기 위한 고군분투였고, '여성 최초'라는 타이틀 역시 그녀의 인생을 버티게 해주는 힘이었다. 그녀가 좋아하는 아이유의 〈라일락〉의 가사를 떠올려본다.

"어느 작별이 이렇게 완벽할까, 어느 이별이 이토록 달콤할까."

이별마저도 달콤하게 느낄 수 있는 건 만나는 동안 서로에게 완벽하게 충실할 수 있는 사람들만의 특권 아닐까.

이은숙. 여자라는 이름을 성의 구별체가 아닌 '인간'으로 끌어올린 그녀의 지난 삶에 무한 박수를 보내며 앞으로 남은 그녀의 치열하고 충실한 인생도 언젠가 그렇게 멋진 인사를 우리에게 남길 것을 믿어 의심치 않는다.

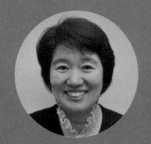

이은숙

전 국립암센터 원장
리리유의원 원장

 학력

고려대학교 의과대학 졸업
고려대학교 의과대학원 석·박사
미국 M.D. Anderson Cancer Center 연수

전문 분야

일반외과, 유방암

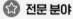 **현재 및 주요 역임**

국립암센터 국제암대학원대학교 교수
대한외과여자의사회 회장
미국 시카고 Robert Lurie Cancer Center,
Northwestern University, Associate Professor
대한민국 의학한림원 정회원
임국암학회(AACR) 정회원
송음학술재단 송음의약학상
국립암센터 최고 Impact Factor 상
대한암학회 제8회 로슈 암학술상
서울대학교 법과대학 평등상
보건복지부 장관 상장
연강재단 연강학술상

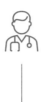

의술을 성직처럼, 헌신과 겸손으로

김남규 교수(대장항문외과)

　　대한민국 암 발병률 4위, 그리고 암 사망 원인 3위로 알려진 대장암은 초기 증상이 뚜렷하지 않아 '침묵의 암'이라고 불린다. 그런 대장암과 맞서 치료뿐 아니라 국민을 대상으로 한 교육, 홍보 등으로 20년간 봉사와 헌신이라는 외길을 걸으신 한 분이 있다. 대장항문외과 전문의 김남규 교수에 대해서는 따로 설명이 필요 없다. 그는 정년 후에도 용인 세브란스병원 대장항문외과에 재직 중이다. 500편이 넘는 대장암 관련 연구 논문 집필, 1만 1,000여 회 수술 집도로 세계대장항문외과학회 외과상을 받았으며, 한국인 최초로 미국대장항문학회 명예펠로우로 추대받은 대장암 수술 분야의 세계적인 권위자다.

　　그런 그를 만나면 풍겨오는 의외의 분위기에 놀라게 된다. 의술로는 엄청난 지식과 경험으로 무장한 거인이지만, 차분하고 예의 바르게 붙인 무릎 위로 가지런히 모은 두 손, 그리고 안경 너머로 보이는 맑디맑은 눈과 손가락에 낀 기도를 위한 묵주는 그의 삶이 어떤지, 그가 어떤 성품을 가진 사람인지를 말해주는 것 같다.

아무리 뛰어난 의술을 가졌어도 인성이 부족하면 진정한 치유의 힘을 전달할 수 없다고 믿는 그는 자신이 가진 신앙의 힘으로 환자를 보고, 신앙 속에서 봉사를 실천한다. 언뜻 보면 성직자가 아닌가 하는 생각이 들기도 할 만큼 그는 조용하고 차분하다. 꾸밈도, 멋도, 스스로 미화하는 것도 없이 의사라는 천직을 따라 뚜벅뚜벅 앞만 보고 걷는 거북이 같다고나 할까. 거북이가 토끼를 이긴 것은 결코 토끼를 이기기 위해서가 아니라 목표 지점이 있기에 옆을 바라보지 않고 앞으로 걸어갔기 때문이라 믿는 김남규 교수. 긴장 완화를 위해 수술 중에 음악을 듣는 외과 의사들도 많다는데 음악 애호가이지만 김남규 교수는 절대 수술실에서 음악을 듣지 않는다. 몰입하면 오히려 예민해져서 집중력이 떨어지기 때문이다. 또 환자는 자기에게 몸을 맡기고 있고, 밖에서는 보호자가 애타는 마음으로 기도하고 있을 텐데 그런 마음에 대한 예의로라도 오로지 수술에만 집중해야 한다는 자기만의 철학이 있기 때문이다.

고등학교 2학년 때 부모님께서는 장남인 그를 방에 불러 의대에 진학하면 어떻겠냐고 권하셨다. 중학교 때부터 개인적으로 가톨릭 신앙에 깊이 빠져 있었던 그는 철이 조금씩 들면서 앞으로 어떻게 인생을 살아야 할지 고민을 많이 했다고 한다. 이왕이면 자신보다 남을 위해, 다른 사람에게 도움을 주며 살고 싶은데, 그렇게 되려면 교사나 교수가 되는 것이 좋겠다고 생각하던 중이었다. 피나 환부를 보는 것조차 두려웠던 그였음에도 부모님의 말씀에 바로 "예"라고 대답했다. 주변에 의사도 없어서 생경한 직업인 데다 힘들 걸 알았지만 남을 가르치는 교사보다 기술을 배워 실질적으로 도움을 주는 직업을 갖는 게 좋겠다는 부모님의 말씀에 따르는 것이 옳다는 생각이 들었기 때문이다.

의대에 진학했어도 피나 인체 해부 사진들을 겁나서 보지 못할 정도로 심약했던 그가 외과를 선택한 것은 의외의 일이었다. 친구들이나 부모님조차도 예전에는 힘하고, 술 잘 마시고, 위험하고, 과로가 많은 전공으로 알려진 외과를 그가 선택하리라 상상도 하지 못했었다. 모두 어울리지 않는다고 만류를 했지만 그는 순수하게 자신의 의지로 외과를 택했다. 어릴 때부터 미술이나 손으로 뭔가를 만드는 데 재능이 있었고, 관찰력과 기억력이 좋았다. 환자의 몸에 직접 손과 칼을 대서 병을 고치는 그런 외과적인 포인트가 어쩐지 그에게는 크게 와닿았다. 지금도 학생들에게 외과 수술은 예술이며 어떤 인체 해부학적 구조를 바탕으로 해서 역행하는 것이 수술이라고 가르친다. 어떤 장기에 병이 발생했을 때 원래의 장기와는 달리 서로 발생학적으로 붙게 되는 장기들을 떼어내야 하는 것이 수술이며, 그 발생과 역행을 잘 이해해야만 수술이 안전하게 될 수 있다. 암 수술에는 원칙이 있고 그 원칙을 배운 대로만 잘 지키면 환자는 백 퍼센트 치유된다는 소신을 갖고 임하고 있다. 수술이 길어지고 힘들다 하더라도 모든 케이스마다 인체 해부학적 구조가 다 다른 다양성을 갖고 있기에 그는 새로운 도전에 직면하는 전사처럼 지적 호기심을 갖고 매번 수술을 시행한다.

그가 전공을 택하던 당시에는 대장항문 쪽은 질환이 많지 않았고 또 그다지 좋은 이미지가 아니라 기피하는 편이었다. 전공의 시절부터 그를 눈여겨보신 고(故) 민진식 교수는 1년간 그를 도제식으로 가르치고 훈련을 시킨 뒤, "김 군, 대장항문외과 해라"라고 말씀하셨다. 민진식 교수는 전 연세암센터 원장으로 한국의 종양외과학을 개척하여 국내 암 연구 수준을 격상시킨 분이셨다. 조금 불만은 있었지만 하늘 같은 지도교수님의 말을 거역할 수 없었던 그 당시의 선택은 오히려 지금 생각하면 감사할 따름이다. 그 후 은사님께서는 그를 일찍 유학시키려고 미국 기관으로 연수를 보냈지만 그때만 해도 그는 적응을 잘하지 못해 방황과 마음고생을 좀 했었다. 지금 생각해보면 그렇게 힘들었던 경험들이 그를 담금질했던 시간이 아니었나 싶다. 그 이후로는 단 한 번도 중도 포기라든가 의심 없이 자기의 길을 매진하게 되었다.

김남규 교수를 명의로 부르는 또 하나의 이유가 있다. 아니 어쩌면 모든 명의가 공통적으로 그러하듯, 그 역시 바로 '환자와의 눈 맞춤'이 너무도 중요하다는 걸 잘 알고 있다. 뒤의 환자들이 좀 기다리느라 불편해지더라도 그는 진료실에 들어온 환자들 하나하나와 진심으로 대화한다. 그에게 진료받기 위해 먼 곳에서 찾아온 환자들에게 자기 편의대로 짧게 진료를 하고 보낼 수는 없다고 생각한다. 뒤의 환자들에게는 좀 미안하지만 결국 '이유 있는 기다림'이라는 걸 이해하는 환자들은 진료실에서만큼은 조용하게 그의 설명을 듣고 질문을 하고 오히려 흡족하게 대화를 나누게 된다. 진료를 하고 결국 그 환자가 수술까지 이어지게 될 때, 그 환자와의 좋은 관계 맺음이 그는 치료의 대부분이라고 믿는다. 생면부지의 환자들에게 이토록 애틋하고 따뜻한 마음으로 공감해주는 능력은 아마도 그의 어린 시절 외할머님 덕분에 생겨난 것 같다. 어릴 적 배라도 아파 누워 있으면 곁에서 하염없이 배를 쓸어주시며, 소변까지 확인해주시던 외할머님. 그는 기침을 많이 했었는데 약을 먹어도 기침이 안 나으면 그의 마음이 힘들까 봐 같이 기침까지도 해주셨던 외할머님의 사랑과 공감이 기억난다. 그것이 다른 어떤 약보다 그를 치료해주었던 원천이었다. 많이 배우고 지식이나 경험이 많다는 것과 사람됨이 얼마나 별개인 것인지를 그는 외할머님으로부터 배웠다.

물론 그가 고집하는 이런 철칙이 감정이입이 되어 오히려 자신을 힘들게 하기도 하고, 또 지나친 환자의 요구 사항 때문에 곤란하게 만드는 원인이 된 적도 있지만, 아무리 어려워도 환자와 보호자에게 형식적인 짧은 만남으로 진료를 마무리하는 건 있을 수 없다. 자신의 마음을 열고 환자나 보호자와 소통하면 오히려 의사가 그 안에서 치료의 실마리를 얻고 많은 것을 배우기도 한다. 실습하는 학생들에게도 늘 그는 같은 마음으로 강조하곤 한다.

"여러분은 선택받은 사람입니다. 좋은 부모님 덕분에 의대에 진학했고 본인의 능력도 출중합니다. 앞으로 여러분이 진료할 환자 중에는 아마 여러분보다 덜 배우고, 경제적으로 여러분보다 부족한 사람들도 많을 것이라고 생각합니다. 그런 분들을 따뜻하게 맞이하고, 또 마음을 열어주어야 합니다. 그래야 그들이 행복하고, 여러분들도 덩달아 행복해질 수 있습니다."

그는 새벽 6시, 모두가 잠든 새벽에 병원에 나와 하루를 준비한다. 가장 먼저 출근해서 가장 늦게 퇴근하는 의사이다. 과거에는 개복을 하던 수술이 복강경을 거쳐 로봇 수술로 발전하기까지 새로 배우고 연구해야 하는 분야는 그만큼 넓고 깊어졌다. 다섯 시간의 수술 후 지칠 만도 한데 의사 김남규는 다음 일정을 위해 연구실 의자에 앉는다. 새로운 수술 방법을 받아들여 배워야 할 뿐 아니라, 함께 협업하는 간호사들의 교육을 위해서다. 환자를 진료할 때 의사만의 능력으로는 불가능하고 도와주는 귀한 인력인 간호사들도 항상 함께 성장하고 배워야 한다는 것이 그의 철칙이다.

그뿐만 아니라 2004년에는 직장암 술기 워크숍을 조직, 2019년까지 운영을 해왔다. 직장암은 다른 부위와 달리 시야가 좋지 않아서 수술이 더 힘들고, 직장 주변에는 삶의 질에 관련된 주요 해부학적 구조나 자율신경들 때문에 수술의 위험도가 높다. 유럽 쪽에는 이미 오래전부터 직장암만 집중적으로 연구하는 술기 워크숍이 진행되고 있었다. 그래서 다른 교수님들의 도움을 받아 1년에 한 번씩 라이브 서저리를 보여주고, 그 이후에 쭉 강의 일정을 잡아서 워크숍을 하기 시작했다.

이렇게 우리 의료진들의 수술 실력을 끌어올리는 데서 멈추지 않고

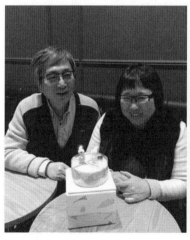

평생 반려자 아내 이백은 여사와 함께,
결혼기념일 케이크.

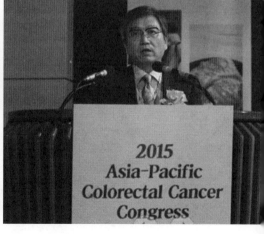

2015년, 아시아태평양 대장암학회 개최, 연세대학교.

그는 외국 의료인의 연수를 통해 한국 의료의 위상을 높인 공로를 인정받아 보건복지부 장관 표창을 받기도 했다. 2011년부터 현재까지 총 92명의 외국 의료인을 대상으로 대장항문외과 분야 연수를 지도해 왔던 공로이다. 후에는 중동 국가 소속의 의사들이나 저혜택 국가의 의료인들을 대상으로 해서 그들을 지도하고 전문성을 갖춘 의료 인재를 육성해 각 나라의 의료 질 향상에도 기여를 많이 했다.

또 대장 내시경이나 분변 검사 등을 꺼려서 대장암 검사율이 낮아, 우리나라 암 사망률 3위로 올라가게 된 것에 착안해 유전자를 바탕으로 한 진단 키트 개발에도 참여했다. 연로하시거나 몸이 안 좋아서, 또는 바빠서 대장 내시경을 미뤄야 하는 분들이 있다면 일단 진단 키트를 통해서라도 확인을 해볼 수 있는 획기적인 기법이다.

직원들이 다 돌아간 어두운 병동에서 홀로 늦게까지 공부하고 연구하는 시간을 보내는 김남규 교수. 그는 참고 인내해야만 진짜 결실을 할 수 있다는 사실을 몸으로 체득했다. 새로운 수술 기법을 받아들이지 않으면 환자들에게 외면당할 것은 물론이고, 제자들에게 교육을 제대로 시킬 수 없다는 위기감으로 그는 배웠고, 또 배우니까 모든 것이 가능해졌다는 걸 알게 되었다.

그를 서포트해주는 병원 동료들에게 커피를 사다 주면서도 쑥스러워서 쭈뼛거리는 소년 같은 김남규 교수를 보고 후배들은 상록수 같은 분이라고 말한다. 오랜 세월 만나왔지만 그때나 지금이나 늘 똑같은 자세로 열정이 가득한 사시사철 푸른 변함없는 분이라는 뜻이리라. 젊은 의사 시절에도 그랬겠지만, 이제 원로로 존경받아도 손색이 없는 중후한 의사 선생님인 김 교수는 지금도 회진을 돌 때 환자들의 손을 잡고, 두 손을 가지런히 앞에 모으고 그들의 회복을 바라며 목례를 한다. 환자를 치료해도 혼자 한 것이 아니라 여러 의료진이 협력한 것이고, 환자와 보호자 역시 병과 싸우느라 엄청난 노력을 기울였으니 함께 한 것이라 생각하는 그 마음의 반영일 것이다. 그는 진정한 의술의 완성은 의사가 아니라 환자를 통해 실현된다고 생각한다. 그의 말대로라면 의사는 결코 고상한 직업은 아니지만 숭고한 직업임은 틀림없다. 기술이 아닌 마음으로 치료될 수 있는 영역이 훨씬 크니 말이다.

어떤 연구에서 노벨상을 받은 과학자들의 공통점을 분석한 결과, 시나 소설을 쓰는 과학자들이 노벨상을 타는 확률이 높았다고 한다. 김남규 교수 역시 냉철한 의학의 손과 머리를 갖고 있지만 그림, 영화, 책, 드라마까지 좋아할 뿐 아니라, 몇 년 전에는 에세이 《당신을 만나서 참 좋았다》를 출간하기도 했다. 퇴임했어도 아직은 환자 진료에 매진하고 있지만, 그에게 굉장히 귀중한 자산인 환자들을 만난 경험들을 엮어 지금도 문서로 만들 준비를 하고 있다. 후학들에게 도움이 될 체계화된 좋은 교과서도 집필하고 싶고 실전적 교육에도 집중할 생각이다. 기회가 된다면 일반인들을 대상으로 하는 장 건강 강연도 할 예정하고 있다.

《동의보감》에 따르면 육체의 병을 고치는 의사는 소의, 사람을 마음을 고치는 의사는 중의, 사회와 국가를 고치는 의사는 대의라고 한다. 우리가 보기에 대의의 자리에 우뚝 서 있을 것 같은 김남규 교수는 어디쯤 와 있을까? 이에 대한 그의 답은 놀랍기만 하다.

"의사를 소, 중, 대로 나눈다는 말이 알려져 있기는 하지만, 저는 개인적으로 소의라도 제대로 되어보는 것이 꿈입니다. 질병 자체도 아직

모르는 게 많고, 또 부족한 부분이 많아서 환자에게 좋지 않은 결과를 초래한 적도 있었지요. 그래서 충실하게 제가 좀 더 공부하고 술기도 완벽하게 터득해서 환자분들을 질병의 고통에서 벗어나게 하는 게 제 목적이에요. 그러니 아직 소의를 향해 가는 단계에 있다고 봐야죠. 중의나 대의는 언감생심입니다. 학생들에게도 저는 어떤 의사가 되라고 얘기하지 않습니다. 대, 중, 소가 되는 것은 각자 개인의 그릇에 따라 다를 테니까요."

이토록 지나치다고 할 정도로 겸손한 대답을 하는 김남규 교수가 생각하는 명의는 어떤 사람일까? 역시 기대하던 대로 어떠한 상황에서도 환자를 위해 최선을 다해줄 것이라는 믿음을 주는 의사가 '명의'라는 대답이 돌아온다. 환자를 치료하려면 그 분야에 미쳐야 하고, 그렇지 않으면 의사의 자격이 없다고 생각한다. 의술이란 언제나 완벽할 수 없다. 끊임없이 배우려는 자세, 그리고 발전시키려는 노력이 겸비되면 그때 비로소 최고의 명의가 될 수 있으리라.

김남규 교수의 마음속에는 오로지 두 단어만이 존재하는 것 같다. '환자' 그리고 '감사'. 그를 믿고 지지해준 가족에게 감사 인사를 전하는 데도 쑥스럽고 겸손한 어투의 김남규 교수를 만나고 나니 소의와 중의를 넘어 진정한 대의를 마주했던 것 같은 뿌듯함이 밀려온다.

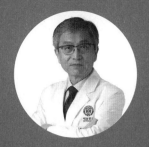

김남규

전 연세대학교 의과대학 외과 주임교수 및
세브란스병원 외과 부장
용인 세브란스병원 대장항문외과 교수

 학력

연세대학교 의과대학 졸업
연세대학교 의과대학원 석·박사
미국 미시간주립대 퍼거슨클리닉 연수

 전문 분야

일반외과, 대장항문외과

 현재 및 주요 역임

연세대학교 세브란스병원 대장항문외과 과장
대한대장항문학회 이사장
대한종양외과학회 이사장
아시아태평양 대장암학회 창설 및 회장
대한대장암연구회, 대장항문학회, 종양외과학회
회장
암다학제연구회 회장
현재 대한의학한림원 회원
현재 대한대장항문학회지 명예 편집장
현재 러시아대장항문학회 명예 펠로우
미국외과학회 한국 지부 거버너
현재 미국대장항문학회 명예 펠로우
보건복지부 옥조근정훈장

첨단 치료법 개발을 위한 끊임없는 도전

김양수 교수(정형외과)

우리나라 어깨 치료의 최고 권위자 명의 김양수 교수. 회전근개가 파열되어 왼쪽 팔을 거의 사용하지 못했던 박근혜 전 대통령 어깨 수술 집도의로 더 유명해진 김 교수를 포털에서 검색해본다. 많은 인터뷰와 그를 소개하는 글들이 있지만, 눈에 띄는 것은 그의 치료를 받고 감사 인사를 하는 환자들의 글이다.

현 가톨릭대 의대 정형외과 주임교수이며, 서울성모병원 정형외과 과장인 김양수 교수는 정형외과 어깨 분야 글로벌 1위 국가인 프랑스 견주관절 심포지엄에서 어깨 관련 수술법 강연을 선보인 첫 한국인 교수로, 미국 정형외과의 여러 학회에서 정회원으로 활동 중인 세계적인 의학자이다.

우리가 흔히 알고 있는 어깨 통증은 두 가지로 나뉜다. 흔히 오십견이라고 말하는 관절낭이 굳어 경직이 오는 질환과 회전근개 파열이라고 알고 있는 회전계 질환이 그 두 가지다. 2017년 김양수 교수는 새로운 수술 기법을 발표하여 전 세계적으로 각광을 받았다. 회전근개 파열이 진행된 경우, 파열된 힘줄을 자기 자리로 복원하는 것이 원래의 수술 기법인데, 파열이 많이 되었을 경우에는 힘줄이 파열되어 안으로 말려 들어가 있는 데다 근육이 심하게 위축되어 힘줄을 원래 있던 자리로 끌어내기가 참 어려워진다. 그래서 그는 그 옆에 있는 이두근을 끊어진 자리에 옮겨 이어 붙이는 이두근 재배치술을 연구, 도입했다. 새로운 수술 방법을 개발한다는 것은 외과 의사로서는 상당히 커다란 명예이고 영광이다. 혹시 헛된 길이 될지라도 늘 새로운 것을 시도해보고자 하는 그의 평소의 삶의 자세가 그렇게 큰 보답을 준 것이다.

수술법 이외의 비수술적 방법에도 그는 새로운 길을 열었다. 약물치료나 물리치료, 스테로이드치료 등은 사실 근본적인 치료라기보다는 그걸로 인해 생긴 염증을 없애서 통증만 완화시키는 대증요법에 불과하다. 안 아픈 것도 물론 중요하지만, 그렇게 되면 근본적으로 힘줄 병변은 점점 더 악화되는 경우가 많다. 그래서 좀 더 근본적인 치료를 생각해낸 것이 콜라겐 주사요법이다. 이미 무릎이나 관절 등 다른 분야에 사용되고 있는 콜라겐을 끊어진 힘줄 부분 파열에 적용하면 근본적인 치료 방법에 접근할 수 있을 것 같았다. 그래서 2020년 학계에 보고했는데, 수술받기 부담스러운 환자들에게 좋은 치료법으로 부각되기 시작했다. 그런 콜라겐 주사로 시술하기 전에 그는 자신이 먼저 그 주사를 맞아보았단다. 환자들이 맞으면 어떤 느낌일까 직접 알아보고 시술을 해야 책임을 질 수 있을 것 같았다. 한 번 맞고 나서 아파서 3일간 잠을 못 잘 정도였다고 한다. 그렇지만 그 경험을 바탕으로 환자들에게 설명하기는 좀 더 용이해졌다. 당장 아픈 환자들의 걱정도 덜고, 불안한 마음도 다독일 수 있는 그의 공감 치료 방식이 어떤 것인지를 잘 설명해준다.

이렇게 없는 길을 만들기도 하고, 새로운 방식의 치료법을 시도하다 보면 두렵기도 하고 실패에 대한 부담도 많을 텐데 그는 그런 길을 자청해서 걸어간다. 남들이 다 하는 건 나 아니라도 누구나 할 수 있다고 생각한다. 앞사람을 따라가는 건 생각이 없어서 싫다. 빠른 길은 아니더라도 나름의 방식과 길을 만들어 걷는 것이 좋다. 우리는 너무 정답에 익숙해 있다. 하지만 우리가 정답이라고 믿고 있는 것도 사실은 과거의 경험에서 나온 것일 뿐이다. 전혀 다른 문법과 길의 측면에서 볼 때는 정답이 아닐 수도 있기 때문이다. 그는 그래서 '정답'은 없다. 늘 더 나은 '질문'이 있을 뿐이라는 말을 참 좋아한다.

소년 김양수는 어려서부터 남들이 해놓은 걸 따라 하기 싫어했다. 새로운 걸 시도하기를 즐겼고, 특히 손으로 뭔가를 만들어내는 걸 무척 좋아했다. 어릴 때 프라모델이라는 플라스틱 조립을 좋아했는데 그는 설계도를 보고 따라서 만드는 건 금방 따분하고 싫증이 났다. 그래서 서너 개의 조립식 프라모델을 사서 다 섞어놓고 설계도 없이 완전히 새로운 모델을 만들어내곤 했던 기억이 난다. 그렇다고 해서 그가 도전적이고 진취적이며 활동적인 아이였던 건 아니다. 오히려 좀 소극적이고 내성적이었던 소년 김양수는 혼자 놀기를 즐겼고, 홀로 들판에서 곤충채집도 하고 개울로 개구리도 잡으러 다니는 초록색을 좋아하는 아이였다. 속으로는 조용히 상상하는 걸 즐겼지만, 그의 생각은 자유분방했다. 손으로 만들고 부수는 걸 좋아했던 그는 집에 있는 전자

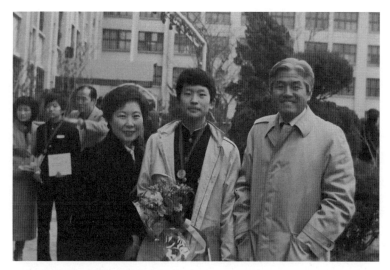
중학교 졸업 당시 부모님과 함께(아버님 김승조 교수, 초대 강남성모병원장).

제품을 다 뜯어볼 정도로 호기심이 많았다. 나중에 부모님께서는 집에 고장 난 물건이 있으면 모두 아들 앞으로 밀어놓을 정도였다. 그의 마음과 적성으로 보자면 당연히 기계를 만지거나 분해·조립하는 공학도가 맞았지만, 그의 집안 분위기는 그렇지 않았다. 산부인과를 하시던 아버님, 그리고 이미 의대를 진학한 형 덕분에 그도 어쩐지 의대를 가야 할 것 같았다. 어릴 때 아버님의 병원에 가보면 흰 가운을 입고 환자를 보시던 아버님이 그에게는 아주 큰 산처럼 보였다. 세상의 모든 아들은 아버님에 대한 도전의식이 있기 때문일까. 그 역시 어떤 사명감은 아니었지만 그에게 아버님은 넘어야 할 산이었을지도 모른다.

하지만 예과 1학년, 동물 해부학 실습을 하면서 그는 자기가 의대가 적성에 맞지 않는다는 걸 깊이 느끼게 된다. 동물을 잡으러 시간만 되면 들판을 뛰어다녔고, 개구리를 잡았다 놓아줬다를 반복하며 친구처럼 바라보던 그는, 에테르 속에 개구리를 넣어 기절시켜놓고, 힘 빠진 개구리를 다시 꺼내 사지를 묶은 채 해부를 하다 보면 다시 깨어나 고통으로 꿈틀거리는 개구리를 보는 게 너무도 싫었다. 그래서 실험실을 뛰쳐나와 의대를 그만두겠다고 아버님과 상담을 한다. 아버님께서도 그의 적성을 잘 아시고 계셨기 때문에 이해는 하지만, 어렵게 들어갔으니 6년은 일단 마치고 나서 그때 다시 공대를 가라고 그를 설득하셨단다. 말이 안 되는 설득이지만, 일단 아버님의 말씀대로 따를 수밖에 없었다. 6년을 마치고 난 그에게는 생각할 시간이 없었다. 그 후에 계속 이어지는 인턴과 레지던트 생활은 생각이라기보다 그저 생존이었다. 하루에 30분을 자기도 하고, 공부할 것들이 쌓여 있는 상황에 다른 걸 생각할 겨를은 없었다. 그나마 그가 택할 수 있는 최선은 공대 체질인 그의 적성에 가장 맞는 정형외과를 선택하는 것이었다.

하지만 그가 의사로서의 소명의식을 가지게 된 것은 아이러니하게도 진짜 사람의 사체를 접했을 때였다고 한다. 첫 인체 해부 시간에 냉장고에서 꺼내온 사체는 새카만 데다 뼈가 드러날 정도로 말라 있었다. 울고불고하는 학생들도 있었지만 오히려 그는 차분하고 담담해졌다. 그가 처음 접했던 주검은 폐암으로 돌아가신 노인이었다. 염할 때 잠깐 뵈었던 할아버님의 모습이 겹쳐지면서 느낌이 남달랐다. 해부하기 전, 신부님께서 오셔서 기증한 분의 뜻과 영혼의 안식을 위해 기도할 때, 새로운 문이 열리는 기분이 들었다. 정말 경이적인 모멘트였다. 이런 숭고한 분위기를 느끼며 이제 사람을 접하는 진짜 의사가 될 수도 있겠다는 생각, 책으로만 보고 개구리를 해부할 때와 달리 이제 어떤 숙명과 사명감으로 공부해야겠다는 그런 소명의식이 생긴 것도 바로 그 순간이었다.

아직도 그에게는 가지 않은 길에 대한 아쉬움이 있기는 하다. 지금도 어디서 로봇 사진이나 영상을 보면 가슴이 뛴다. 했으면 더 잘했을 거라는 생각이 든다. 하지만 가지 않은 길에 대한 후회는 그저 미련으로 남겨둬야 할 나이가 되고 보니, 그는 의사를 하길 참 잘했다는 생각도 든다. 여러 명의 환자를 만나고, 수술을 해주고, 또 그들이 나아가는 모습을 보면 의료 자체가 환자에게 도움을 주는 것일 뿐 아니라, 환자들에게 바로바로 감사 인사를 받을 수 있는, 그야말로 상호 간의 교류가 있는 보람 있는 직업이라는 생각이 많이 들기 때문이다. 스마트폰의 경우, 누군가가 열심히 연구해서 만든 걸 우리는 사용하고 있지만, 그 사람에게 고맙다는 말을 직접 할 수는 없다. 의사라는 직업은 그 리워드를 바로 환자에게 받는다. 그는 그게 늘 행복하다.

그가 매일 쓰는 노트 속에는 수술에 대한 과정과 생각이 일목요연하게 정리되어 있다. 그렇게 정리된 생각을 연구하고 논문으로 계속 쓰고 있다. 이전에 치료하지 못했던 새로운 수술법이나 치료법을 논문으로 발표하면, 그 논문을 다른 나라에 있는 의사들이 읽을 것이고, 누군가를 치료할 것이며, 또 그가 죽은 후에도 후세들이 그가 남긴 논문을 가지고 새로운 연구의 토대로 삼을 것이다. 환자 한 명을 치료하는 것도 중요하지만 그가 쓰는 논문이 후대에 선한 영향력을 미칠 수 있기를 바라는 마음에 그는 늘 쓰고 또 쓴다.

길을 잘못 든 것 같아서 방황한 시간, 그리고 이후의 우여곡절들을 거쳐 어느새 그도 30년 넘게 의사의 길을 걷고 있다. 그에게 명의란 어떤 사람일까? 기본적으로 의사는 정확히 진단하고 적절한 치료를 하는 능력이 있어야 한다. 거기에 여러 정서적인 공감을 하고, 환자들에게 행복을 줄 수 있는 것이 좋은 의사겠지만, 그게 전부는 아니라 생각한다. 대학에서 학생들을 가르치는 의사 교수로서의 역할은 그동안 해결하지 못했던 분야, 치료하지 못했던 부분을 치료할 수 있는 길을 찾아 연구하고 고민하는 것이다. 변화와 도전을 두려워해서는 이루어낼 수가 없는 일들이다. 좁은 병실 속에서 나를 찾는 환자들을 고치는 것도 중요하지만, 끊임없이 창의적인 결과를 얻어내기 위해 몰두하고 생각하고 지혜를 동원하는 게 진정한 명의가 할 일이라 그는 생각한다.

실패에 대한 두려움이 있을지라도 시도하지 않으면 이룰 수 없다는 그 마음으로 그는 오늘도 아무도 걷지 않은 길을 걷기 위해 길을 나설 채비를 하고 있다.

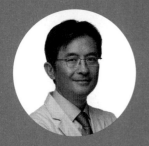

김양수

가톨릭대학교 정형외과학교실 주임교수
가톨릭대학교 서울성모병원 정형외과 교수

 학력

가톨릭대학교 의과대학 졸업
가톨릭대학교 의과대학원 석·박사
미국 뉴욕 컬럼비아대 Presbyterian Hospital 연수

 전문 분야

정형외과, 어깨관절질환

 현재 및 주요 역임

가톨릭대학교 서울성모병원 정형외과 과장
대한견주관절의학회 회장
대한정형외과운동계줄기세포학회 이사
미국정형외과연구학회 회원
미국정형외과견주관절학회 회원
국제관절경스포츠의학회 정회원
대한정형외과학회 정회원
대한정형외과골관절초음파학회 이사
자동차보험진료수가분쟁위원회 전문위원
대한정형외과 전문의 고시위원
대한정형외과골절학회지 심사위원

한국 알레르기 치료의 개척자

조상헌 교수(알레르기내과)

영화 〈말할 수 없는 비밀〉을 보면 여주인공이 천식 때문에 학교에 가지 못하는 등 안타깝게 고생하는 장면을 볼 수 있다. 아름다운 여주인공이 앓는 천식은 고통스럽기보다 뭔가 신비로워 보이기도 하지만, 실제로 천식은 일상생활을 영위하기 힘들 정도로 삶의 질을 떨어뜨리는 심각한 알레르기 질환이다. 기관지 천식, 알레르기 비염, 만성 기침, 두드러기 및 혈관 부종, 아토피 피부염, 약물 알레르기, 음식 알레르기, 운동 알레르기 등 그야말로 일상 질환이 된 알레르기는 그 종류도 매우 다양하다. 하지만 다소 불편한 정도로만 생각하고 참고 넘기는 사람이 많은 게 현실이다. 우리나라가 잘살게 되면서 2000년 이후 환자가 급증하기 시작, 일명 '선진국병'으로 불리고 있는 알레르기 질환. 삶의 질을 위해 반드시 관리해야 하는 질병 알레르기는 더 이상 참으면 안 되는, 꼭 치료해야 하는 질병이 되었다.

《당신이 이제껏 참아온 그것 알레르기입니다》라는 책에는 알레르기를 치료하면 삶의 질이 좋아지며 행복해지고, 또 행복해지면 알레르기도 좋아진다는 명제가 나온다. 이 책의 공저자인 서울대학교병원 알레르기내과 조상헌 교수의 말이다. 1979년 우리나라 최초로 알레르기내과를 설립한 서울대학교병원에서 알레르기 질환의 전문적 치료를 시작한 지 30여 년. 우리나라 알레르기내과 분야의 성장기의 주축을 이루고 그 긴 시간을 환자를 돌보며 보내온 그는 알레르기는 치료가 어렵다는 통념과 반대로 그 어느 질병보다 더 쉽게 관리할 수 있다고 환자들을 격려한다.

그가 가장 관심을 가지고 연구한 부분은 '천식'이다. 예전의 기관지 확장 치료 방법의 한계를 극복하고 기도에 생기는 알레르기 염증을 치료하기 위한 흡입 스테로이드의 규칙적 사용을 홍보하기 위해 그는 '한국천식알레르기협회'를 설립했다. 뉴질랜드, 호주 등에서 천식협회를 만들어 환자 관리를 하는 것을 보고, 그도 뜻이 맞는 몇 명의 동료들과 보건복지부 산하의 사단법인으로 천식협회를 만들었다. 개원 의사들의 천식 치료 수준을 높이기 위해 심포지엄이나 세미나를 통해 천식 치료 지침도 만들었다. 그가 알레르기 진료를 시작할 때만 해도 천식으로 인한 사망자들이 연간 3,000명 이상이 될 정도로 굉장히 심각한 질환이었다. 알레르기 질환 중에서 가장 집중적인 치료가 필요하고, 환자 수도 많으며, 지속적인 관리와 치료가 필요한 질환이 천식이기 때문에 그는 유독 천식 치료에 관심을 갖고 집중할 수밖에 없었다.

1996년에는 국내 최초로 '만성기침클리닉'을 만들었다. 과거에는 기침을 그저 감기 증상의 하나로 생각하고 감기약으로 조절하려 했다. 실제로 감기약으로 조절할 수 있는 질환이 아니기 때문에 환자들의 고통에 비해 제공되는 의료 서비스의 시스템이 약하다는 생각이 들었다. 당시 만성 기침이 단순 감기로 인한 증상이 아니며 숨어 있는 기침의 원인이 따로 있다는 것을 알리고, 그 원인을 찾아서 관리하고 조절해야 한다는 의미에서 클리닉을 개원했더니 전국에서 몇십 년간 고생하던 기침 환자들이 어마어마하게 몰려왔다고 한다. 병으로 느끼지도 못한 채 고생을 엄청나게 한 환자들을 보면서 그의 사명감도 점점 더 커졌다.

우리가 감기에 걸렸을 때 생기는 바이러스성 기침들은 대개 3주 이내에 저절로 많이 좋아지지만, 8주 이상 지속될 때는 만성 기침으로 명명되며, 그런 기침에는 숨어 있는 다른 원인이 있다고 한다. 즉 만성 기침 속에 숨어 있는 질환들의 80~90퍼센트가 알레르기와 연관이 되어 있다. 알레르기내과 전문의로서 이런 것들을 특화해서 체계화하고 더 좋은 치료 효과를 볼 수 있도록 전략을 짜는 건 당연히 그의 몫이었다.

2009년에는 '약물안전센터'를 직접 설립했는데 이는 국내 최초의 병원 내 약물 안전 전담 공식 기구이다. 예전에는 병원에서 약을 쓰고 약물 알레르기나 부작용이 있으면 약을 끊고 치료를 진행하지 못하는 게 일반적이었다. 이제는 약물안전센터를 통해 이런 문제를 양성화해서 환자가 조기에 문제가 있으면 그것을 발견하고 빨리 조치를 취하며, 더 나아가 증상이 생기기 전에 미리 어떤 지표들을 빅데이터 분석을 통해 예측할 수 있게 되었다. 그런 노력들을 통해 이제는 세계적으로도 약물 안전 관리를 우리가 선도적으로 상당히 잘하고 있다는 자부심까지 생겼다.

우리나라 알레르기 분야의 개척자라고 해도 과언이 아닐 만큼 항상 무언가를 개척하고 시스템화하는 조상헌 교수는 요즘 노인 천식에 큰 관심을 갖고 있다. 우리나라가 고령화 사회로 가면서 노인 천식 환자들이 많아지고 있는데, 젊은 환자들에 비해 병도 더 중하고 사망률도 당연히 높을 수밖에 없는 실정이다. 그래서 그는 2009년부터 노인 천식 코호트라는 질병관리본부 사업을 진행해왔다. 노인 환자들을 많이 등록해서 임상적인 특성이 어떻게 다른지, 병이 어떻게 진전되는지를 연구하고 있다.

그는 어떻게 해서 의사의 길을 걷게 되었을까? 공을 가지고 노는 모든 운동을 좋아하던 시골 출신의 어린 소년은 서울에 와서도 야구에 정신이 팔려 있었다. 잘 놀고, 뛰고, 야구하고, 축구를 하며 어린 시절을 보낸 개구쟁이였지만 고교 시절에는 진로에 대한 고민이 있었다. 하지만 그가 자연스레 의학을 선택한 것은 그의 아버님의 영향이 컸던 것 같다. 아버님은 개업한 의사셨다. 병원과 집이 철문을 사이에 두고 붙어 있었는데, 통금이 있던 시절, 밤 한 시든 두 시든 급한 환자들이 와서 병원문을 두들기면 아버님은 일어나서 환자 진료도 봐주시고, 야간에 왕진을 나서기도 하셨다. 그럴 때 아들은 왕진 가방을 들고 동행했던 기억도 갖고 있다. 이미 그 당시부터 어깨너머로 의사라는 삶이 어떨지에 대해 어린 상헌은 직감하고 있었던 것 같다. 밤에 잠도 못 자고 불려 다닐 수도 있지만 오히려 어려운 상황에 있는 분들에게 조금이나마 도움이 될 수 있다면 그게 진정으로 좋은 직업이 아닐까 생각했다. 대학에 입학하고 나서도 진료 봉사 활동 참여도 꽤 많이 했고 사랑하는 아내도 진료 봉사를 하며 만나게 되었다. 어려운 사람들을 위한 진료 봉사를 나가면, 사실 봉사하는 사람들이 더 많은 마음의 위로

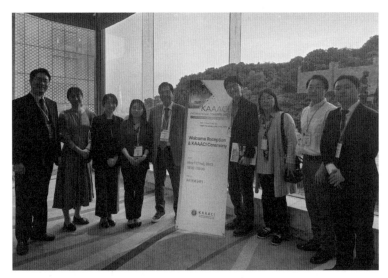
2023년 서울대학교 교수사회공헌단 페어 개막식.

를 받고 돌아오게 된다. 함께하는 사람들도 전부 좋은 마음으로 참여하기 때문에 서로의 관계도 그 과정에서 훨씬 더 좋아지게 마련이다. 그래서 서로 협력하고 도와주는 좋은 조직 문화까지 얻을 수 있다는 장점이 있다. 이런 활동들이 이어져 최근에는 서울대학교 전체 교수들이 참여하는 '교수사회공헌단'이 만들어졌다. 서울대학교가 국가의 지원과 혜택을 받았고 국민의 많은 신뢰를 받고 성장했기에 그에 대한 보답으로 교수들이 앞장서서 만든 공식 조직이 교수사회공헌단이며, 조상헌 교수는 이곳의 공동단장으로 활동하고 있다.

먼저 의사의 길을 택한 선배로서 의사를 꿈꾸며 의학에 입문했거나 입문하려고 하는 요즘의 학생들을 보면 안타까운 마음이 든다. 과거에는 학업 성적이 좋은 학생 중에 공대나 물리학과 등 자기가 원하는 학문을 우선시해서 진로를 결정했는데, 요즘엔 성적에 맞춰 모든 진로를 결정하는 학생들이 많기 때문이다. 의대는 어떤 의미에서는 육체적으로 3D 업종이다. 수련 과정 중에는 배고프고, 졸리고, 공부할 것들은 항상 쌓여 있어서 방학 숙제도 못 끝냈는데 개학을 하는 기분으로 스트레스를 받아야 할 일이 너무도 많다. 그러다 보면 힘이 들고, 짜증도 나고, 또 환자들과의 관계에도 문제가 생길 수 있다. 그래서 어떤 의미에서는 어느 정도 소명의식을 가지고 도전해야 하는 직업이니 늘 신중하게 선택하고, 초심을 잊지 않고 지내야 한다는 말을 해주고 싶다.

그는 알레르기 전문의 이외에도 건강검진센터를 만들어 꽤 오랜 시간 동안 역할을 해왔다. 2002년 서울대학교 검진센터를 강남에 설립할 때 그가 기획위원장을 맡았었다. 단순히 검진을 해서 병원에 수익을 올리려는 목적보다는, 검진하는 분들의 데이터를 처음부터 잘 모아서 건강한 분들에게 병이 생기는 과정, 또 각 질환과의 연관성 이런 것들을 연구하여 더 질 좋은 의료 서비스 시스템을 만들고 논문도 내는 등의 결과를 만들어내고 싶었다.

그렇게 기관장으로 눈코 뜰 새 없이 바쁜 중에 잊지 못할 사건도 경험했다. 병원에 새로운 기계가 들어오면 직원들이나 그가 직접 대상이 되어 적용 실험을 한다. 하필 다음 날 세계알레르기학회 강의가 있어 외국으로 떠나야 하는데, 그가 직접 검사를 받게 되었고, 성대 주위에 큰 덩어리가 발견되었다. 심각한 상황이었다. 수술한다고 해도 목소리는 보존하기 어려울 것으로 보였다. 가족에게도 말 못 하고 외국으로 떠났는데 어쩐지 좌절을 하거나 마음이 무겁기보다는 오히려 차분하고 냉정하게 지난 시간들과 주변을 돌아보게 되었다. 학회 활동, 병원 일, 외부 활동 등에는 미련이 별로 없었는데 유독 소홀히 했던 가정과 가족에게 미안한 마음이 너무도 컸다. 가족에게 조금 더 잘할걸 하는 후회와 함께 지난 시간들이 파노라마처럼 밀려왔다. 다시 돌아와 확인 검사를 했더니 오진은 아니었고 다른 연유로 덩어리처럼 보였던 것이 사라지고 없었다. 가슴을 쓸어내릴 만큼 다행스런 일이었다. 한편으로는 또한 우연치 않게 자신을 돌아볼 수 있는 시간을 주려는 하늘의 뜻이었을지도 모르겠다고 생각했다. 공놀이를 좋아하던 소년이 의사가 된 것도, 우연히 만난 선배의 한마디에 호흡기내과를 선택한 것도, 또 내과 전문의 시험 양이 많아 나눠서 공부한 분야가 천식과 알레르기 면역학이라고 펠로우로 떠밀려 간 것도 다 우연 같지만 그에게는 필연이었을지도 모르겠다. 인생이라는 건 내가 뭔가 되어야지 하고 목적을 갖고 집요하게 간다고 해서 다 이루어지는 건 아니다. 우연한 기회에 이렇게 저렇게 흘러가는 거고, 그 과정 속에서 하루하루 충실하다 보면 필연적으로 가야 할 길로 가는 건 아닐까.

그가 말하고 있는 모습을 보면 왠지 모르게 기분이 좋아지면서 자꾸 따라서 웃고 싶어진다. 처음부터 끝까지 그의 표정은 한결같이 미소를 띠고 있다. 선하게 웃는 눈매의 주름은 오래 만들어진 그의 온화한 마음을 표현하고 있으며, 내면의 부드러움이 꾸미지 않은 진솔함과 더불어 그의 선한 인상과 이미지를 만들어주고 있는 것이다. 그는 누군가에게 자신의 병을 맡겨야 한다면 환자와 따뜻한 대화를 나눌 수 있고, 좋은 신뢰 관계를 유지하면서 오랫동안 함께할 수 있는 그런 의사를 만나고 싶다고 말한다. 즉 어떤 능력보다도 가족처럼 환자를 돌봐주는 의사가 진정한 명의라는 의미일 것이다. 또 누구보다도 환자에게 그럴 수 있는 사람이 바로 명의 조상헌 교수가 아닐까.

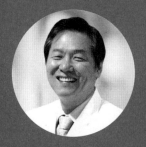

조상헌

전 서울대학교병원 헬스케어시스템 강남센터 원장
서울대학교 서울대학교병원 내과 교수

 학력

서울대학교 의과대학 졸업
서울대학교 의과대학원 석·박사
영국 사우스햄튼 대학병원 연수

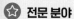 **전문 분야**

알레르기내과, 알레르기비염, 면역성폐질환, 천
식, 만성기침

 현재 및 주요 역임

서울대학교 알레르기임상면역연구소 소장
서울대학교 교수사회공헌단 공동단장
현 세계알레르기학회《WAO Journal》편집위원
세계알레르기학회 조직/학술위원회 위원, 위원장
서울대학교병원 약물유해반응관리센터장, 알레
르기임상면역연구소장
《Thorax》국제편집위원
Interasma Asia-Pacific Chapter 회장
AAIR(Asthma Allergy and Immunology
Research) 편집위원
의학한림원 정회원, 평의원
대한천식및알레르기학회 이사장

전통 한의학에 과학을 더하다

이진호 원장(자생한방병원)

의사들이 환자를 진찰하며 치료를 하는 과정에서 많은 교감을 해야 하겠지만 척추 관련 의사는 유독 환자와의 소통과 스킨십이 더 많이 필요한 것 같다. 아픈 허리를 치료하고, 삐뚤어진 척추를 교정해주기 위해 촉진(觸診)하며 통증 부위를 확인하고, 환자가 가슴속에 품고 있는 이야기들을 들어주며 아픈 마음까지 치료해주기 때문일까?

환자들은 은연중에 그저 환자의 손목 맥을 짚어서 남모르는 병을 알아내기도 하고, 눈동자를 살펴 다른 병과의 상관관계를 잡아내기도 할 것 같은 용한 의사를 기대하기도 한다. 사실 그렇게 되기까지 과학이나 다른 장비의 힘보다도 우선 사람 몸과 마음속을 들여다보는 연습을 많이 해서 그런지 '엄마 손은 약손'처럼 한의사들에게는 마음과 몸을 맡기기가 조금 더 수월하게 느껴질 때가 많다.

자생한방병원의 이진호 병원장은 그런 '약손'에 과학적인 여러 방식을 도입해서 수술 없이, 또 재발 없이 근본적으로 치료하는 한의 통합 치료 방법으로 환자들을 치료하고 있는 척추 질환 전문의다.

우리나라의 의료 체계가 의사와 한의사라는 두 갈래로 나뉘어 있기는 하지만 사실 따지고 보면 병의 본질은 하나이고, 그걸 고쳐야 하는 의료진으로서의 사명감도 같을 수밖에 없다.

척추 질환 같은 것들은 주로 퇴행성 질환이라 과거에는 고령의 어르신들이 주 환자층이었다고 하면, 요즘에는 젊은 환자들이 현저히 늘어나는 추세이다. 2022년 건강보험심사평가원의 발표에 따르면 2021년 신규 척추 질환자 중에서 20~30대가 차지하는 비율이 약 40퍼센트에 달하는 것으로 나타났다. 아마도 스마트폰이나 컴퓨터를 사용하는 일상 때문에 안 좋아진 자세, 오래 앉아서 근무하는 환경, 몸짱 열풍으로 인한 여러 잘못된 운동 습관 등으로 야기된 문제들이 젊은 척추 질환자를 늘게 한 요인으로 보인다. 아직 젊은 시기에 척추 문제가 발생한 이런 환자들에게 수술적 요법으로 즉각적 결과를 바라기보다는 질환이 발생하기 이전의 원인을 함께 치료해서 환자가 치료 후에도 스스로 몸을 관리할 수 있도록 해주고자 하는 것이 그의 치료 철학이다.

우선 사용하는 방법은 추나 요법이다. 추나는 한자로 '밀 추(推)', '당길 나(拿)'를 쓴다. 말 그대로 밀고 당겨서 틀어진 뼈나 주변 근육, 인대들의 불균형, 즉 통증의 원인에 적극적으로 개입하여 근본적으로 바로잡아 주는 수기 치료라고 할 수 있다. 우리나라에 한의 수기요법은 예전부터 있었지만 일제강점기 한의학 말살 정책으로 사라져가고 있었다. 이 수기 요법들을 전국을 돌며 발굴하고 재정립해 '추나 요법'을 완성시킨 분이 바로 자생한방병원의 설립자인 신준식 박사이다.

추나 요법은 경혈, 음양오행 같은 한의학적 이론은 물론 해부학적인 이론, 기능학, 운동학적인 부분을 모두 고려해서 한의사가 직접 행하는 수기 치료이다. 이진호 병원장도 환자의 아픈 부위를 당기고 밀면서 구슬땀을 흘리며 치료한다. 이 추나요법의 치료 효과는 2021년 미국의사협회 공식 학술지 중 하나인 《JAMA 네트워크 오픈》에 게재되어 임상적 유효성이 입증되었다.

또 다른 치료 방법은 약침이다. 약침은 한약의 약리적 치료 효과와 침의 물리적 자극 효과를 동시에 가지는 치료 방법으로, 순수 한약재를 정제 추출해 조제한 약물을 허리 주변 경철 등 통증 부위에 직접 주입함으로써 빠르게 진통 효과를 볼 수 있는 치료법이다. 경혈점 안에 약이 흡수되기까지 머물기 때문에 침의 효과와 동시에 염증을 빠르게 해소하고 유착된 부분을 풀어주는 등의 물리적 치료 효과까지 기대할 수가 있다.

이렇게 약침에 들어가는 약의 성분이 한약재 추출물이지만, 이 성분이 이제는 양방에서도 척추 치료제로 대중적으로 사용되고 있다고 한다. 2001년 자생한방병원과 서울대 천연물연구소가 공동 연구하여 발견한 신물질인 신바로메틴이 그것이다. 신바로메틴은 신준식 박사 가문에서 전수되던 척추 질환 치료 한약 처방인 '청파전'에서 추출한 성분인데, 꾸준한 연구를 통해 2003년 척추관절 질환 치료 효과로 항염증, 신경재생 그리고 뼈와 연골 보호에 효과가 있는 핵심 성분임이 입증되어 국내와 미국에서 물질 특허를 획득했다. 또 2011년에는 국내 저명한 제약회사에서 연구를 통해 이 물질을 천연물 신약으로 공동 개발을 했다. 그래서 이제는 신바로메틴이 자생한방병원에서만 쓰이는 것이 아니라 전국의 의사들도 골관절염 치료제로 효과도 좋고, 기존 NSAID에 비해 위장관 장애 등 부작용도 없는 치료로서 처방하게 된 것이다.

다음으로는 동착침법이 있다. 가만히 누워서 맞는 전통적 침 치료와 달리 격한 통증으로 거동을 못 하는 환자에게 한의사가 통증을 일으키는 부위의 유효한 경혈에 침을 놓고 능동적 혹은 수동적 움직임을 유도함으로써 긴장된 근육을 풀어주고 통증을 줄여주는 방법이다. 말초에 침을 놓아 자극하고 환자 스스로 움직이게 하면서 환자의 뇌가 자기 몸이 치료되고 있다는 것을 확인할 수 있도록 한다. 동작침법은 진통 주사제에 비해 통증 감소 효과가 5배 이상 높다는 것이 연구로 증명되어, 세계적으로 통증 분야의 권위 있는 국제 학술지인 《PAIN》에도 게재된 적이 있다.

예를 들어 허리가 많이 아프다고 생각하면 보통 환자의 모든 생각은 허리에 집중이 되게 마련이다. 우리가 통증을 느끼는 것은 결국 뇌에서 일어나는 일이다. 대부분의 척추 질환 치료들은 허리만 치료하려고 하는데, 그는 허리의 비뚤어진 것을 근본적으로 치료하는 것은 물론 뇌에서 통증을 조절하는 기능까지 치료하는 데 초점을 두려고 노력한다.

의사가 치료해주는 시간은 잠깐일 뿐이다. 모든 생활에서 허리를 안 쓰고는 살 수 없기 때문에 잠깐 치료를 받고 또 잘못 생활을 하면 다시 문제가 생길 수밖에 없다. 그런 점에서 환자가 자신의 병이 어떻게 해서 왜 생긴 것인지를 먼저 알고 정확하게 이해하는 것이 치료 경과에 큰 차이를 가져온다. 이진호 병원장은 환자에게 최대한 병에 대해 상세하게 이해시키는 것에 주력한다. 또 치료를 하나하나 할 때도 이 치료를 왜 하는지, 상세하고 쉽게 설명해드리면서 '치료는 의사가 하지만, 고치는 것은 환자'라는 철학을 고수하고 있다. 예를 들어 엉덩이의 뭉친 근육을 풀어주고자 할 때 "이 근육은 이상근입니다. 이 이상근을 풀어주겠습니다" 하고 침을 놓으면 그냥 다짜고짜 놓을 때보다 환자가 '아, 이걸 맞아서 내 이상근을 풀어줘야만 하는구나'라고 생각하게 되고, 의사와 교감을 나누며 치료 효과를 높일 수 있다는 게 이 병원장의 지론이다. '환자들에게 설명은 쉽게, 의료진들의 치료는 어렵게'라는 원칙을 갖고 있기 때문이다.

과거에는 한의학이라는 것이 치료 효과를 검증하거나 효과를 본 것을 입소문으로 알리는 수준에서 그쳤지만 요즘은 그 좋은 임상 효과를 일반 대중들에게, 또는 여러 학문을 하는 분들에게 소개하고 같이 협력을 해야 한다는 당면 과제를 안고 있다고 그는 생각한다. 그러려면 모두가 공감할 수 있는 과학적 언어로 설명이 되는 것이 매우 중요하다.

그래서 자생한방병원에서는 일찌감치 척추관절연구소를 설립해서 다양한 연구들을 하고 결과를 발표하고 있다. 실험실 연구도 어렵지만, 임상 연구는 세팅하기가 더더욱 힘들고, 비용이 많이 들고, 수행도 어려운 연구인데 자생척추관절연구소에서는 관찰 연구, RCT, 경제성 평가와 정책 연구까지 다양한 임상 연구를 굉장히 많이 수행하고 있다. 그것도 매우 규모 있는 임상 연구를 통해 저명한 학술지들에 소개해온 결과 SCI급 국제 학술지에 실린 논문만도 200편 가까이 되는 성과를 이루었다.

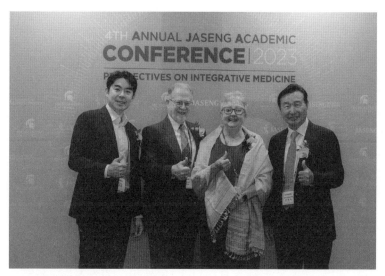

2023년 자생국제학술대회 발표를 앞두고 미국 미시간 오스테오패틱의사협회 로렌스 프로칵 전 회장 부부와 신준식 박사와 함께.

　자생한방병원은 인턴, 레지던트들이 수련하는 전문 수련 병원인데, 그저 4년 동안 수련만 하는 것이 아니라 수련하면서 돌봤던 환자들이나 국가 보건의료 데이터에 대한 연구를 시행해서 개인당 한 편씩 SCI급 학술지에 논문을 게재해야 수료시켜주는 제도를 시행하고 있다. 연구소 주도의 임상 및 실험 논문에 더해져 1년에 20~30편씩 논문이 나오고 있고, 그러한 연구들이 쌓여 국민의 눈높이는 높아지고, 병원의 문턱은 낮아져 여러 학계의 공감을 얻어내는 성과를 이루고 있다고 자부한다.

　우선 척추 질환자가 오면 정확히 진단하는 것이 중요하므로 영상의학을 통해 정확한 원인을 알아내고, 또 환자의 병을 판단하는 과정에서 의사들과 함께 상세하게 판독하는 데 주력한다. 또한 치료적인 측면에서도 한방 치료법만을 고집하는 것이 아니라 환자의 증상에 따라 병원 내 의사들과 협력하면서 상황에 따라 진통제, 물리치료, 도수치료, 또 필요할 경우 신경차단술도 병행하고 있다. 환자분들이 아플 때 어느 병원을 가야 하나 고민할 필요 없이 그저 자생한방병원을 찾아가기만 하면 가장 좋은 치료를 원스톱으로 받게 해줄 방법을 모색하던 끝에 찾아낸 결론인 셈이다.

또 자생한방병원은 환자를 치료하는 동시에 학생들을 가르치는 기관으로서 외국의 의사들이 한의학에 대해 공부하고 임상에 활용할 수 있도록 다양한 연수 및 기회들을 제공하고 있다. 의료인들은 평생 공부를 한다. 그냥 혼자 하는 게 아니라 1년에 몇 시간씩 보수교육을 계속 받고 점수를 취득해야 면허를 유지하도록 제도가 마련돼 있다. 이런 교육을 시키고 점수를 주는 기관이 되려면 그 기관의 교육 콘텐츠, 임상 역량 같은 것들을 종합적으로 평가받아 인증을 받아야 한다. 자생한방병원은 미국평생의학교육인증원(ACCME)이 정식 인증한 보수교육 제공 기관이다. 자생한방병원에서 제공하는 교육 콘텐츠는 미국을 포함해 캐나다, 영국, 호주 등 30여개국 의료진들의 보수교육으로도 통용된다. 이는 아시아에서는 유일해 그 자부심이 더 크다. 또 국제교육 전문기관인 '자생메디컬아카데미'를 설립해서 비수술 척추 관절 치료 콘텐츠를 제공하고 있을 뿐만 아니라, 해외 예비 의료진 대상 인턴십을 운영하여 미국뿐 아니라 중동 등의 다양한 기관에서 온 의대생 및 예비 의대생들이 자생한방병원의 치료법을 배우고 영감을 얻어 가기도 한다.

K의료가 전 세계에서 관심을 받고 있어서인지 코로나 이전의 환자

수를 회복하고 요즘은 미국, 일본뿐 아니라 러시아나 몽골, 중동 지역에서 오는 환자들도 많이 증가하고 있다. 그들은 한의학을 굉장히 신기해할 뿐 아니라 마약성 진통제에 대한 거부감의 대안으로 삶의 질을 높이고 통증을 개선하는 한국 고유의 의학에 대해 많은 공감을 하고 있다. 최근에는 중동에서 한국 드라마 〈허준〉이 방영되어 엄청난 화제를 일으켰다. 그래서인지 더욱더 한의에 대한 관심이 높아졌다. 자생한방병원은 보건복지부와 함께 키르기스스탄에 한의약홍보센터를 설립해 진료도 하고, 한의약세계화지원단 사업에도 참여해 해외 의료진 및 의대생 연수를 온·오프라인으로 진행했다. 2019년에는 해외 환자 유치 및 한의학 세계화 공로를 인정받아 대통령 표창을 받기도 했다.

이 병원장은 자신의 의료 행위가 단순한 환자 치료에 더해서 엄청난 사회 공헌을 할 수 있다는 것에 대한 자부심도 갖고 있다. 전국 20개의 자생의료재단 자생한방병원들과 협업해 무의촌 의료 봉사를 해왔고 그 혜택을 받은 환자들만 2022년 기준 4만 5,000명 정도가 되고 있다. 또 어려운 형편에 있는 청소년들에게는 희망드림장학사업을, 독거 노인들에게 물품 지원 사업 등을 지원함으로써 힘든 사람들과 아픔을 같이한다. 또 설립자인 신준식 박사님는 사재를 털어 한의학 후배를 양성하겠다는 신념으로 전국의 한의과대학 및 한의학전문대학원 12곳에 매년 1명씩 장학생을 후원하고 있다.

우리나라의 일제강점기 역사를 담은 드라마나 영화를 보면 독립운동을 하는 분들이 비밀 아지트로 한약방을 사용하는 장면을 볼 수 있다. 한약방에서 한약재를 구입하면서 돈을 낼 때 일부러 거금을 내면 한의사분들이 그걸 모아 독립운동 자금으로 전달하기도 했고, 약재를 캐기 위해 주변 마을과 산 주위를 이동하고 다니며 정보를 수집한 다음 한의사들이 한약방을 독립운동 관련 정보를 교환하는 비밀 거점으로 활용했다고도 한다. 자생한방병원 설립자 신준식 박사의 선친 신광렬 선생도 독립군 대진단 단장이자 군의관으로 활동했던 숙부 '신홍균 선생'을 따라 독립운동을 펼쳤다. 신광렬 선생이 남긴 독립운동 정신과 '긍휼지심'의 의료 철학을 바탕으로 설립된 자생한방병원은 그래서인지 국가유공자들을 잊지 않고 예우하는 사회 공헌도 마다않고 있다. 생존해 있는 애국지사들을 직접 찾아가 의료 서비스를 해드리는 생존 애국지사 한방 주치의 사업은 물론, 해외에 거주하는 유공자 및 가족들이 한국에 귀국하면 주거 지원도 해주고 있다고 하니 사람의 몸을 고치는 작은 병원이지만 민족의 정신까지 지켜주고 치료해주는 어쩌면 커다란 마음 병원 같은 곳이라는 생각이 든다.

이런 정신을 이어받아서일까? 자생한방병원 역시 '긍휼지심'의 마음으로 환자를 진료한다. 환자의 아픔을 내 가족의 아픔처럼 느껴 진심으로 열과 성을 다해 진료에 임하고자 하는 마음이다. 누가 우선이되느냐 하는 논의는 뒤로하고, 한의학과 양의학 장점을 모아 진료하는 한자리 진료 시스템이 그저 병원에 머무는 것이 아니라 국가 정책적으로 전환되고, 한양방 협진이 잘 이루어져서 아픈 사람이 가장 좋은 의료 서비스를 받을 수 있는 시스템이 만들어지는 것. 환자의 말을 오래 듣고, 환자의 생각과 마음을 어루만지면서 아픔을 고치려 노력하는 것. 이런 것들이 실현되는 세상, 바로 패기와 새로움으로 가득 찬 젊은 자생한방병원을 이끌어가는 이진호 병원장의 진짜 소망이다.

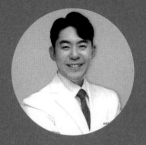

이진호

자생한방병원 병원장

 학력

우석대학교 한의과대학 졸업
경희대학교 한의과대학 석·박사
미국 미시간주립대 OMM(Osteopathic Manual Medicine) 연수

 전문 분야

척추 관절 재활(척추디스크탈출증, 척추관협착증, 어깨관절, 무릎관절 등 근골격계 질환)

 현재 및 주요 역임

한방재활의학과 전문의
대한한방병원협회 부회장
대한한의사협회 부회장
경희대학교 한의과대학 외래조교수
미국 근골격계 초음파 자격(APCA)
보건복지부 장관 표창
건강보험정책심의위원회 위원
보건복지부 장관 표창
통일부 장관 표창
전 자생척추관절연구소장
전 대한한의학회 이사

생명을 지키며 또 하나의 생명을
잉태할 수 있게 돕는다

김미란 교수(산부인과)

눈은 마음의 창. 눈을 보면 그 사람의 성품을 알 수 있다고 하던가.
성모병원 산부인과 김미란 교수의 마스크 위의 눈은 스마일 모양이다.
그녀의 선한 마음과 푸근한 심성이 그 눈에 드러나며 많은 것을 말해
주는 것 같다. 심지어 인터뷰하는 시간에도 그녀의 복장은 흰 가운이
다. 자궁을 잃을지도 몰라 두려움에 떠는 환자들에게 "괜찮다. 치료할
수 있다"라고 용기를 북돋워주는 김미란 교수는 언니 같은 또는 어머
니 같은 의사 선생님이다. 그녀가 담당하는 분야는 생식내분비학과이
며 가임력 보존 수술을 많이 하고 있다. 단순히 병을 치료해서 생명을
보존하는 일보다 더 소중한 것이 또 하나의 생명을 잉태할 수 있도록
도와주는 것이다. 이를 설명하는 그녀의 말투에서 일에 대한 자부심이
느껴진다. 수술실을 여기저기 다니며 진두지휘하느라 양말 뒤꿈치에
구멍이 나도록 하루를 걷고도 그 가운을 벗지 못한 채 스튜디오에 나
타나는 그녀를 보니 진짜 의사란 어떤 사람인지 설명이 따로 필요 없

을 것 같다.

교사이셨던 아버님, 간호사이셨던 어머님과 함께 딸 다섯 자매 속에서 자란 김미란 교수는 활동적인 소녀였다. 집에서는 일주일에 한 번 가족회의가 열렸다. 손을 들고 발언권을 얻어서 자기 의견을 피력하고, 그것을 표결에 부치는 회의가 6명의 여자와 1명의 남자가 사는 집에서 이루어졌다. 한번은 여름 휴가를 가는데 그녀는 산, 동생은 바다를 고집했다. 두 사람은 각자 가고픈 곳에 관한 프레젠테이션을 가족 앞에서 해야만 했다. 결과는 산이 3, 바다가 3. 그녀의 아버님은 캐스팅 보트로서 어떤 결정을 했을까? 차만 타면 멀미를 하는 여인들을 모시고 아버님은 산에서 3일, 바다에서 3일을 결정하셨단다. 이 사건을 그녀는 잊을 수가 없다. 다른 사람이 나와 다른 의견을 얘기할 때 들어줄 수 있는 여유, 또 자신이 원하는 것은 설득하고 관철시킬 수 있는 힘, 또 원하는 대로 이루어지지 않았을 때 받아들일 수 있는 넓은 품까지, 이 모든 것을 그녀는 가족에게서 배웠다.

초등학교 때 그녀의 장래 희망은 MC였다. 학교에서 어린이날 행사 같은 큰 행사의 사회도 봤었고, 방송반에서 꿈을 키우기도 했다. 학교에서뿐 아니라 나중에 직장으로 나왔을 때 그녀는 그 경험을 살려 사회자로서 활약을 많이 했다. 학교에서 강의할 때에도 청중이 많아야 즐겁고 에너지를 받아 더 열심히 준비한다. 어릴 때 집에서 했던 가족회의 덕분이라고 생각한다. 그랬던 그녀가 중학교에 진학하자 아버님은 연습장 1,000매를 사 포장을 해서 선물로 주셨다. 그 앞에는 아프고 불쌍한 사람을 돕는 의사가 되었으면 좋겠다는 메모가 붙어 있었다. 그녀는 그때부터 의사가 되겠다는 생각으로 한길을 걸어왔다. 경

주마처럼 옆도 뒤도 보지 않고 공부만 했다. 지금 생각해보면 의사 이외의 다른 사회에 대해 너무 무지하고 인생의 다양한 경험을 해보지 못했다는 아쉬움이 많다. 하지만 다른 길을 걷고 있는 그녀의 남편의 삶을 살짝 엿보면서 다른 일을 했더라면 의사라는 직업만큼 잘했을 것 같지 않다는 생각을 한다. 의사로서 아픈 환자를 돌보고 도와주면서 사는 게 그녀의 천직이 아닐까 싶다.

김 교수에게 초진을 보려면 2년 이상을 기다려야 하는 어려움이 있지만 그럼에도 불구하고 기다리는 환자들이 많은 이유는 어디에 있을까?

환자들과 얘기를 해보니 답이 나온다.

"저는 아주 심한 케이스였거든요. 저 보시자마자 김미란 교수님께서 한숨을 쉬면서 이래 가지고 힘들어서 어떻게 살았냐 하면서 위로해주셨어요. 이렇게 큰 수술을 받아본 적이 없기 때문에 굉장히 떨었는데 교수님 뵈니 마음이 놓이더라고요. 호탕하시고 굉장히 밝으시고, 그래서 좋은 에너지를 가진 분인 것 같아요."

다른 병원 여러 곳에서 자궁을 절제하라는 권유를 받고 상심한 어떤 환자는 김미란 교수님께 찾아왔다가 "자궁을 살려서 해봅시다"라는 말에 여기다 싶어 그녀를 믿고 의지하게 되었다.

그런 그녀의 노력으로 희망을 잃었던 환자들도 임신과 출산이 가능해졌고, 새 생명을 품에 안기도 했다. 여기저기 정보에 휩쓸려서 걱정하고 괴로워하며 눈물을 흘리는 환자들을 보는 게 그녀는 너무도 안타깝다. 환자들에게 이렇게 따뜻하고 신뢰감을 주는 이유는 그녀 역시 환자로서의 삶을 살아보았기 때문이다. 남편은 회사 일로 아이들을 데리고 미국에 파견을 갔고, 혼자 남은 그녀는 성격대로 온몸을 바쳐 일했다. 먹는 것도 제때 챙겨 먹지 못할 정도로 무리하며 일하다가 유방암 2기 진단을 받았다. 조직검사를 해놓고도 수술실에 들어가 집도를 한 그녀였다. 항암을 하면서 심적으로, 체력적으로 힘들었을 텐데 놀랍게도 그녀는 계속 환자를 진료했다. 자기의 부재로 환자들에게 혼란이 오고, 간호사들도 힘든 걸 보면서 이건 아니다 싶었다. 지금 생각해 보면 그 힘든 시간에 일을 한 걸 잘했다고 생각한다. 집에서 쉬면서 혼자 있었다면 더 견디기 힘들었을 텐데, 환자분을 돌보며 자기의 상태를 좀 잊어버리기도 하고, 또 우울함도 극복했다. 더 중요한 건 환자로서 의사를 바라보는 마음이 어떤 건지, 또 환자들이 진짜 바라는 게 무엇인지를 누구보다도 잘 이해하게 되었다는 점이다.

지금은 또 예기치 않게 환자의 보호자가 되었다. 보호자로서 외래에서 많이 기다리는 게 얼마나 힘든 일인지를 알게 되었다. 진료하면서 자세하게 설명하려고 애쓰긴 하지만 밖에서 기다리는 보호자들까지 배려할 만큼 역지사지의 능력도 생기게 되었으니 환자가 되고, 환자의 보호자가 된 것조차 자신에게는 축복이라고 말할 만큼 긍정의 내공이 쌓인 김미란 교수.

그녀는 원래 내과를 전공할 생각이었다. 산부인과 인턴을 하던 중 그 당시에는 아이를 많이 낳던 시절이니 새벽 시간 같은 때 전공의 선생님들이 주무시는 시간에 인턴들도 아기를 받게 되었단다. 모두 잠들어 있는 신새벽에 새 생명의 탄생을 목도하는 축복의 순간, 그런 귀한 순간에 자신이 함께하고 있다는 사실이 너무도 기뻤고 경이로웠다. 또 산모들이 비록 인턴이지만 여자 선생님이 옆에 있어주는 것에 안정감을 갖는 걸 보면서 그녀는 산부인과를 전공하기로 결정했다. 그녀가 그중에서도 전문으로 하고 있는 분야는 조금 생소하게 느껴지는 생식내분비분과이다. 태어나서부터 폐경 때까지 생애주기별로 생리통, 무월경, 자궁근종, 자궁내막증 등의 환자들을 돌보고, 폐경 후에는 폐경기 질환, 골다공증 등 여성들이 가질 수 있는 여성 질환을 치료하는 파트라고 생각하면 쉽게 이해가 간다. 최근에는 저출산 때문에 초산의 연령이 늦어져서인지 젊은 자궁근종 환자들이 늘어나고 있다. 임신하고 수유를 하는 동안 난소도 쉬고 여성 호르몬의 농도도 낮아지는데, 요즘은 출산을 덜 하는 추세여서 여성 호르몬 농도가 높은 채 오래 노출되기 때문에 자궁근종이 많이 생긴다. 아랍에미리트의 여성들을 예로 들어보면, 25세쯤 되면 이미 아이들이 한둘, 30세쯤에는 아이를 셋쯤 출산한 여성이 많은데 그쪽 여성들에게는 자궁근종 환자가 별로 없다. 우리나라 여성들도 일도 하고 공부도 하면서, 일찍 결혼하고 출산하는 데 부담이 없는 그런 사회가 빨리 오길 바라는 마음이다.

자궁근종을 제거하려고 수술받는 분 중에는 적게는 한두 개에서 많게는 100개가 넘는 환자도 있다고 한다. 예전에는 개복 수술을 하다가 최근 들어서 복강경 수술, 그리고 더 첨단의 기술로 그녀는 로봇 수술을 선호한다. 여전히 개복 수술을 해야 하는 분도 물론 있다. 복강경 수술은 긴 수술 기구를 복강에 넣고 하는데 아무래도 손처럼 움직임이 정교하지 못할 경우도 있다. 그런 경우 로봇 수술이 많은 해답을 주고 있다. 로봇 수술을 진행한 환자들은 회복이 빠를 뿐 아니라 무엇보다도 나중에 결혼해서 임신을 원할 때 출산율이 매우 높다. 로봇을 이용하면 복강경의 이점을 다 가져오면서 수술도 정교하게 진행할 수 있다. 초창기에 로봇 수술을 시도하던 시절, 그녀는 오히려 비난도 많이 받았다. 우선 가격이 비싼 문제가 가장 컸다. 생명에 직결되는 암도 아닌 자궁근종 치료를 위해 환자들에게 비싼 로봇 수술을 한다고 지적을 받은 적도 있었다. 그때마다 그녀는 말한다.

"교수님, 자궁이 얼마나 소중하고, 그 자궁을 가진 여성은 또 얼마나 소중합니까? 나중에 아이를 가질 수 있게 된다면 그건 그만큼의 비용을 지불할 가치가 있지 않겠습니까?"

그녀는 자궁근종 로봇 수술을 하는 동영상을 제작해서 학회에서 무료로 배포하는 등 노력을 많이 했다. 지금은 로봇 수술에 대한 이해와 합의가 어느 정도 이루어져 있으니 그녀의 노력이 헛되지 않았다고 볼 수 있다. 2009년 처음 로봇 수술을 집도한 이래로 자궁근종 로봇 수술을 우리나라에서 가장 많이 한 것도 김미란 교수이다. 약 2,200건이 된다고 하니 놀라지 않을 수 없다. 모두 다 오로지 환자들을 위한 선택이었다.

그녀에게 기억에 남는 환자를 물으니 뜻밖에도 환자들을 다 기억한

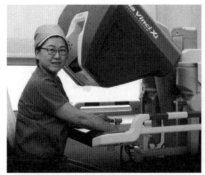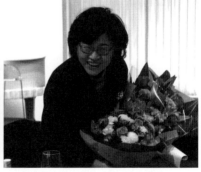

자궁근종 로봇 수술 등 업적을 인정받아 각종 상을 받았다.

다는 답이 돌아온다. 코로나 전에는 마스크가 없어서 얼굴 하나하나를 다 기억하고 길 가다 만나면 인사를 할 정도로 그녀는 환자에게 집중한다. 환자들 개개인이 갖고 있는 스토리들은 경중의 차이는 있지만 다 중요하고 심각하다. 그런 그들을 존중하고 사랑하는 마음으로 치료를 하다 보면 많은 경험이 산적하게 된다.

어떤 환자분은 근종이 너무 심해서 떼고 꿰매고 한 땀 한 땀 수술을 했는데 물도 한잔 못 마시고 6시간이 흘렀다. 또 자궁내막증까지 있어서 난소까지 수술해서 본인조차 임신과 출산은 꿈도 꾸지 못했다. 그때가 43세쯤 되셨는데, 1년 정도 후 아들을 낳고 그녀를 찾아왔다. 정말 무릎을 꿇고 자신의 손을 잡았다고 한다. 딸을 낳으면 이름을 미란이라고 지으려고 했다는 말과 함께.

또 중학교 여학생도 기억나는 환자다. 어린 나이에 자궁근종이 생겨 많이 안타까웠는데 수술이 잘되었고 최근엔 대학생이 되어 연락이 와서 만난 적도 있다.

결혼을 앞두고 근종 진단을 받았는데 그게 육종이 의심된다고 해서 정말 기도하는 마음으로 수술을 했던 환자도 있다. 근종이 크다 보니 주변에 다 유착이 되어 있었고, 조직검사도 떼어낸 후에나 결과를 알 수 있으니 정말 긴장되는 수술이었다. 결국은 다 잘되어서 결혼도 했고, 아들딸도 낳았다고 한다. 의사는 이런 모든 것들을 기억하며 그 힘으로 일을 하는 것일지도 모르겠다.

그녀는 미국 보스턴의 하버드대학 부속 병원 매사추세츠 종합병원에서 연수를 받았다. 난소 쪽으로 세계적인 석학의 교수님이 계시는 병원이어서 그곳을 선택했다. 아이들이 너무 어려서 부모님께서 같이

가주셨다. 차가 한 대여서 아이들 학교 가기 전에 아침 일찍 아버님께서 전철역까지 태워다 주셨다. 매일 아침 7시경 병원에 도착하면 아이작 쉬프 병원장님도 늘 그때 출근을 하셨다. 그분과 매일 아침 이른 시간에 한 시간씩 한 공간에서 이야기를 나누고 공부를 할 수 있었다. 다른 연구원들은 오후 6시쯤 퇴근하는데 그녀는 혼자 밤을 지키다가 불을 끄고 퇴근했다. 주변 사람들이 그녀의 열정에는 혀를 내두를 수밖에 없었다. 2년 동안 연수를 받고 한국에 돌아올 때 그녀는 커다란 의자와 쿠션들을 선물로 받았다. 하버드 의자였다. 아무에게나 주는 것이 아니라 펠로우 과정을 성공적으로 마친 사람들을 앉혀주겠다는 상징으로 주는 의미 있고 자랑스러운 선물이었다.

이토록 열심히 달려온 그녀는 스스로 환자가 되기도 하고, 환자의 가족으로 보호자가 되어보기도 하면서 의사로서의 자질을 더욱 굳건히 갖춘 명의가 되었다. 스스로의 실력은 물론이지만 무엇보다도 환자들의 신뢰와 존경을 받는 그녀는 늘 아버님의 "질병으로 고통받는 사람들을 돕는 의사가 되면 좋겠다"는 말씀을 마음에 담고 산다. 자신이 있음으로 해서 주변 사람들이 행복하면 좋겠다는 생각으로 살아서인지 '착한 병'에 걸려 있다는 말도 많이 듣는다. 사람들을 배려하다 보니 본인 자신은 솔직히 힘든 시간도 많고, 오지랖 넓게 여기저기 참견하다 보니 자기를 돌볼 시간도 부족하다. 요즘은 일은 쉽게 하고 마음을 넓게 쓰려고 노력 중이긴 하지만 언제나 힘든 환자들을 보면 달려가고야 마는 그녀의 태도가 그리 쉽게 변할 것 같지는 않다.

그래서인지 그녀가 좋아하는 노래도 〈stand by me〉인가 보다. '사람 人'이라는 글자가 두 사람이 서로 기댄다는 뜻인 것처럼 팀, 동료,

그리고 주변 사람들이 그녀의 의지가 되고, 그녀 역시 다른 사람들을 지지하며 돕는 삶을 살고 싶다. 지금은 후배들을 키우는 일에 집중하고 있다. 수술실에서 지쳐 이제 그만하고 싶을 때 오히려 후배들의 격려와 파이팅에 힘을 얻는다는 김미란 교수. 결국 진정한 '명의'란 어떤 사람인가에 대한 답을 그녀로부터 찾아낼 수 있을 것 같다.

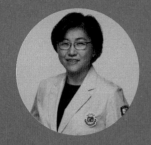

김미란

가톨릭대학교 서울성모병원 산부인과 교수

학력

가톨릭대학교 의과대학 졸업
가톨릭대학교 의과대학원 석·박사
미국 하버드의대 매사추세츠병원 산부인과 연수
미국 국립보건원(NIH) 생식내분비학 연수

전문 분야

자궁근종, 자궁내막증, 로봇수술, 복강경수술,
폐경클리닉, 여성 골다공증

현재 및 주요 역임

가톨릭의과대학 산부인과학교실 주임교수
서울성모병원 최소침습로봇센터장
가톨릭대학교 서울성모병원 대외협력 부원장
가톨릭대학교 성의교정 도서관장
한국의학도서관협회 회장
대한산부인과학회 의료 전달 체계 TFT 위원장
한국여성암연구재단 이사장
대한폐경학회 추계학술대회 학술상, 우수논문상,
학술대상
대한산부인과내분비학회 최우수연구상
대한폐경학회 다림학술상

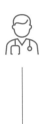

치료를 넘어 그 이후 삶을 살피는 의학

김세헌 교수(이비인후과)

세브란스병원에서 30년간 이비인후과 전문의로 지내며 두경부암 환자를 진료하고 치료하는 김세헌 교수는 세계적인 로봇 수술의 명의다. 2008년 아시아 최초로 하인두암 환자를 로봇 수술로 집도, 우리나라 두경부암 로봇 수술의 수준을 세계적 경지로 끌어올렸다. 국제 학술지에 발표한 두경부암 로봇 수술 관련 논문만 30여 편이다. 왕성한 연구와 노력으로 2016년 국내 한 의학 전문지에서 전국 대학병원 로봇 수술 명의 30명에 선정되기도 했으며 대한이비인후과학회 이사장이라는 직책도 맡고 있다. 다양한 학회 관련 업무로 바쁜 것은 물론, 2023년 11월 세계적으로 가장 권위 있는 세계두경부암학회를 개최하게 된 회장으로서 준비와 더불어 바쁜 실무에 묻혀 매일매일을 보내고 있다.

건축가이셨던 아버님과 교사이셨던 어머님의 2남 2녀 중 장남으로 자란 김세헌 교수는 동생들을 챙기는 등 장남으로서의 책임감이 강한 편이었다. 할아버님이 돌아가신 지 30년이 넘었는데 여전히 제사를 모시는 장손의 역할을 충실히 하고 있다. 학창 시절 성적이 떨어지면 매를 들었던 아버님과 교육열이 남달랐던 어머님의 기대에 그는 적성검사대로 이과를 택했고, 사람의 생명을 살리고 다루는 의사라는 직업에 매력을 느껴 고교 시절부터 의대를 가기 위해 열심히 공부했다. 가장 난해하고 수술이 복잡한 질환의 전문가가 된 것은 그의 외숙부의 영향이 컸다. 고교 때 그의 편도선 수술을 해주신 분이 지금 그가 재직하는 병원의 이비인후과 교수로 계셨던 외숙부였기 때문이다. 당시만 해도 이비인후과는 주로 청력과 난청 등에 집중했고, 그다음은 코, 그다음이 두경부암이었다. 두경부라는 부분은 뇌와 몸을 연결하는 부분이어서 온갖 복잡한 신경과 혈관이 다 지나가기 때문에 두경부를 '해부학의 꽃'이라고 불렀다고 한다. 조직도 복잡하고 해부하기도 힘들고 수술도 매우 어려웠다. 그래서 외과보다 후두, 구강, 편도를 다루는 이비인후과의 교수들이 두경부암 수술을 해야만 했다. 그의 외숙부가 이비인후과에서 두경부암 수술을 시작하는 대한민국의 시초가 되었다고 한다. 환자들에게 결과물을 드라마틱하게 보여주고 치료의 기쁨을 느낄 수 있어 이비인후과를 전공으로 선택, 수술이 어렵고 힘들어도 환자들이 치유되어 새 삶을 찾는 모습을 보며 큰 보람도 느꼈다.

그가 레지던트 3년 차의 신분으로, 후두암 환자의 후두 적출술을 했었는데 그가 있는 병원에서 역사상 처음 있었던 일이었다. 뭔가 일구어낸 것 같은 자신감, 그리고 성취감으로 그는 더욱더 두경부에 관심을 갖게 되었다.

예전에는 암이 생기면 암을 떼어내는 데 집중했다. 그래서 후두암이 생기면 후두를 떼어내고 환자는 말을 못 하게 되었다. 또 산소가 코에서 후두를 통해 폐로 들어가야 하는데 후두가 없어지니 숨구멍을 따로 내서 공기가 폐로 들어가도록 해야 했다. 편도암 수술을 하려면 턱뼈를 자르고 들어가야 했는데, 이때 중요한 혈관들이 많이 노출될 수밖에 없어 위험하기 짝이 없었다. 혀뿌리암 같은 경우에는 혀를 떼어내어 말을 못 하고, 음식도 삼키기 힘들었다. 두경부암 수술 후에 환자들이 겪는 기능적인 장애들은 다른 병보다 유독 눈에 띄었다. 외과 의사의 입장에서는 환자로 하여금 병으로부터 해방되는 데에 의미를 두다 보니까 병이 있는 부분을 적출해서 병을 없애면 소임을 다했다는 생각을 했던 적도 있었다. 하지만 그 이후의 삶이 문제였다. 말도 잘 못 하고, 숨쉬기도 어려울뿐더러 음식조차 먹기 힘들어진 이후의 기능 장애를 보면서 어떻게 하면 그런 기능들을 보존할 수 있을까 고민을 많이 하게 되었다. 게다가 두경부 수술법이 많이 발달은 했지만, 더 이상 생존율이 높아지지 않고 있다는 한계에 부딪히면서, 기존 수술 방법에 대한 회의가 들기 시작했다.

당시 경기도 판소리를 하는 50대 부부가 있었다. 남편분이 후두암에 걸리셨다. 그래서 후두를 다 들어내는 수술을 했다. 다행히 잘 나았고, 5년 후에 완치 판정도 받았다. 하지만 그는 목소리를 낼 수 없었다. 어느 날 더 이상 병원에 검사하러 오지 않기에 알아보니 스스로 삶을 정리하셨다고 한다. 충격이었다. 그때 그는 깨달았다. 이제까지 의사로서 병을 없애면 할 일을 다 했다고 만족했던 것이 부끄러웠다. 환자에게는 병의 치유 이후 사회에 적응해야 하는 또 다른 숙제가 남아 있다는 걸 그때는 몰랐다. 그걸 계기로 그는 어떻게 하면 지속적으로 기능을 유지하고 병을 더 잘 치료할 수 있을까 하는 방법 찾기에 천착을 했다. 그 답을 준 것이 로봇 수술이었다.

2005년 그가 일하던 병원에 로봇 수술 기구가 들어왔다. 그때까지만 해도 별 관심이 없었는데, 2008년에 편도에 있는 암을 로봇을 이용해 수술한 유펜의 닥터 와인스타인의 논문을 만나게 된다. 그걸 보고 그는 로봇으로 두경부암 수술도 가능하겠다는 생각으로 그 고민에 대한 돌파구를 찾게 된다.

무작정 유펜에 가서 와인스타인 교수의 수술을 보고, 해법을 찾아냈다. 차근차근 로봇 수술에 필요한 교육을 이수하고 과정과 절차들을 밟아갔다. 2008년 4월 28일. 아시아에서 처음으로 두경부암 로봇 수술을 시행한 날이고 이후 14년 동안 그가 시행했던 수술 건수만 1,000여 건이니 그의 경험과 노하우는 따로 설명할 필요가 없을 것이다. 그냥 몇 번 해보고 나서 할 수 있는 수술이 아니고, 충분한 트레이닝을 거쳐야 하는 엄청난 고난이도의 수술이라 함부로 시도하기도 어려운 것이 두경부 로봇 수술이다.

세계적으로 흔하지 않은 두경부 로봇 수술 분야에 대한 그의 경험을 배우기 위해 세계 여러 곳의 이비인후과 의사들이 그의 수술실에 와서 수술의 단계와 특정 치료법들을 익히고 돌아간다. 과연 그가 가진 어떤 힘이 그를 세계에서 가장 유명한 로봇 외과 의사로 만들어준 것일까. 그에게는 지금까지 쌓아온 기술과 노하우만으로 그것이 전부라고 생각하지 않는다는 원칙이 있다. 세계 최고의 암센터인 미국 메모리얼 슬랑 케트링 캔서 센터에서 배운 것 중의 하나가 바로 그런 태도였다. 그들은 힘들고 어려운 환자를 만나거나 그런 상황이 닥쳤을

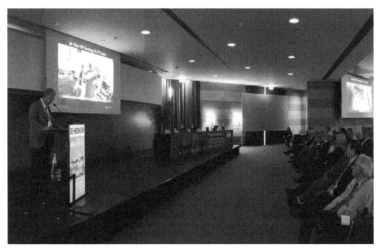
2023년 로마 세계학회 초청강연

때 회피하지 않고 그런 상황을 도전으로 받아들이고 오히려 즐기는 모습을 보여주었다. 즐긴다는 말을 오해할 수도 있겠지만, 의사로서 어려운 질환을 고칠 수 있기 위해 집중하고 탐구하며 그것을 통해 발전하는 것을 그렇게 표현한 것이다. 그도 그런 태도를 배우기 위해 스승을 찾아가고, 노력을 게을리하지 않았던 것이 바로 지금 세계 각국의 의사들이 역으로 그를 찾아와 참관하고 수술법을 배우는 단계에 이르게 된 비결이다.

이렇게 두경부암 수술의 길을 밟아오던 그도 한때는 잠깐 진로에 대한 고민을 한 적이 있었다. 펠로우 때 만난 은사님이 후두암 음성학을 공부하셨다. 음성도 재밌어 보였고, 목소리 전문의에게는 힘든 수술도 없었다. 당연히 한밤중에 불려 나갈 일도, 10시간 수술할 일도 없었기에 도쿄대학에 가서 한 달 정도 공부를 한 적이 있다. 하지만 두경부를 진료하면서 환자들로부터 "선생님 덕분에 살았습니다", "선생님이 제게 새로운 인생을 주셨습니다"라는 말을 듣고, 보람을 느끼며 일하는 동력을 얻었다. 천상 그는 환자들의 회복과 칭찬과 감사를 자양분으로 살아가는 의사일 수밖에 없는 모양이다.

중학교 시절 담임 선생님이 늘 물으셨다. "너희들은 사람이 무엇 때문에 산다고 생각하느냐?"라고. 당시 선생님은 싯다르타 얘기를 해주시면서 돈, 사랑, 명예보다 사람은 '자아실현'을 위해 산다고 말씀해주셨다. 그때는 알지 못했던 그 말의 의미를 어렴풋이 깨닫게 되는 것 같다. 한나절 50여 명 암환자의 외래 진료를 보면서 과거에 비해 치료 성적도 좋고, 환자분의 삶의 질이 높아지는 것을 보면서 느끼는 행복감은 이루 말할 수 없는 감정이다.

수술을 집도하는 의사들만이 느끼는 어려움과 외로움은 보통 사람들은 짐작하기 어려울 것이다. 그의 인생의 고비마다 도움을 주었던 스승님은 늘 그에게 말씀하셨다. "환자는 당신한테 목숨을 맡기고 당신에게 치료를 부탁하러 온 것이다. 내가 이 사람에게 최선의 선택을 한 것인지를 다시 한번 되물어라. 최선의 선택이 될 수 없다면 차선이라도 해라." 환자의 삶 전체를 다 보고 치료 방법을 선택하는 것이 그에게는 최선의 선택일 것이다. 그를 믿고 목숨을 맡긴 환자 한 사람 한 사람에게 어제보다는 오늘, 오늘보다는 더 나은 선택을 해주기 위해 스스로 채찍질하고 있는 그는 오늘도 킬리만자로의 표범처럼 자기의 틀에 안주하지 않고 한 발 한 발 묵묵하게 정상으로 향하는 길을 개척하고 있다.

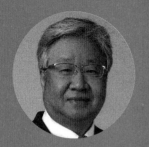

김세헌

연세대학교 의과대학 이비인후과학교실 주임교수
연세대학교 신촌세브란스병원 이비인후과 교수

 학력

연세대학교 의과대학 졸업
연세대학교 의과대학원 석·박사
미국 Memorial Sloan-Kettering Cancer Center 연수

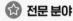 **전문 분야**

두경부암, 로봇수술, 갑상선암

 현재 및 주요 역임

대한두경부와과학회 회장
대한이비인후과학회 이사장
연세대학교 의과대학 신촌세브란스병원 이비인후과 과장
연세암센터 두경부암센터장
일본 동경대학 Visiting Scholar
미국 Memorial Sloan-Kettering Cancer Center Visiting Scholar
세계구강암학회(IAOO) 의장

임상의학과 기초의학을 아우르는 융합 연구자

윤승규 교수(간염, 소화기내과)

　주경야독. 어울리는 표현이 될지는 잘 모르겠지만, 수많은 명의를 만나면서 늘 느끼는 것은 그들이 대부분 하루를 쪼개서 쓸 뿐만 아니라 밤에도 개인 시간을 갖는 일이 드물다는 점이다. 임상의학이란 환자들을 대상으로 진단을 내리고, 그에 따른 치료를 하는 것이고, 기초 연구는 사람이 아닌 세포나 동물들을 이용하여 질병의 병태 생리, 진단 혹은 치료 후보 물질들을 찾아내는 연구를 하는 것이다. 가톨릭대학교 성모병원 소화기내과에서 환자를 치료하고, 또 현재 병원장이라는 행정 업무를 맡고 있으며, 저녁에는 연구원들과 함께 연구실에서 실험하며 논문을 쓰는 윤승규 교수. 그를 보면 주경야독이라는 말이 무색하지 않다. 간염 분야의 권위자이자 임상의학과 기초의학을 아우르는 융합 연구자로 그를 소개하는 것은 너무도 당연하다.

　조기 발견이 쉽지 않아 사망률이 높았던 간암의 조기 진단 시약을 국내 최초로 공동 개발하고 임상의로서 기초의학 연구자로 평생을 노력해온 윤승규 교수가 잠자는 시간을 줄여가며 이런 힘든 길을 걷게 된 계기는 무엇이었을까? 그가 간장학을 시작했을 때 그의 은사님께서 간이라는 장기는 아주 복잡한 기능을 가지고 있어서 임상과 연구를 병행하지 않으면 반쪽짜리 간 전문의가 된다고 말씀하셨다. 그럼에도 불구하고 40년이라는 시간을 계속해온 데는 그만의 특별한 이유가 있을 것이다.

그가 수련의 시절이었던 1980년대에는 간염으로 입원한 환자가 무척 많았지만, 특별한 약이 없었다. 그저 누워서 쉬면서 체내 면역이 회복되면 바이러스의 활동이 줄어들어 간염도 회복되는 정도의 치료가 고작이었다. 그때 그는 그런 바이러스와 싸울 새로운 도전을 할 수 있으면 좋겠다는 생각을 많이 했는데 마침 스승께서 기초의학 연구 쪽에 관심을 가지셨고 그도 자연스럽게 그 뒤를 따르게 되었다.

그가 1989년 C형 간염 바이러스의 정체가 밝혀진 직후부터 정말 많은 연구를 해오고 논문도 발표해왔지만, 실제로 백신보다 치료제가 먼저 개발된 C형 간염의 경우, 그 치료제 개발 전까지 정말 험난한 시기를 거쳐왔다. 예를 들면 처음에는 약이 없으니 그저 면역 치료를 할 수밖에 없었기 때문에 인터페론이라는 주사를 맞았었다. 그게 효과도 없는 데다가 일주일에 3번씩 6개월이나 맞아야 하니 환자들의 스트레스와 부작용이 이만저만이 아니었다. 그 부작용으로 일본 같은 경우에는 환자들이 우울증에 걸려 자살하는 사례도 보고될 정도였다고 하니 의사들과 환자들의 고민이 너무 컸다. 이제 그것을 극복하고 치료제 개발에 성공했다는 것은 그만큼 과학의 힘과 인간의 노력이 위대하다는 것을 증명하는 일이다.

하지만 문제는 치료제를 오래 쓰다 보니 바이러스 내성이 생겨 다시 감염이 진행되는 일이 생겨났다는 점이다. 이후 더욱 발전된 약들이 개발되어 현재는 바이러스 내성이 거의 없는 약으로 치료를 하게 되었지만, 바이러스를 완전히 제거하지는 못하고 바이러스 유전자의 활동을 최대로 억제해 감염을 일으키지 못하게 할 뿐이었다. 이런 문제를 해결하는 데 그도 관심이 높아 더 완전한 치료에 대해 고민하던 중 포항공대에 계시는 박사님과 의기투합해서 1998년부터 공동 연구를 시작하게 된다.

그때의 화두는 B형 간염 바이러스가 태어나서부터 성인에 이를 때까지 파괴되지 않고 면역 기능을 회피해서 왜 이렇게 간 속에 오래 사는가 하는 것이었다. 그런 고민과 노력 끝에 결국 국내에서 처음으로 B형 간염 바이러스에 대한 DNA 치료 백신을 개발하게 되었다. 하지만 아직 국내에 이런 임상 연구가 없고 여러 가지 문제가 있어서 승인을 받지 못하고 동유럽 국가인 리투아니아에서 임상시험을 하게 되었다. 2년 동안의 임상시험 결과가 좋아 이 결과를 가지고 좀 더 개량된 백신을 개발, 국내에서 단독으로 임상시험을 시행했다. 하지만 외국에서의 임상 연구 결과와는 달리 우리나라 환자에게는 항체 생성이 잘 안 되는 실망스런 결과를 얻게 된다. 왜 우리나라에서는 효과가 없었을까? 결국 감염 경로에 차이가 있다는 것을 알게 되었다. 우리나라는 모태 감염이기 때문에 오랫동안 바이러스가 체내에 머물면서 면역 기능을 피해 생존하고 있고, 유럽이나 서양 쪽에서는 대부분 B형 간염이 성인이 되어 감염되어 잠복 기간이 짧아 바이러스가 인체 내에 감염되어도 이미 성숙한 면역 기능에 의해 제거될 수 있다는 사실이었다.

이런 간암의 주범인 B형, C형 간염에 대한 연구뿐만 아니라 그는 재발이 잦아 난치병으로 분류되는 간암의 '면역 유전자 치료' 연구를 1990년대 중반부터 해오고 있다. 이 치료가 최근에는 매우 주목받는 치료지만, 당시 국내에서는 윤승규 교수 말고는 연구하는 사람이 거의 없었던 불모지였다.

그는 30년 넘게 간에 관한 연구를 했지만 그런 그도 간에 대해서는 1퍼센트도 잘 모를 거라고 생각한다. 그 정도로 무궁무진하고 우리 몸의 장기 중에서 가장 복잡하고 어려운 기관인 간. 그 상대가 어려울수록 힘이 나는 전사처럼, 그 역시 이런 한계에 부딪힐수록 그래서 더 도전해보고 싶은 에너지가 솟아나는 것 같다.

그의 고향은 경기도 안성이다. 중학교까지 안성에서 다니고 서울로 고교를 진학하고 싶었는데, 서울이 무시험제가 되는 바람에 지방 학생들이 서울로 진학할 기회가 차단돼버렸다. 그래서 다른 지방을 찾던 중 춘천이 고향이셨던 담임 선생님께서 춘천에 있는 기숙학교이자 시설이 엄청나게 좋은 고교를 추천해주셨다. 춘천제일고등학교. 지금은 '강원대학교사범대학부속고등학교'로 바뀐 그 학교는 당시 박정희 대통령이 만든 군인 자녀를 위한 교육기관이었다. 시설이 워낙 좋아서 그는 한번 보자마자 바로 마음에 들어 유학을 가게 되었다. 군인 자녀를 위한 학교라 그런지 규율이 엄격했다. 그는 기숙사 생활을 하면서 단체 생활, 협동심, 개인적인 것보다 남을 먼저 생각하는 배려심 같은 걸 배웠다. 네 명이 한 방에 살면서 적응하고 양보하면서 지킬 건 지키는 등 청소년기에 학교를 통해 인생관과 삶의 기초를 많이 배웠다고 생각한다. 어린 시절 병약해서 늘 아버님 손을 잡고 병원에 가서 링거를 맞고, 한의원에 가서 약을 지어 먹던 승규는 기숙사 생활을 하며 매일 아침 구보와 규칙적인 생활 등으로 건강까지 얻게 되는 일석이조의 고교 시절을 보냈다.

당시 학교에는 군인 자녀가 많아서인지 많은 친구가 대학 입시 전에 시험을 보는 사관학교를 가는 분위기였다. 그도 육군사관학교 1차에 합격을 했지만, 체력이 약해서 2차 신체검사에서 낙방했다. 그때 그가 육군사관학교 교복을 입었더라면 우리나라 간 분야의 의학계가 지금보다는 조금 뒤처져 있지 않을까?

어린 시절 자주 아파 병원에 가면 주사 한번 맞고 통증이 멈추는 마법 같은 일을 자주 경험했던 그는 의사가 선망의 대상이었고, 사관학교 대신 당연히 그다음에는 의과대학에 도전하게 된다. 어린 시절, 호기심이 너무 많아 쓸데없는 질문을 한다고 선생님들께 야단도 많이 맞던 어린 승규. 곤충을 잡아서 만져보고 들여다보면서 하루 종일 지루하지 않게 보내던 그는 초등학교 4학년 때 과학부에 뽑혀 과학경시대회에 나간 적이 있었다. 늘 때려잡기만 생각했던 파리를 현미경 위에 올려놓고 그 다리가 몇 개인가, 자세히 관찰해서 그리게 되었다. 그때 그가 느꼈던 신기함, 생명에 대한 호기심은 그의 가슴을 뛰게 하기에 충분했다. 그 뒤로 과학에 대한 관심, 탐구심이 그의 학업을 이끌어오는 원동력이 되었다. 하지만 의과대학에 와서 그는 오히려 그 호기심 때문에 단순 암기로 시험을 봐야 할 때는 다른 친구들에 비해 너무 시간이 많이 걸려 번번이 고생을 참 많이 했다고 한다. 친구들은 족보를 나눠주며 골치 아프게 고민하지 말고 외우라고 그에게 조언하기도 했지만, 당시는 그를 괴롭히던 그런 성격이 지금의 연구자로서의 그가 있게 한 바탕이 되지 않았나 생각한다.

그가 겪고 지나왔던 시간을 생각하며 지금의 자리에 서서 뒤를 돌아보면서 그 역시 후배들에게 귀감이 될 뿐 아니라 인재 양성에도 많은 관심이 있다. 그는 늘 후배들에게 말한다.

"의학은 생명과학의 꽃이라 할 수 있습니다. 모든 기초 지식이 쌓여 인간의 질병을 고치고 수명을 연장시킬 수 있는 학문이기에 개인적으로 모든 학문의 으뜸이라 생각하고 살고 있습니다. 따라서 의학도의 길을 걷고자 하는 학생들은 단순하게 임상 기술을 익혀 편하게 살겠다는 마음을 지양하고, 임상과 기초의 융합 연구를 통해 의학을 발전시키고 크게는 산업화까지 이루어낼 수 있게 좀 더 큰 뜻을 품고 의인의 길을 걸어가시길 부탁드립니다."

진짜 생명을 다루는 주요 파트에 의사들이 없고 상업적이고 자본의 맛에 길들어진 의사들만 우리 주위에 있게 된다면, 앞으로 우리는 어디에 가서 진료를 받아야 할지 막막해질지도 모른다. 젊은 청년들이 좀 멀리 보고, 의사의 길로 들어선 사람이라면 소명의식이 있어야 한다고 그는 강조한다. 단순하게 돈 벌고, 단순하게 진료하려 의사가 된다면 이런 직업 말고 다른 좋은 직업들이 얼마든지 있지 않은가. 의학자로서 의인의 길을 걸어야 한다는 그의 말과 후배들에게 전하는 충고는 어쩐지 우리가 아이들을 철학 없이 키워온 것에 대한 질책인 듯 들려온다. 인간을 배제한 물질 만능주의 시대에 반드시 듣고 마음에 새겨야 할 조언임이 틀림없다.

평생을 수많은 의사를 만나오고, 수많은 명의를 만나왔지만, 의사 윤승규가 생각하는 진짜 명의는 환자를 가족처럼 생각하는 의사이다.

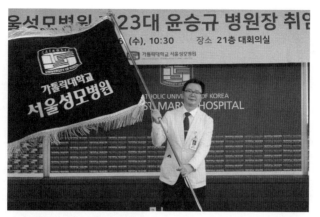
23대 서울성모병원 병원장 취임식

언뜻 듣기에 아주 당연하고 쉬운 말처럼 느껴지지만, 이것처럼 어려운 일이 없다고 그는 생각한다. 누구는 VIP일 수 있고 누구는 허름한 환자일 수 있다. 그는 그런 차별이 싫다. 모든 환자를 다 내 가족이라고 생각하고, 있는 그대로 바라보면서 평정심을 갖고 친절하게 해줄 수 있는 의사가 되어야 한다고 늘 제자들에게 강조한다.

윤승규 원장을 보고 있자니 문득 예전에 왜 달에 가려고 하는지 묻는 말에 존 F. 케네디가 했던 대답이 떠오른다.

"달에 가는 것이 'easy'하지 않고 'hard'하기 때문입니다."

쉬운 길을 걷는 건 정말 편하지만 누구나 할 수 있다. 어려운 길을 홀로 걸을 때 마지막 목표지점에서 딸 수 있는 열매가 달다는 사실은 그 긴 길을 외로움을 견디며 걸어본 사람만이 알 수 있는 영광이다. 의학 발전의 선봉장이자 후학들의 이정표로서 길잡이 별이 되고 있는 윤승규 교수. 그의 노력이 크나큰 업적이 되어 찬란히 빛날 것을 믿어 의심치 않는다.

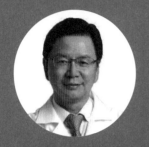

윤승규

가톨릭대학교 의과대학 서울성모병원 및
여의도성모병원 겸임 병원장
가톨릭대학교 서울성모병원 소화기내과 교수

 학력

가톨릭대학교 의과대학 졸업
가톨릭대학교 의과대학원 석·박사
미국 하버드 메디컬스쿨 암센터 연수

 전문 분야

소화기내과, 간클리닉, 간염, 간암, 간이식, 난치
성 간질환 면역치료, 지방성 간질환

 현재 및 주요 역임

한국가톨릭의사협회 회장
보건의료기술진흥사업 의과학 전문기획위원장
WHO 서태평양지역 간염협력센터 소장
대한병원협회 학술위원장
대한병원협회 무임소위원장
대한사립대학병원협회 부회장
대한내과학회 최우수논문 학술상
Marquis' Who's Who in Medicine and Health
Care
미국간학회 우수연재상 선정
대한간학회-글락소스미스클라인 간염학술상
미래창조과학부 장관 표창장

내과와 외과를 넘나드는 나비넥타이 의사

정훈용 교수(소화기내과)

어릴 때 가장 흔한 병이 무엇이었던가 기억을 더듬어보면 누구나 '배앓이'를 떠올릴 것이다. 살살 문질러주시던 '엄마 손'이라는 약손부터 배가 아프면 배에 빨간 약을 바르기도 했던 어찌 보면 무지했던 추억들. 이제는 전 세계에서 위암을 가장 잘 치료하는 나라가 한국이라고 하니 상전벽해(桑田碧海)란 말이 이럴 때 적용되는 게 아닌가 싶다. 우리나라가 이렇게 위암 치료 선진국이 된 데에는 가장 모범적인 전 국민 대상 위암 선별 검사가 잘되어 있을 뿐 아니라, 무엇보다 우리나라 의사들이 세계 최고의 치료 내시경 실력을 가지고 있다는 원인이 있다.

1950년 일본 올림푸스 사가 세계 최초로 상용화한 내시경은 우리나라에서 1968년부터 진단에 쓰였다. 이제는 진단에만 국한되지 않는다. 1982년 식도 정맥류 환자의 내시경 치료를 시작으로, 과거에는 외과 수술이 필요했던 많은 질환을 이제는 내시경으로 치료하고 있다고 한다. 그 짧은 시간 동안 기술 발전과 더불어 의사들의 연구와 실력 향상을 위한 노고가 얼마나 컸을까 헤아려보게 된다.

서울아산병원 소화기내과 교수이며 소화기내시경센터 소장, 그리고 대한상부위장관헬리코박터학회 차기 회장직을 맡을 정훈용 교수. 그는 1995년부터 위 종양의 내시경 치료를 시작, 2018년 말까지 6,000여 건의 시술을 했을 뿐 아니라, 국제 저명 학술지에 400편 이상의 논문을 게재한 위암과 식도암의 치료 내시경 분야에서 독보적인 기록을 가지고 있는 세계적인 치료 내시경의 대가로 알려져 있다.

그가 전공의 2년 차 때 처음으로 대한내시경학회 세미나에서 강의 비디오를 통해 접한 내시경 시술 장면은 젊은 그의 가슴을 뛰게 만들었다. 좁은 식도를 따라 위까지 들어가는 지름 10mm 정도의 위내시경을 이용해 병변을 도려내는 내시경 시술은 섬세한 손의 감각과 고도의 집중력, 그리고 어떤 상황에서도 평정심을 잃지 않는 담력을 요구했다. 당시 많은 소화기내과 의사들이 내시경 시술에 도전했지만, 대부분 전문적으로 파고들지는 못했다. 하지만 그는 첫 시술을 성공적으로 마치고 난 뒤 내시경 치료에 더욱 매진했다. 타고난 손재주와 감각도 있었겠지만, 무엇보다 내시경 시술을 할 때 그는 마치 꼭 자신을 위해 만들어진 기술처럼 느껴질 정도로 그 과정이 멋있다는 생각이 들었다. 당구나 바둑을 처음 배울 때 천장이 당구대도 되고 바둑판도 되듯이 그 역시 첫 시술 이후 머릿속에 내시경 시술법의 설계도 같은 것이 맴돌곤 할 정도였다.

초창기의 많은 어려움에도 불구하고 그의 열정을 제대로 펼칠 수 있게 도와주신 두 분의 조력자를 그는 아직도 잊지 못한다.

보통은 무슨 치료 기술, 시술 이런 새로운 것들이 도입되면 윗분들이 먼저 하고 아랫사람들이 배워나가는 건데, 내시경 치료는 완전히 새로운 분야라 윗분들이 선뜻 시작하지를 못하셨다. 펠로우 입장에서 내시경 치료를 하겠다고 덤비니 보통은 반대할 텐데, 그가 존경하던 민영일 교수님은 펠로우들을 존중하고 그에게 환자를 많이 보내주시곤 했다. 소화기내과를 개척해서 일구신 분이자 정 교수의 장인이기도 하지만, 그런 관계 때문이 아니라 다른 펠로우들에게도 도움을 많이 주시기로 유명한 분이셨다.

또 위암을 내시경으로 치료하겠다고 하면 당시는 외과와 상충되어 부딪히게 되어 있었다. 그때 6년이나 선배셨던 김병식 선생님이 합병증에 관해서는 무조건 뒤를 봐줄 테니 새로운 기술을 시도하라고 격려해주셨다. "잘해보자. 떨어지면 꿰매줄 거고, 피가 나면 해결해주겠다"라는 말로 그를 안심시키며 내시경 치료를 해나가도록 도와주셨다. 그분이 성공할 수 있고 나중에 결과가 좋을 환자들을 먼저 선택해서 보내주었다는 걸 한참 후에 알게 되었다. 환자들뿐 아니라 그에게도 진정 은인이 아닐 수 없었다.

어떤 새로운 시술을 시도할 때 물론 창의력, 담력, 투지, 이런 것들이 필요한 건 당연하지만 그것만으로 귀한 환자의 목숨을 담보로 할 수는 없다. 그가 반드시 지켜야 한다고 생각한 건 그 일에 대한 '성공'이었다. 시술을 어떻게 할 것인지 탄탄한 계획을 하고, 실제 시술을 하고 그 결과 성공이라는 스토리가 없다면 아무것도 아닌 걸 잘 알기에 그는 후배들에게 강조한다. 무조건 성공해야 하고, 자기 손을 거쳐 일이 끝나면 그 자체로 치료도 끝나는 상황을 만들어야 한다. 그가 후배들에게 '성공 유전자'를 갖춰야 한다고 재차 강조하는 이유이다.

이렇게 힘든 내시경 수술을 잘하기로 유명한 그는 특별히 타고난 신의 손을 가졌을까? 답은 '그렇지 않다'이다. 요즘은 시뮬레이션할 수 있는 도구들도 많이 나와 있는데, 과거에는 장비가 거의 없었으니 최대한 출혈을 피해 손으로 시술할 수밖에 없었다. 외과에서는 왼손을 많이 잘 쓰면 오른손이 다른 많은 일들을 할 수 있다. 펠로우 시절, 왼손 트레이닝을 어떻게 할까 생각하다가 그가 생각해낸 것이 왼손 젓가락질 연습이었다. 타고난 오른손잡이가 왼손으로 고등어 등 생선 뼈를 바르고, 콩을 집어 먹을 정도가 되려면 얼마나 많은 연습과 훈련이 필요했을까. 제자들을 훈련시켜봐도 쉽지 않은 일을 그가 얼마나 큰 불편을 참고 해냈을지, 그 끈기가 놀랍기만 하다.

그의 끈기와 집념은 이미 어릴 적 중학교 3년 내내 모래주머니를 차고 다녔다는 일화를 들어보면 충분히 짐작할 수 있다. 그의 고향은 경북 김천이다. 마을 사람들이 일가친척인 씨족 마을에서 대가족으로 자란 그는 중학교 들어가기 전까지 운동이란 걸 따로 해본 적이 없었다. 중학교 들어가 첫 체육 시간에 달리기를 했는데 100미터 달리기를 하면 무조건 꼴등이었다. 심지어 여학생들보다 뒤처지기 일쑤였다. 체력장 점수는 20점인데 그걸 만점 받기는 쉽지 않은 달리기 실력이니 고민이 안 될 수가 없었다. 달리기를 잘하는 짝꿍에게 어떻게 연습을 하는지 묻자 친구는 그를 체육사(체육 관련 물건을 파는 상점)로 데리고 갔다. 거기서 모래주머니를 보여주며 그걸 달고 연습을 해보라고 조언을 한 것이다. 문제는 그의 엄격한 집안이었다. 집에서는 공부만 해야 하는 장손이었던 그가 갑자기 모래주머니를 사달라고 하니 통할 리 없었다. 그래서 그는 그걸 직접 만들기로 작정했다. 모양과 무게를 기억하여 다음 날 집에서 재봉질을 직접 해서 모래를 집어넣었다. 체육사에서 본 것보다 더 무겁게 만들어 그걸 3년 넘게 차고 다녔다. 그걸 차고 야구도 하고 축구도 하고, 자전거를 타고 등하교를 한 것이다. 결국 1학년 끝날 때 그의 100미터 달리기는 19초에서 15초로 단축되었고 걱정하던 체력장도 거뜬히 만점을 받게 되었다.

그만큼 의지와 집념이 대단한 어린 정훈용은 그때 즈음 사랑하는 할머님을 잃게 된다. 할머님은 항상 배가 아프셨다. 굉장히 자주 배가 아프셨고, 결국 돌아가셨다. 지금 생각해보면 담낭 질환이 아닌가 하는 생각이 들지만, 당시에는 그냥 배앓이로 돌아가셨다고 생각할 수밖에 없었다. 아버님은 그가 공대를 진학하기 원하셨지만, 그는 배앓이를 하다 세상을 떠난 할머님 때문에 복통을 치료하는 의사가 되겠다고 그때부터 마음을 먹는다. 대학 때 그를 알던 사람들은 대부분 그가 외과 의사가 될 거라 생각했다. 본과 1학년 때 해부학 실습은 그의 독무대였다. 동기 중에는 시체를 보고 쓰러지거나 토하는 사람들도 있었다. 그런데 유독 그에게는 죽은 사람과 산 사람이 다르게 보이지 않았던 것 같다. 좀 상투적으로 들리겠지만 시신을 기증한 그들에게 오히려 경외심 같은 것도 갖고 있었다. 그들에게 고마움을 표하면서 최대한 깔끔하게 잘해야겠다는 생각만 들 뿐 두렵거나 겁나지 않았었다. 국내에 들어오지 않은 책을 특별 주문해서 해부학 예습을 해 가고, 외과 실습 노트도 몇 권씩 쓰면서 인턴 때도 외과를 가장 열심히 했다. 다들 그는 외과 의사가 될 거라 생각했지만, 그의 생각은 달랐다. 내과를 제대로 공부하려면 우선 외과 영역도 잘 알아야 한다. 향후 내과를

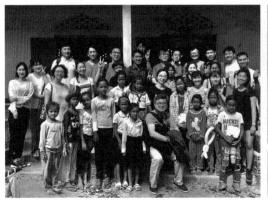

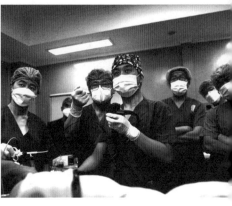

캄보디아의 한 마을로 진료 봉사를 다녀왔다. 내시경 교육을 주로 하지만, 간혹 원격지 주민들을 위해 진료도 한다.

칼멧병원과 크메르소비에트병원에서 그곳의 펠로우들을 대상으로 치료 내시경 교육을 진행한다. 치료를 겸한 전수 작업으로 서울아산병원 지원 'Asan in Asia Project'의 하나이다.

가게 되면 그 이후로는 외과 팀과 만날 일도 없을 거고, 수술장에 들어갈 일도 없으니 기회가 될 때 열심히 실습해야겠다는 생각뿐이었다. 결국 배 아픈 이를 치료하는 내과 의사가 되었고, 그때 열심히 했던 외과 실습이 그를 현재의 치료 내시경의 명의로 만들어준 것이 아닐까 싶다. 그렇게 열심히 했던 그의 경험이 그를 현재 '내과 의사의 탈을 쓴 외과 의사'로 만들어 준 것이다. 환자를 시술하다 천공 등의 문제가 생겨도 그는 두렵지 않다. 외과 수술에 대한 두려움이 없고 외과에 대한 이해를 많이 해서 그런지 그런 경우 수술로 해결할 수 있다는 믿음이 있다. 내과, 외과의 구분은 그에게는 아무런 의미가 없다. 누가 치료를 하느냐 하는 것도 관심거리가 아니다. 환자한테 깨끗하게 치료될 기회를 주는 것이 의사의 소명일 뿐이다.

그의 복장은 개성 있다. 그의 원칙이 말해주듯 그는 복장조차도 절대적으로 환자를 위해 준비한다. 병원의 입장에서는 안전과 감염 방지가 제일 중요하기 때문에 넥타이를 안 매는 원칙을 고수하는데, 그의 장인어른이 매기 시작한 나비넥타이를 그도 따라 매기 시작했다. 환자들은 일단 진료실에 들어와 그의 나비넥타이를 보면서 긴장이 풀어진다. 일단 눈길이 나비넥타이로 향하는 환자들과 말을 편하게 섞기 시작하고, 심지어는 그들과 진지하게 나비넥타이에 대해 의논하거나 함께 사진을 찍기도 한다. 그런 상태에서 문진을 시작하면 환자들은 긴장하지 않고 편하게 자기 상태를 설명한다.

나비넥타이를 맨 의사라는 것 이외에도 그는 '설명을 잘해주는 선생님, 이야기를 잘 들어주는 선생님'으로 유명하다. 그 많은 환자를 보면서 피곤할 법도 한데 그는 그렇지 않다. 어떤 일이든 즐기게 되면 힘들지 않고 창의력을 발휘해서 능률을 올릴 수 있다는 걸 그는 믿는다. 가장 중요하게 생각하는 건 소통이다. 의사는 환자를 시술 또는 수술하고 끝내는 사람이 아니다. 첨단 장비가 능사가 아니며 환자와의 소통이 치유 성적을 높인다는 걸 누구보다 잘 알고 있다. 역류성 식도염을 호소하는 환자의 이야기를 듣다 보면 그 원인이 소화기에 있지 않고 편두통 때문이라는 걸 찾아낼 수 있기 때문이다. 환자의 이야기를 들어주는 것이 돌아가는 게 아니라 오히려 지름길이 될 수 있다는 생각이다.

1984년 본과 1학년 시절부터 1988년 말 인턴을 마칠 때까지 그는 매주 토요일마다 난곡이라는 곳으로 의료 봉사를 다녔다. 가정방문을 해서 혈압도 재드리고 했었는데, 방 한구석에 진료 봉사팀들이 주고 간 약들이 쌓여 있는 것을 보게 된다. 무슨 약인지 몰라서 복용하지 못하는 사람들을 보며 봉사를 이렇게 해서는 안 되겠다는 안타까운 생각이 들었다. 그래서 생각해낸 방법이 우선 얘기를 들어주자는 것이었다. 그들이 하는 얘기를 조용히 10분 정도 들어주었다. 얼굴을 쳐다보고 눈을 마주하면서 그냥 환자에게 10분이라는 시간을 주고 이런저런 얘기를 들어주었다. 시골 태생인 그는 그 소박함과 넉살로 환자들의 말에 장단도 잘 맞춰주었다. 그러다 보니 어느새 정훈용을 찾는 환자군이 생기기 시작했다. 어느 날 공교롭게 전공 시험과 진료 봉사가 겹쳤던 날이 있었다. 시험을 마치고 진료소에 도착하니 오후 5시. 진료 마감 시간이라 다들 돌아가고 텅 빈 진료소겠구나 하고 생각하며 진료소를 들어서던 그는 놀라지 않을 수 없었다. 환자들이 30명이나 그를 기다리고 있었던 것이다. 말 잘 통하는 선생님한테 진료받고 싶다면서 늦은 시간까지 그를 기다려준 것이다. 그때 배운 소통의 기술, 그리고 깨달은 환자와의 대화가 지금의 명의를 만드는 디딤돌이 된 것이 틀림없다.

한번은 여성 위암 환자를 진료한 적이 있는데 남편과 함께 진료실에 왔다. 마치 인생이 끝나기라도 한 듯 많이 힘들어하셨던 환자분에게 암이 심하지 않고 내시경으로 잘 치료될 거라고 설명드렸다. 몇 분 얘기 끝에 웃으며 진료실을 나갔는데 잠시 후에 그 남편분이 다시 들어오셨다. 자기가 심리 상담사인데 의사 선생님이 대화하는 걸 보면서 느낀 점이 많다는 것이었다. 어떤 방법으로 대화를 하면 그렇게 아내를 안심시킬 수 있는 건지 팁을 달라고 했다. 웃으며 "영업비밀이라 알려드리기는 어렵지만, 우선 상대의 말을 듣는 걸 잘해야 하지 않을까요?"라는 답을 했던 기억이 난다.

그랬던 젊은 정훈용은 이번에는 직접 의료단체를 만들어 활동 중이다. '닥투게더(Doctogether)'라는 국제 의료 봉사 단체인데, 서울아산병원 소화기내과 및 내시경 의료진이 주축이 되어 2017년에 설립했다. 개발도상국 등 의료 저개발 국가 의료진들에게 국내 의료 기술을 전수해 의료 수준을 높이고 교육 중심의 의료 봉사를 펼치는 게 주목적이다. "물고기 한 마리를 주는 것보다 물고기를 잡는 법을 가르쳐라"라는 탈무드의 격언처럼 의사들을 교육시켜 보다 많은 환자에게 실질적인 도움을 주기 위해 창립한 것이다. 처음에 캄보디아 의사를 대상으로 시작한 봉사였는데 연속성이 중요해서 자주 가기도 했지만, 최근에 코로나로 길이 막혔을 때도 온라인을 통해 그들과 소통하며 알차게 교육을 시켜왔다. 앞으로도 닥투게더는 교육, 협업, 혁신의 핵심 가치를 구현하며 건강한 세상에 기여하는 것이 목적이며, 캄보디아의 성공 모델을 기반으로 전 세계 의료 저개발 국가로 봉사의 범위를 넓혀가고자 한다. 평균 수명이 길어져 고령화 사회가 된 이 시점에, 정년 퇴임 이후 봉사 활동을 지속하기 위해 그는 닥투게더의 초대 이사장을 맡아 무한한 책임을 느끼고 있다. 의대생으로 소통의 힘을 배웠던 첫 의료 봉사의 정신이, 이제 전문가로서 시작한 인생의 두 번째 의료 봉사를 통해 더 큰 쓰임으로 사용될 수 있는 초석이 되었고, 앞으로의 더 많은 봉사와 큰 꿈들도 멋지게 이룰 것을 믿어 의심치 않는다.

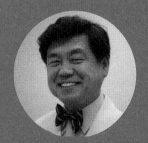

정훈용

울산의대 서울아산병원 소화기내과 교수

 학력

서울대학교 의학학사
울산대학교 의학석사
한양대학교 의학박사
미국 캘리포니아 샌디에이고주립대학(UCSD)
연수

 현재 및 주요 역임

울산의대 서울아산병원 소화기내과 부교수
울산의대 서울아산병원 소화기내과 조교수
울산의대 서울아산병원 소화기내과 전임강사
서울아산병원 소화기내과 전임의
서울대학교병원 내과 전공의
서울대학병원 인턴

⭐ **전문 분야**

소화기내과, 소화기내시경센터, 암병원, 식도암센
터, 위암센터

발자취를 이정표로 만들고자 헌신하다

이우천 원장(정형외과 족부 질환)

인체는 206개의 뼈로 구성되었는데 그중 52개가 발에 분포되어 있다. 매일 60~100리터의 혈액을 운반할 정도로 수많은 혈관이 흐르고 있는 발. 발을 제2의 심장이라고 말하는 데는 그만한 이유가 있다. 발은 몸 전체 면적의 2퍼센트밖에 되지 않지만 나머지 면적 98퍼센트를 지탱하며, 가장 굵고 가장 강한 근육이 발달해 있다.

권위 있는 미국과 유럽 학회지에 총 60편의 논문을 게재하고, SCI 저널에 총 40여 편의 논문을 발표했으며, 전문 분야 관련 5권의 단행본을 편찬한 발 박사 이우천 원장. 그는 43년간 발만 연구하고, 발만 치료한 세계적인 족부 질환의 권위자이다. 그런 그가 자신을 소개하는 말은 의외로 소박하다. 그는 계속 발 질환을 치료해왔고, 지금도 발을 열심히 치료하고 있는 정형외과 의사일 뿐이라고 자신을 표현한다. 하지만 그는 그 이우천이라는 이름만으로도 이미 학계나 방송에 너무도 잘 알려진 명의다. 의학 관련 방송 프로그램에도 많이 출연했지만 아직도 카메라 앞에서, 또는 강의할 때는 많이 떨린다며 수줍은 미소를 짓는 그는 그 명성에 비해 과하다 싶을 정도로 소박하다. 선물 받은 빨간 넥타이도 환자들이 좋아해서 자주 하려고 노력한다며 멋쩍은 미소를 띠는 모습이 순수한 소년처럼 보이는 의사 이우천.

예전에 발 질환을 전문으로 하는 의사가 별로 없을 때 의학 프로그램에 출연해서 발 질환 관련 설명을 했었는데 그 방송이 파급효과가 컸다. 방송 출연 이후 환자들이 줄을 서서 올 정도였다. 그러다 보니 운이 좋게 어려운 병도 많이 접하고, 임상 사례들을 모아 연구하고, 그 결과를 도출해 논문을 내게 되었다. 이후에도 방송을 통해 많은 분에게 그가 고민하고 연구해서 얻은 정보를 전달하는 것이 필요하고 중요하다는 생각에 그는 출연 요청이 오면 거절하지 않는다.

발에 관해 이것저것 궁금한 것을 물었더니 미소를 띠며 조목조목 귀에 쏙쏙 들어오도록 쉽게 설명해주는 이우천 원장. 과연 대가는 어려운 것들도 쉽게 이해할 수 있게 체화된 언어를 사용할 수 있는 경지까지 간 사람들을 일컫는 것이겠구나 하는 생각이 든다. 그는 일상이 매우 단조롭다. 평일에는 환자를 보고, 주말에는 논문을 쓴다고 한다. 어느 병원이든 의사, 교수로 일하다 보면 개인이 쓸 수 있는 시간이 많지 않다. 그는 그래서 다른 일들을 포기했다. 주말은 일에 방해받지 않고 논문만 오래 쓸 수 있어서 그는 주로 휴일에 연구하고 논문을 쓴다. 나이가 들수록 가용 시간은 더 줄게 마련이고, 체력적으로 집중하는 것에도 한계를 느낀다. 그래서 그는 더 시간이 촉박하고 또 더 공부에 집중할 수밖에 없다고 한다. 그가 그 많은 논문을 젊은 시절에 발표하고도 아직도 세상을 위해 알려야 할 것들이 많다는 사실이 놀라울 뿐이다.

그의 논문들은 주로 발목 관절 보전 수술 연구에 관한 것들이다. 보통 발목 관절염이 심해지면 발목을 고정하기 위해 인공관절 수술을 한다. 미국 쪽에서 많이 개발하고 수술을 해서, 환자의 숫자로는 미국이 앞서 있다. 그런데 관절염이 더 진행하지 않도록 하는 관절 보존 수술에 대해 그들은 관심이 좀 적은 편이다. 인공관절을 넣어서 10년 동안 관절을 바꾸지 않고 쓸 수 있는 경우가 85퍼센트 정도 되니까 15퍼센트는 10년 내에 또 다른 수술을 해야 한다는 고충이 생길 것이다. 인공관절 수술을 한 번 하는 것도 어려운데, 그게 잘못돼서 다시 수술하는 건 너무 어렵고 큰 부담이 되는 일이다. 그래서 그는 그 부분에 특별히 집중했다. 다행히 그를 믿고 찾아오는 환자들이 많아서 수많은 경험과 임상이 가능했고, 그것을 통해 그는 다른 의사들과는 달리 특별한 방법을 고안해내고 적극적으로 논문도 냈으며, 실제로 수술 방법도 개발하게 되었다.

의사들은 자기가 수술하던 방법을 쉽게 바꾸지 않는다. 사람 몸을 치료하는 일이니 굉장히 보수적으로 접근해야 하기 때문이다. 어떤 의사가 치료법을 연구해서 시도해보고 괜찮은 결과물을 만들어내는 데는 최소 1~2년이 걸린다. 그 사례를 모아 논문을 내는 과정이 또 5년쯤 걸리고, 그것이 세계적으로 통용되는 데 10~20년을 기다려야 하는 경우도 있다. 그가 오랜 시간 동안 환자들을 보면서 얻은 경험과 그 임상을 바탕으로 쓴 논문들과 그것들이 의사들 사이에서 인정받고 통용되는 시간 역시 그만큼을 인내하고 기다려야만 했다. 한번은 그가 미국 학회지에 논문을 보냈는데 편집인이 의사들에게 리뷰도 보내지 않고 바로 거절을 했단다. 이런 걸 어떻게 논문이라고 냈느냐는 답변과 함께. 그는 굴하지 않고 그 논문을 다시 유럽 학회지에 보냈는데 거기서는 그 논문이 통과되었다. 유럽 학회의 리뷰어들이 "이 논문을 받아주면 논란이 많을 텐데"라고 말했다고 하니, 얼마나 그가 새로운 것을 시도하고, 학계에 보고하고 부딪히고 좌절을 많이 겪었는지 가늠이 된다.

어린 시절 그는 부모님 걱정을 끼쳐드리지 않는 모범적이고 평범한 아이였다. 그가 서울대 의대를 간 것도 옆에 공부 잘하는 친구들이 많아서 열심히 했다고 말할 정도로 그는 늘 공을 남에게 돌린다. 고교 시절 문과, 이과를 나눌 때 그는 고민이 많았다. 문과를 가서 소설을 쓰고 싶었지만 경제적으로 어려울 것 같았고, 판사가 되면 남한테 죄를 묻고 판결을 내리는 등 남의 인생에 영향을 미칠 수 있다는 게 부담스러웠다. 정치적인 문제라든가 주변의 영향력으로부터 부자유스런 상황이 될 수도 있겠다 생각했다. 그래서 이과를 가게 되었고, 수재들이 많이 택하는 의대를 자연스럽게 선택했다고 한다.

전공의 시절, 대학병원 레지던트 때 당시에는 소아마비 환자들을 볼 기회가 많았다. 지금은 소아마비가 별로 없지만 당시는 예방이나 접종이 잘 안 되던 시기라 소아마비가 많았고, 여러 군데가 마비될 수 있긴 하지만 제일 문제 되는 건 역시 걷는 것이었다. 소아마비 수술의 기본은 발이었다. 자연히 발 질환이 있는 사람들을 보면서, 치료 방법도 생각해보는 등 많은 관심이 생겨났다. 절룩이는 사람, 발 삐뚤어진 사람을 바로 서고 걷게 해주는 것이 참 보람 있겠다는 생각에 발 전문의를 선택하게 되었다고 한다.

자타가 공인하는 명실상부한 족부 관절의 최고 명의의 반열에 그가 올라 있는 데 가장 큰 힘은 무엇이었을까? 2017년, 대한정형외과학회에서 최고상인 학술상을 수상했고, 미국정형외과학회에 10년 넘게 족부 질환에 관한 논문을 지속적으로 제출할 만큼 큰 업적을 이룬 대가이지만, 실제로 그의 가장 큰 힘은 '정직한 의술' 때문이라는 생각이 든다. 의사가 환자를 치료하면 그 환자의 아프다는 말을 듣기보다 자기가 치료하기에 좋은 쪽으로 자꾸 방향을 몰고 갈 때가 있다. 누구나 사람이기 때문에 그럴 수 있다고 본다. 하지만 정말 환자가 괜찮은지, 정말 괜찮아질 수 있을지, 어떻게 하면 환자의 불편한 부분을 해결해 줄 수 있을까 하는 데 초점을 두고 보는 것이 무엇보다 중요하다고 그는 생각한다. 혹시라도 의사에게 유리한 쉬운 답보다는 어렵더라도 환자의 입장에서 객관적인 답을 얻어내려고 그는 스스로에게 정직을 주문하면서 끊임없이 노력한다.

의사 이우천이 명의가 된 또 하나의 이유는 그를 끊임없이 찾아오는 환자들 덕분이었다. 환자들은 의사 이우천에게서 좋은 치료를 받는 것이 전부가 아니라 다시 일어설 수 있다는 용기도 얻는다. 의사와 환자도 결국은 사람과 사람 사이의 관계의 일부이다. 그는 환자와의 만남을 좋은 만남으로, 혹은 믿음을 줄 수 있는 사람과의 만남으로 기억되길 원한다. 그에게 수술실은 수술 기술에 대한 자신감의 원천이기도 하지만 많은 세월이 흐르고 그렇게 경륜이 쌓여도 여전히 긴장되는 공간이다. 오랫동안 환자들을 봐오고, 셀 수 없이 수술도 해왔지만 수술 날짜가 다가오면 전날부터 종일 마음이 무거워진다. 그가 원하는 대로 진행이 될까, 만약에 수술실에서 예상 못 한 문제가 생기면 어떻게 할 것인가, 또 결과가 원하는 대로 나올 수 있을까 하는 걱정이 드는 건 베테랑 의사라도 당연히 느낄 수밖에 없는 긴장감일 것이다. 그가 젊었을 때는 50살쯤 되면 수술하는 게 좀 편해지지 않을까 생각했다고 한다. 50이 지나고 몇 년이 지나도 그건 여전히 어려웠고, 또 몇 년이 지나면 편해지려나 기대했지만, 이제는 60을 훌쩍 넘은 나이에 그런 기대를 하는 걸 포기하기로 했다. 사람이 사람 몸을 완전히 알 수가 없고, 수술이 백 퍼센트 좋은 결과를 낼 수 없다는 진실을 40년이 넘은 이제는 확실하게 체득한 것이다. 생각이 행동이 되고, 행동이 습관이 되는 것처럼 그에게 수술은 매일 쓰는 일기장이 된다. 그렇게 기록하고 그 기록을 통해 자신만의 수술 방법을 만들어간다. 또 생각해둔 온갖 수술 기법을 잊지 않기 위해 논문으로 정리하고 기고한다.

살아온 생의 절반 이상을 발을 보면서 보내온 의사 이우천. 그가 생각하는 좋은 의사는 좋은 기술을 가진 것뿐 아니라 그 기술을 알맞게 적용하고 발전시킬 줄 아는 사람이다. 기존에 알려진 것들을 넘어서서 뭔가 새로운 것을 하나하나 밝혀나가는 것, 그리고 그것을 계속 연구해서 결과를 내놓는 것, 또 그 새로운 구상으로 환자 한 사람 한 사람의 치료에 적용하는 것이 의사가 할 일이다. 어려운 질환을 많이 치료하거나 잘 치료하는 것도 중요하지만 그걸 넘어서서 뭔가 다른 창조적인 것을 할 수 있는 지적 능력을 개발할 줄 아는 의사, 그런 의사가 그가 생각하는 명의다.

어려운 말을 쉽게 설명할 수 있는 그의 능력은 의학 지식을 그만큼 완벽하게 터득하고 있기에 가능한 것일 수도 있지만, 사실은 그가 인문학적·언어적으로 갖고 있는 특별한 관심이자 재능 덕분이기도 하다. 사실 그의 마음 한구석에는 언젠가 시간이 나면 하고 싶은 일들이 아직도 자리하고 있다. 고교 때 잠깐 생각했던 글을 쓰는 일이 그 하나이다. 또 요즘은 나이가 들면서 점점 그림을 바라볼 때 느끼는 감정이 남달라진다. 사진을 보면서 느끼는 것보다 누군가 그려놓은 그림을 보면, 같은 그림을 보더라도 볼 때마다 그 감정과 정서가 달라짐을 느끼게 된다. 그래서 그림에도 깊은 관심을 갖고 있다. 하지만 역시 그의 살아온 여정이

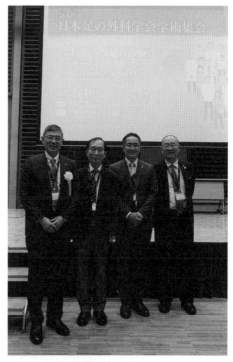

일본의 학회에서 강의한 후 주최 측 교수들과 기념 촬영.

말해주듯, 꿈은 꿈으로만 접을지도 모르겠다. 지금 하고 있는 일, 그리고 연구하고 싶은 과제가 너무 많이 남아 있기 때문이다.

그는 법정 스님이 말씀하신 '일기일회(一期一會)'라는 말이 참 좋다. 누군가를 만나 서로 대화를 나눌 수 있는 이 순간은 단 한 번밖에 오지 않는다. 다시는 돌아올 수 없는 이 기회에 무엇을 하더라도 최선을 다해서 해야 한다는 맘으로 그는 환자들을 대한다. 한 번 만나고 끝이 될지라도 그 사람과의 만남은 최선이고 싶다. 그가 최고의 의사라고 생각하는 덕목에는 여러 가지가 있다. 우선 경험이 많아야 한다. 그가 말

하는 경험은 횟수만 많다고 되는 것이 아니라, 어려운 질환을 많이 경험해서 그 노하우가 풍부하게 쌓여야 한다. 하지만 그것보다는 환자 한 분 한 분을 대할 때 그 환자 개개인에게 관심을 가지고 조목조목 세세하게 봐줄 수 있는, 즉 일기일회의 마음으로 환자를 대하는 의사가 진정한 명의이고 자신과 부모를 맡길 수 있는 의사일 것이라 생각한다.

이우천 원장님의 말씀을 듣고 있자니 백범 김구 선생이 평생 신조로 삼았던 서산대사의 말이 떠오른다.

"눈 덮인 들판을 걸을 때 함부로 어지럽게 걷지 말라. 오늘 내가 가는 이 발자취는 뒷사람의 이정표가 될 것이다."

그가 그토록 논문에 열정을 기울이는 이유가 그것 때문이리라. 발자취를 만들고, 이정표를 만들어 그가 세상을 떠난 후에도 남아 있는 논문으로 후배들이 등대로 삼아 도움이 될 수 있기를 진심으로 바라는 마음으로 그는 오늘도 휴식을 반납하고 족부 질환의 치료에 큰 족적을 남기기 위해 구슬땀을 흘리고 있다.

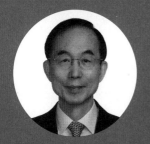

이우천

전 대한족부족관절학회 회장
두발로정형외과 서울족부센터 원장

 학력

서울대학교 의과대학 졸업
서울대학교 의과대학원 석·박사
미국 유니언메모리얼병원 연수

 전문 분야

족부 및 족관절 정형외과

 현재 및 주요 역임

인제대학교 의과대학 정형외과학교실 주임교수
역임
인제대학교 서울백병원 서울족부센터 소장
대한정형외과학회 고시 준비위원
인제대학교 서울백병원 서울족부센터장 역임
대한족부족관절학회 최우수논문상
대한족부족관절학회 학술상 대상
대한정형외과학회 SICOT 학술상
대한정형외과학회 학술상 장려상
대한정형외과학회 학술상 본상
유럽족부족관절학회 최우수논문상

통증은 벽에 난 조그만 구멍

문동언 원장(마취통증의학)

　나이 든 어르신들이 온몸이 안 아픈 데가 없다고 말씀하시는 것을 종종 듣는다. 흔히 나이가 들면 주로 근골격계에 이상이 생기고 거기서 유발되는 통증을 많은 노년이 견디면서 산다. 아프다고 말하는 게 엄살 같아서 참기도 하고, 참다 보면 낫기도 하니 표현하지 않고 지키는 것이 미덕이던 시절도 있었다. 하지만 통증에 대한 가장 큰 오해는 나이가 들면 어쩔 수 없이 생기는 것이고 참으면 적응이 되거나 언젠가는 없어진다는 생각이다. 살면서 누구나 겪는 증상이 통증이지만, 통증은 참는 대상이 아니라 '질환'이라는 사실을 기억해야 한다. 이런 통증을 조기에 치료받지 않으면 질환이 악화되어 수면장애, 만성 피로, 우울감 등의 합병증으로 발전하게 된다. 국내에도 만성 통증 환자 1,000명을 대상으로 한 조사를 보면 약 35퍼센트가 자살 충동을 느낄 정도로 통증이라는 것은 심각하고 무섭다고 한다. 통증은 우리 몸이 보내는 위급한 신호일지도 모른다. 어디에 어떻게 통증이 오는지 잘

살펴서 원인을 파악하고, 조기에 치료하지 않으면 더 심각한 통증으로 이어질 수가 있다.

그런 통증과 싸워주고 계시는 통증 전문의 문동언이 있다. 그는 해외 의학 저널에 29편, 국내 학회지에 92편의 논문을 수록했으며, 국내외 학회 초청 강연을 300회 이상 하셨을 뿐 아니라, 내시경 레이저 시술을 비롯한 18가지 통증 치료 방법을 세계 최초로 개발했다. 1992년 통증의학에 입문, 30년간 통증 환자 치료와 연구에 매진한 대한민국 통증의학의 산증인이자 역사라고 볼 수 있는 국내 통증 분야의 최고 권위자이다.

아침부터 밤까지 환자를 보고, 수술·시술을 하며, 주말에는 밀린 업무도 보면서 뒤처지지 않게 논문도 읽는 등 하루를 거의 중노동하듯 살아가는 그도 역시 자신의 건강 관리를 위해 걷기와 등산을 즐겨 하고 있다.

중고등학교 시절, 부모님과 떨어져 객지 생활만 하다 보니 체력이 많이 약했던 그는 대학에 들어가자마자 동아리 활동을 위해 산악반에 가입했다. 처음엔 산이라는 자연이 좋았지만, 다니다 보니 좋은 선배와 후배들을 만나는 맛에 더욱 열심히 산행했다. 산에 다니는 사람들은 기본적으로 마음이 따뜻해서 더 좋았다. 전국을 다녀봤지만 설악산만 한 산이 없다고 그는 생각한다. 학생 시절 겨울방학이나 여름방학이면 통틀어 20~30일쯤은 산에서 보냈던 거 같다. 6년을 그렇게 지내다 보니 설악산이 있는 강원도가 마치 그의 고향 같은 생각이 들기도 한다.

어릴 때 그는 성주의 시골에서 과수원을 하시는 부모님과 함께 살았다. 일하는 분도 여럿 두고 하시던 큰 과수원이었는데 지금 생각해 보면 부모님은 자식들을 도회지에 보내 공부를 시키고자 하는 일념으로 그렇게 열심히 일하셨던 것 같다. 그가 초등학교 다닐 때만 해도 전기가 들어오지 않았었는데 아버님은 호롱불 아래서 일본 서적을 보시면서 새로운 사과나무 품종을 개량하고 머스크멜론 같은 특수 과일 재배를 시작하셨었다. 그의 고향에는 농림고등학교가 있었는데, 그 학교 학생들이 매년 아버님의 농장에 견학 와서 배우고 가기도 했었다.

중학교는 대구로, 고등학교는 서울로, 부모님의 향학열 덕분에 어린 그도 부모님과 떨어져 객지 생활을 오래 했는데, 그래서인지 아이치고는 자립심이 좀 강한 편이었다. 아버님께서는 일 욕심이 많으셔서 항상 일을 크게 벌여놓으셨고 그걸 쫓아다니면서 일을 마무리해야 했던 어머님은 늘 몸이 아프셨다. 몸을 아끼지 않고 일하시느라 눈코 뜰 새 없이 바쁘고 팔, 다리, 허리 등 아프지 않은 곳이 없으셨다. 어머님을 자기 손으로 고치겠다는 포부를 안고 그가 의대에 입학하자 어머님께서는 그 누구보다 기뻐하시며 이제 아들이 의사가 되기만 하면 당신의 아픈 병을 고쳐줄 것이라고 믿었다. 하지만 어머님께서는 그가 의사가 되는 걸 보지도 못하시고 본과 1학년 때 갑자기 돌아가셨다. 지금 그가 통증 전문의가 되어서 많은 어머님 같은 환자분들을 치료하면서 돌아가신 어머님 생각을 하면 얼마나 가슴이 먹먹하고 아릴지가 짐작이 간다.

1983년, 문 원장의 선배 원로 교수들이 대한 통증 클리닉 연구 학회를 만드셨다. 세계통증연구학회의 한국 지부라고 생각하면 된다. 그러고 나서 1985년 처음으로 대한통증학회가 설립되었다. 그 당시만 해도 통증의학이라는 과목은 모두에게 생소하고, 잘 알려지지 않을 때였다. 통증 클리닉 자체의 만성 통증 환자도 그렇게 많지 않았고, 주로 다른 과에서 의뢰받은 통증 환자들이 많았었다. 1990년대 초부터 문 원장을 비롯한 많은 교수가 일본, 유럽, 미국 등 여러 국가의 통증 센터를 방문하는 등 적극적으로 외국에 가서 지식을 배워 오기 시작했다. 또 외국의 유명한 대가들을 초빙하여 강의도 듣고 노하우도 배워 오늘의 통증의학을 이루게 되었다.

또 그는 당시 한국에서 그다지 인기가 없던 마취통증의학과를 선택하게 된다. 통증 분야는 늘 아프셨던 어머님의 영향도 컸지만, 아픈 곳의 원인을 찾아 직접 치료를 하므로 눈에 보이는 치료 효과가 매우 탁월하다. 약을 먹고, 수술하고 기다리면서 경과를 보는 것도 좋은 치료법이지만, 직접 아픈 데 주사를 놓고 치료를 하니 환자의 통증이 나아지는 것을 보며 그는 너무도 큰 매력을 느꼈다.

그가 스스로 자랑스러워하는 업적이 있다면 바로 '보톡스' 치료다. 피부과에서 미용 목적으로 쓰이던 보톡스를 최초로 통증 환자들에게 치료 목적으로 사용하기 시작했던 사람이 바로 문동언 원장이다. 1990년대 초까지만 해도 만성 두통 치료는 약물로만 치료가 가능한 난치병이었다. 그는 이 분야의 치료에 대해 고민하며 많은 논문을 읽던 중 어떤 논문에서 딱 한 줄, 보톡스가 신경 염증을 줄인다는 내용을 발견했다. 바로 동물실험을 거쳐 그 효과를 확인 후, 만성 두통에 적용을 시켰다. 최근에는 세계두통학회가 만성 편두통의 치료에 보톡스의 효과를 인정하고 실제 임상에 사용하고 있다고 하니 그가 발견한 그 한 줄과 또 그걸 끈질기게 연구했던 그의 노력이 얼마나 많은 사람을 통증에서 구한 것인지 감사할 따름이다.

그 외에도 창의성을 발휘해서 그가 입증하거나 실행한 치료법들이 넘쳐나다 보니 그는 '세계 최초'라는 타이틀도 엄청나게 많이 갖고 있다. 요즘엔 예전부터 교육하던 의사들뿐 아니라 동남아, 미국, 유럽 등지에서도 많은 의사가 찾아와 그의 치료법을 참관하고 배워서 돌아가고 있다. 서로 분야가 다른 외국 의사들이 오면 물론 그들은 문 원장에게 신기술을 배워서 돌아가지만, 반대로 문 원장도 그분과 토의를 거쳐 또 많이 배우는 기회를 갖게 된다.

또 척추관 협착증을 수술 없이 치료하는 독창적인 방법도 개발했고, 대상포진으로 인한 통증으로 고생하는 많은 환자가 그를 통해 새로운 삶을 얻은 경우도 셀 수 없이 많다. 통증은 우리 몸이 보내는 신호다. 만성 통증은 곧 질환이라는 인식을 확산시키기 위해 2012년 대한통증학회 회장으로 있을 때 그는 '통증의 날'을 만들었다. 통증을 조기진단하고 치료하여 만성 통증으로 넘어가지 않게 국민에게 통증 치료의 중요성을 알리기 위한 일종의 캠페인을 만든 것이다.

통증의학의 불모지였던 한국 제1세대로 통증의학의 토대를 닦고, 이제는 해외 의료진들이 참관을 올 정도로 세계적으로 명성을 떨치고 있는 그에게 이토록 '세계 최초'라는 수식어가 익숙해진 이유는 무엇일까. 이는 그가 매일 공부하는 의사였기에 가능한 일이었다. 그의 좌우명은 '진인사대천명(盡人事待天命)'이다. 인간으로서 해야 할 일을 다 하고 나서 하늘의 뜻을 기다린다는 게 그가 지금까지 살아오면서 금과옥조처럼 지켜온 명언이다. 지금도 '매일 공부하는 의사'라는 말을 들으며 의학 교육 발전에 힘쓴 공로를 인정받아 2014년 국무총리상을

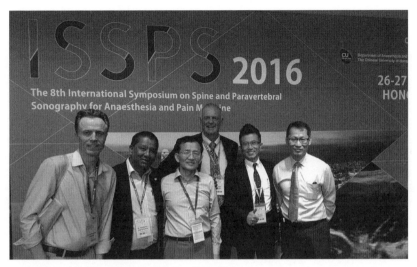
2016년 홍콩 초음파통증학회에서 외국 연구자들과 함께.

받기도 했다. 새로운 치료법을 배우기 위해 전 세계를 찾아다니면서 배우고, 주말도 없이 강의하다 보니 어느새 그의 아이들도 훌쩍 커버렸다. 지금 생각하면 가족에게 너무도 미안하지만, 요즘도 그를 믿고 찾아온 환자들에게 성심성의껏 치료를 하면서 그 보람으로 미안한 마음을 상쇄하고 있다.

진료 과목의 특성상 통증이 많은 환자들은 예민할 수밖에 없다. 그런 환자들을 대할 때 그에게 가장 필요한 것은 '공감'이다. 그들 중에는 이미 여러 병원을 다니다 돌아돌아 오신 분들이 많다. 수술을 받고도 통증이 낫지 않아 지쳐서 온 사람들도 물론 있다. 그들을 대하는 병원의 직원들 역시 함께 지칠 수밖에 없다. 문 원장이 강조하는 '공감'은 그래서 환자에 대한 공감뿐 아니라 직원들에 대한 공감이기도 하다. 자신이 공감하는 에너지가 직원들에게 전달되고, 또 그래야 환자에게 그 마음이 전달되기 때문이다. 병원 직원들이 "원장님은 환자를 1순위로 생각하고, 직원의 행복이 곧 환자의 행복이기에 2순위가 직원이고, 마지막으로 자신을 생각하는 분입니다"라고 말하는 의미를 이해할 수 있을 것 같다.

그에게 통증은 '벽에 난 조그만 구멍'이다. 어린 시절 교과서에 실린 네덜란드 어촌의 소년을 기억할 것이다. 학교에서 돌아오던 길에 둑에 난 작은 구멍을 발견하고 처음에는 손가락으로, 나중에는 팔뚝으로까지 막아 마을을 홍수로부터 막았다는 내용인데, 통증도 이와 비슷하다고 생각한다. 초기에 정확한 진단을 하고 이에 맞는 치료를 하면 손가락으로도 막을 수 있고 완치도 가능하지만, 치료를 미루고 만성화되도록 놔두면 신경세포마저 손상되어 잘 낫지 않고 평생 고통을 받아야 하는 경우도 있기 때문이다.

긴 의사 생활 중 지금도 그를 가장 행복하게 했던 잊지 못할 기억들 몇 가지가 남아 있다. 그중에 수십 년 먹던 진통제를 끊고 그에게 감사하던 환자가 떠오른다. 일반적으로 진통제 때문에 통증이 더 심해지는 일은 없는데, 편두통을 포함한 만성 두통은 좀 다르다. 처음에는 진통제가 잘 듣지만, 수개월 이상 약을 복용하면 만성화되어 진통제를 끊을 수가 없게 된다. 밥은 굶어도 진통제는 건너뛰지 못하던 만성 두통 환자의 흥분된 신경 주위에 신경주사 치료를 했고, 두통을 감소시켜 진통제를 끊게 해주었던 기억은 의사로서 잊을 수 없는 큰 보람이라고 자부한다.

외상, 사고 그리고 수술 후 생긴 만성 통증 환자들은 조기에 통증 치료를 잘하면 완전히 나을 수 있는데도 저절로 낫기만 기다리다가 시기를 놓쳐 평생 환자로 지내기도 하는데 이런 경우를 자주 외래에서 자주 접하게 된다. 그럴 때 느끼는 답답함과 안타까움 역시 이루 말할 수가 없다.

일찍 여의신 어머님을 생각하는 마음으로 만성 통증 환자에게 등불이 되어준 의사 문동언. 명의라는 호칭은 자신에게 가당치 않고, 그저 모르는 게 많다 보니 답을 찾아 열심히 질문하고 구하는, 노력하는 의사일 뿐이라고 답한다. 어쩌면 진정한 명의는 그의 말대로 의사 스스로 되는 것이 아니라 환자가 만들어주는 것일지도 모르겠다. 또 옆에서 서로 지켜봐 주는 동료야말로 가장 투명하고 정직하게 명의를 판단해줄 수 있다고 그는 생각한다. 외부에서 아무리 이름이 나 있든, 사람들 사이에 인기가 있든 간에 늘 연구하고 노력하며, 기술이 좋은 의사인지 아닌지는 동료가 제일 잘 알기 때문이다. 만일 가족이 아프다면 같은 분야의 동료 의사가 추천하는 의사에게 맡기고 싶다는 그. 그의 말투에는 꾸밈이 없고, 다른 치장이 없이 단순하고 명료하다. 그만큼 본질과 가깝고, 그만큼 꾸밀 필요가 없고, 그만큼 자신이 넘친다는 의미이기도 할 것이다.

아픈 만큼 성숙해진다는 노래 가사가 떠오른다. 한때는 장난스럽게 그 가사를 이용하기도 하곤 했었던 기억도 난다. 문동언 원장님을 만나고 나니 통증은 사람을 성숙하게 하기보다는 오히려 거꾸로 미숙해지게 만들지도 모르겠다. 피하거나 참지 말고, 치료해야 하는 질환임을 잊지 말자. 그리고 그걸 치료해주는 문동언 원장님 같은 의사를 믿자. 그런 분이 계신다는 사실에 안심되고 마음 푸근해지는 것만으로 그는 환자들에게 너무도 큰 역할을 해줄 수 있을 테니 말이다.

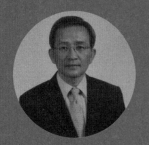

문동언

전 대한통증학회 회장
문동언마취통증의학과의원 대표원장

 학력

가톨릭대학교 의과대학 졸업
가톨릭대학교 의과대학원 석 · 박사
미국 텍사스주립대 연수

전문 분야

목디스크, 척추관협착증, 신경병증통증(대상포진), 만성두통

 현재 및 주요 역임

가톨릭의대 마취통증의학과 명예교수
가톨릭의대 마취통증의학과 주임교수
서울성모병원 마취통증의학과 임상과장
서울성모병원 통증센터장
일본 도쿄관동체신병원 통증클리닉 임상강사
대한마취과학회 우수논문상
대한통증학회 최우수논문상
대한통증학회 우수포스트상
대한통증학회 SCI(E) 논문상

팬데믹 시대를 헤쳐나갈 힘

김우주 교수(감염내과)

코로나와 함께 살아온 지도 벌써 3년이 넘었다. 2020년 1월 20일, 국내 첫 확진자가 발생한 이후, 겪어보지 못한 팬데믹의 시작과 함께 우리의 일상을 송두리째 바꿔놓은 코로나바이러스. 우리가 잘 몰랐던 감염 관련 연구를 하고 감염 질환 환자들을 진료하고 제대로 된 정보와 정책을 전달하기 위해 그 누구보다도 바쁘게 싸워온 사람이 있다. 국내 최초 최단 시간에 인플루엔자 백신을 개발한 사람, 그리고 질병과의 전쟁의 최전선에 서 있는 감염학의 최고 권위자. 바로 고려대 구로병원 감염내과 교수 김우주 박사다. 코로나에 대한 궁금증으로 영상을 클릭해본 사람이라면 누구라도 한 번쯤은 김우주 박사의 강의 영상을 접한 적이 있을 만큼 그는 불안하고 답답한 코로나 시대에 우리에게 작은 등불을 밝혀 갈 길을 인도해주는 목동의 역할을 해주었다고 해도 과언이 아니다.

할아버님께서 손자에게 집안의 기둥이 되라는 뜻으로 '집 宇', '기둥

柱' 자로 이름을 지어주셨다는데, 집안의 기둥으로서 뭔가 역할을 해야 하는 정도가 아니라 세상을 위해 기둥이 되고도 남을 만큼 그는 큰일들을 해나가고 있다. 이름이란 어쩌면 그 주인의 인생에 그토록 중요하고도 큰 메시지를 주는 것인지도 모르겠다. 충청도 바닷가 마을의 7대 장손으로 태어난 김우주 교수는 어릴 적 아버님과 아랫목에서 겸상할 정도로 장손으로 대접을 많이 받았다. 집안의 기둥답게 근면 성실해야 했고, 또 많은 책임을 안았으며 책임감이 클 수밖에 없었다. 가족의 기대 속에 열 살 때부터 서울로 홀로 유학을 와 객지 생활을 해야 했던 그는 고민과 생각이 많았던 소년이었다. 남달리 독서를 좋아해서 프로이트나 융의 심리학 책을 읽으며 사춘기를 보냈다. 지금도 그런 편이지만 예전에는 부모님들이 자식을 법대 아니면 의대에 많이 보내고 싶어 했다. 검사, 판사, 아니면 의사가 되길 바랐기 때문인데, 그 역시 그 기대의 범주 안에 있던 아들이었다.

그런데 판사나 검사는 잘못 판결해서 엉뚱한 사람을 죄인으로 만들수도 있고, 심지어 사형도 언도할 수 있으니, 그는 그것보다는 사람을 살리는 의사가 되기로 결심했다. 그의 성향상 처음 의대에 와서는 감염내과보다 신경정신과에 관심이 많았던 건 당연했다. 하지만 본과 3학년 때 정신의학 시험 성적이 상대적으로 그다지 좋지 않았다. 고민하던 중 우연히 영국의 의사이자 작가인 크로닌의 소설《천국의 열쇠》를 만나게 된다. 젊은 의사가 뜻한 바가 있어 무의촌 탄광촌에 가서 어려운 사람을 치료해주고, 봉사의 길을 가는 모습을 보여주는 소설이었다. 그걸 계기로 그도 청진기 하나만 들고 아프리카든 어디든 갈 수 있는 내과 의사가 되기로 결심하게 된다. 그는 의학을 공부하면서도 늘 책에서 인생의 길을 찾았다. 어려울 때마다 책을 읽었고, 책은 어김없이 그에게 나침판처럼 갈 길을 알려주곤 했다.

1989년, 내과 전문의를 취득하고 군의관으로서 국군수도병원에서 근무하게 되었을 때, 그는 공교롭게도 결핵이나 폐렴과 같은 감염병을 보는 호흡기전염병내과 군의관으로 일하게 된다. 당시 국방부 자문관으로 감염 분야 전문가를 초빙해야 했었는데, 그때 지금은 고인이 되신 은사 박승철 교수님을 만나게 된다. 그가 김우주 교수에게 전공을 물었고, 그는 당시 B형 간염 등 간 질환에 대한 학위논문을 썼기 때문에 간을 전공한다고 대답을 했다. 박승철 교수님은 그에게 "간염은 감염이야"라고 명쾌하게 길을 제시해주셨다. 그 일을 계기로 그는 미국에서 연수하던 2년을 제외한 평생(33년)을 고려대학교병원에서 감염내과 전문의로 보내게 된다.

사실 1970~1980년대만 해도 거의 모든 감염병 치료는 항생제로 가능했다. 이제 감염병은 사라질 것이라는 말까지 있었으니 감염 전문의를 한다는 것은 배고플 일만 남은 건지도 몰랐다. 1990년만 해도 감염내과 전문의가 100명 정도밖에 되지 않았었다. 감염내과를 간염내과로 아는 이들도 많았다. 2015년 메르스 때가 되어서야 언론이나 국민들이 감염내과 전문의들의 활약으로 신종 감염병에 대한 대응 관리가 중요하다는 것을 인식하게 되었고, 비로소 간염내과에서 감염내과가 독립하게 된 것이다. 그럼에도 불구하고 책을 좋아하던 그는 어릴 적 읽은 앙드레 지드의 《좁은 문》을 떠올렸다. 아무도 하지 않는 좁은 문으로 가고 싶다는 어떤 사명감 같은 고집이 그를 사로잡았다. 그렇게 감염내과의가 된 김우주 박사는 1996년 미국 연수길에 오른다. 거기서 병원 감염, 그리고 항생제 내성에 대한 연구를 다지고 돌아와 슈퍼 박테리아와 관련된 논문으로 학계의 주목을 받게 된다. 메르스나 코로나19를 통해 감염내과 전문의의 중요성에 대한 인식이 크게 바뀌게 되기는 했지만, 사실 여전히 감염내과의는 좁은 문이다. 중요하다는 인식은 있지만 실제 현장에서의 대우는 낮은 편이고, 지원자 수도 적으며, 또 전염병이 끝나고 나면 그 중요성도 조금씩 경시될 것이다.

'수처작주 입처개진(隨處作主 立處皆眞, 어느 곳이든 가는 곳마다 주인이 되라, 그러면 그곳이 어디든 참된 곳이다).'

김우주 박사에게 딱 어울리는 말이다. 중요하든 중요치 않든 그가 필요한 곳이라면 주인처럼 일해야 한다고 생각하는 그는 매주 목요일마다 병원에서 마련해준 스튜디오에서 실시간 라이브 방송을 준비한다. 환자를 만나고 직접 치료를 하는 일도 중요하지만, 시니어 의사로서의 지식과 소통 경험을 활용하고 싶었다. 그가 내보내는 방송은 끝이 안 보이는 코로나로 지친 국민들을 위한 작은 선물이다. '구독', '좋아요'를 많이 얻어 명성을 얻는 것보다 가급적 많은 사람이 그의 방송을 듣고 코로나에 대한 궁금증 해결뿐 아니라 치료나 미래에 대한 희망을 갖게 하는 게 그의 궁극적이 목표이다.

감염내과의 하루 중에 가장 많이 하는 일은 손을 씻는 것이다. 늘 알코올 냄새가 나야 할 정도로 위생에 철저해야 한다. 오전에 출근해서 입원 환자 브리핑을 하고, 외래 환자도 보고, 병실 회진을 돈다. 학생들을 교육하고 전공의들과의 컨퍼런스, 또 실험실에서 바이러스 연구 등의 프로젝트도 관리하다 보면 하루가 언제 가는지를 모른다. 그 와중에도 그가 가장 많이 하는 일은 기자들과의 전화 통화이다. 코로나 시대에 궁금한 많은 문제와 관련된 취재에 응해야 하고, 과학 소통 유튜브로도 활동하고 있으니 그야말로 지구가 아니라 우주가 좁을 정도로 많은 활약을 하고 있다고 해도 과언이 아니다. 거의 녹초가 되다시피 한 그의 동료들은 앉아서 회의라도 할라치면 대부분 졸기가 일쑤이다. 잠이 부족한 건 물론이고, 감염 환자들을 돌보다 보니 일하는 중에 감염이 되어 재택근무에 들어가야 하니 서로 얼굴 보기가 어려울 정도이다.

2003년 사스, 2004년 AI, 2009년 신종플루, 2015년 메르스 감염병을 겪으면서 의료진들은 환자를 진료하고 감염병을 컨트롤하고 백신을 개발하는 데는 전문가가 되었는데, 막상 과학적 소통은 엉망이라는 걸 알게 되었다. 전염병이 돌면 많은 국민이 불안해하는 건 당연한 일이다. 과거에는 신문이나 언론 매체 등을 통해 일정하고도 규격화된 메시지가 전달되니까 혼란이 없었는데, 요즘은 SNS 등 다양한 매체를 통한 잘못된 정보, 음모론 등으로 사람들은 과다 정보 때문에 오히려 더 공포를 느끼며 불안해한다. 바이러스에 대한 감염보다도 이 바이러스에 대한 무지와 잘못된 정보로 야기되는 국민의 공포와 두려움이 더 크다. 이것을 해소해주는 일이 감염 전문가의 역할이라 생각한 김우주 교수는 자신이 어느 정도 경험과 지식, 또 경륜이 있기에 이런 시기에 그가 해야 할 가장 중요한 일이 과학 소통이라는 걸 절실히 느꼈다. 불안을 느끼는 국민과 전문가가 직접 소통하고, 질문에 답을 해준다면 그런 혼란을 조금은 줄일 수 있다는 게 그의 생각이었다.

김 교수에게는 또 하나의 소원이 있다. 많은 사람이 걱정하는 백신을 국내산으로 만들어 모두 안전하게 믿고 사용할 수 있도록 하는 것

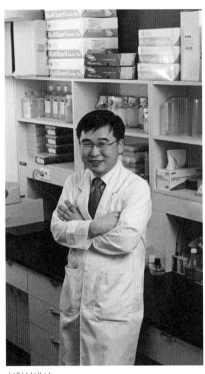
실험실에서.

이다. 백신의 개발을 시작해서 출시하기까지 보통 10년에서 15년이 걸린다. 비용도 엄청나게 든다. 미국에서 코로나 이후 트럼프의 백신 개발 약속은 314일 만에 이루어졌다. 그것은 아무것도 없는 맨땅에서 314일 만에 만들어진 백신이 아니다. 백신 플랫폼이라는 기구가 있고 거기서 20년 전부터 연구개발을 해와서 그걸 바탕으로 나온 것이다. 플랫폼 개발을 거의 해오지 않았던 우리가 백신 개발이 늦어지는 건 너무도 당연한 일이다. 백신뿐 아니다. 과거에는 교통이 발달하지 않아 스페인 독감 같은 것들의 전파 속도가 느렸지만 이제는 다르다. 코로나 이전으로 돌아가면 또 비슷한 재앙이 주기적으로 나타날 것이다. 우리가 일상으로 가되 과거와 같이 무분별하게 이동하고, 화석연료를 사용하고, 환경을 파괴하는 한 이는 우리가 감당해야 할 재앙일 수밖에 없다. 세계의 리더들이 그걸 명확하게 사람들에게 알려야 하는데 그들은 그럴 생각이 없어 보인다. 감염성 질병에 대한 대응이나 대처를 강조하는 과정에서 김 교수는 대재앙 경고, 백신 개발과 비축 등을 주장하다 사람들로부터 많은 억측과 오해를 사기도 했다. 제약회사 로비를 받았다는 음해부터, 메르스 때에는 방역이 실패했다며 온갖 비판을 받고 심지어 협박까지 받아 2년 정도 정신적 문제를 겪기도 했다.

하지만 그런 그의 열정 덕분에 그는 2009년 신종플루 때 국가재난 컨트롤 타워에서 중심에 있었고, 2015년 메르스 때는 국무총리 특보로서 국가 기관의 일에 관여했다. 순수한 민간 전문가로 참여했지만 정쟁과 당파에 휘말려 상처도 많이 받았다. 오히려 그런 어려움을 겪고 나서 제대로 된 정보를 전하는 과학 소통 전문가가 되어야겠다는 결심이 더욱 굳어졌다. 책도 쓰고 병원 홍보팀과 함께 건강 상식 영상을 만드는 일도 계속하고 있다. 국민이 깨어 있지 않으면 휘둘리게 된다. 오로지 그들에게 정확한 정보를 전달해야 한다는 일념이 그의 상처를 치유하고, 그를 힘내게 하는 에너지가 된 것이다. 이제는 오해라든가 비난의 말들도 충분히 감당할 수 있는 자신이 생겼다. 국가적 재난에 기여하는 만큼 큰 책임감과 보람을 갖고 있으니 그런 시선쯤이야 문제가 되지 않는다.

그는 환자에게 줄 수 있는 가장 큰 선물을 '완치'라고 생각한다. 명의라 불리려면 6개월, 1년쯤 예약이 밀려 있어야 하고, 그런 분들한테 진료받으려고 전국에서 환자들이 밀려와야 하겠지만, 감염내과의 명의들은 치료 기간이 짧다. 그만큼 항생제나 백신이 효과가 좋다는 말이기도 하다. 그래서 명의라는 호칭으로 불릴 때보다 환자분들께 "졸업하셨습니다"라는 말을 할 때가 가장 행복하다. 다른 전문가들을 비하해서가 아니라 당뇨나 고혈압같이 평생 치료하고 관리해야 하는 병에 비해 감염병은 대부분 완치가 된다는 게 그를 뿌듯하게 해준다. 그래서 그는 감염내과의 이 '드라마틱'한 매력에 푹 빠질 수밖에 없는 것 같다. 누가 알아주지 않아도 좋다. 좋은 결과만으로 가슴 뿌듯하고 그 보람만으로도 충분하기 때문이다.

그런 그에게도 완치하지 못하고 보낸 환자가 있었다. 20년 전쯤인 가, 80세쯤 되는 어르신이었는데 고열로 그를 찾아왔었다. 결국은 자가 면역 질환인 루프스 질환으로 고생을 하셨고, 고령이라서 그런지 약이 잘 듣지 않았고 상태는 악화되었다. 하루 한 번씩 회진을 돌며 열 상태를 살피고 약도 드리고 걱정을 많이 했는데, 하루는 아들이 찾아 와 어머님이 그를 찾는다고 했다. 직감적으로 마지막 길에 뭔가 하실 말씀이 있다는 생각이 들었다. 그래서 할머니에게 가서 손을 잡아드리며 어떠시냐 물었더니 고개를 끄덕이고 눈길만 마주친 후 아무런 말씀도 없으셨다. 운명하는 건 생을 달리하는 것이기도 하지만 또 다른 여행길에 오르는 거라 생각한다. 그 여정을 편히 하려면 마지막 순간도 편안해야 하고, 그 순간이 어려우면 그다음 생도 어렵다고 믿는 편이라 운명하실 때 편히 가시라는 뜻으로 편안히 주무시라고 인사를 했다. 그날 밤에 그의 환자는 유명을 달리했고, 다음 날 아들이 찾아와 어머님의 감사 인사를 전했다. 그때 느꼈던 감정을 잊을 수가 없다. 염화시중이랄까, 이심전심이랄까. 의사와 환자가 이렇게 교감을 하고, 아름다운 인연을 만들고, 아름다운 이별을 할 수 있다는 걸 그때 알았다.

살아가면서 그는 1분 1초 동안에도 상황이 바뀌는 경우를 많이 보아왔다. 그래서인지 그는 "과거는 흘러간 현재이고, 미래는 다가올 현재이다"라는 말을 늘 가슴에 새긴다. 신종 감염병이 앞으로 어떻게 되겠느냐는 기자들의 질문에 그는 늘 이렇게 말한다.

"국가나 정부가 현재 어떤 대비를 하고 있는지 그 행동을 보면 결과를 거울로 보듯이 알 수 있습니다. 오로지 지금 이 순간만이 중요합니다. 현재에 충실하면 그것이 아름다운 과거의 추억이 될 것이고, 다가올 미래에 대한 두려움이 없어지지 않겠습니까."

자신을 '과학 소통 전문가'라고 불러주길 바라는 김우주 교수. 어릴 때부터 과학 교육을 시켜야 하며, 과학적 사고를 국민이 할 수 있도록 도와주는 것이 정부가 할 일이라고 그는 강조한다. 돌 위에 낙숫물이 떨어져도 처음에 별 영향이 없지만 나중에는 돌을 뚫는다. 한 세대가 될지 두 세대가 될지 언제가 끝일지 모르는 감염병에 대한 과학 교육과 소통을 꾸준히 이어가야만 앞으로 다가올 미래에 적극적으로 대비하고 불안해하지 않으며 대처해나갈 지혜를 갖게 된다고 그는 믿고 있다.

영화 〈명량〉의 이순신 장군의 대사가 문득 떠오른다. "만일 이 두려움을 용기로 바꿀 수만 있다면…." 12척의 배로 133척이나 되는 적의 배를 상대해야 하는 최악의 상황에서도 용기와 희망을 잃지 않았던 힘이 명량해전을 승리로 이끈 것처럼, 감염병도 비슷한 것이 아닐까. 공포와 불안 대신 제대로 된 지식과 이성을 유지한다면 위기는 쉽게 극복될 수 있을 것이다. 그 선봉장으로 김우주 교수 같은 분이 있기에 그 극복은 더 수월해질 것이 틀림없다.

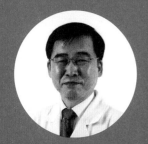

김우주

전 대한내과학회 회장
고려대학교 구로병원 감염내과 교수

 학력

고려대학교 의과대학 의학사
고려대학교 의과대학원 석·박사
미국 시카고 Rush-Presbyterian St. Luke's
Medical Center 연수

전문 분야

감염내과

현재 및 주요 역임

국립보건원 호흡기바이러스과 과장
고려대학교 Bk21플러스 융합중개의과학사업단
의과학과 교수
대한감염학회 이사장
메르스대응 민관합동공동위원장·즉각대응팀
장·국무총리 특별보좌관
신종인플루엔자 범부처사업단장
대한인수공통전염병학회 회장
현재 대한민국 의학한림원 정회원
고려대학교 의과대학 백신혁신센터장
대한백신학회 회장
근정포장 제766375호(질병관리본부 전염병 방
역 자문 활동)

사람의 중심, 사랑의 아이콘 심장을 사랑하다

김범준 교수(순환기내과)

지난 8년간 국내 총 사망 원인 2위를 기록하고 있는 병인 심장 질환. 그 가운데서도 가장 무서운 질환은 심근경색이다. 심장을 먹여 살리는 혈관의 관상동맥이 막혀 심장이 괴사하는 병으로 빠르게 치료만 해도 심장을 정상화시킬 수 있는, 곧 시간이 생명인 질환이다.

현재 은평성모병원 순환기내과 교수로 재직하고 있는 김범준 교수는 협심증과 심근경색 등 22년간 심장 질환 환자들을 진료해온 심장 전문가다. 실력도 실력이지만 그가 더 정평이 나 있는 것은 환자들을 향하는 따뜻한 시선, 그리고 그들을 살리려는 뜨거운 심장을 갖고 몸을 낮춰 환자의 눈높이에서 듣고 보고 말하는 의사이기 때문이다.

"환자는 약자잖아요. 의사 한 번 만나는 게 쉬운 일은 아니에요. 그 분들이 힘들어하는 것이라면 내가 할 수 있는 것이 그중 하나일 뿐일지라도 꼭 돕자는 마음으로 진료에 임하고 있어요."

권순용 교수가 초대 병원장으로 은평성모병원에 있을 때, 그는 김범준 교수를 처음 만났다. 김수환 추기경 장기이식 병원도 당시 처음 만들었지만, 심장혈관 병원이라는 것도 그때 처음 만들었다. 심장혈관 병원이 운영되면서 원장님이 의사들을 자주 만나고 불러서 격려도 많이 해주는 등 거리를 좁히느라 애썼는데 그 심장혈관 병원에서 꼭 필요한 분이 김범준 교수였다.

성실 근면한 점은 물론이고, 심장 병원 경영을 맡아서 은평성모병원을 3년 만에 우리나라 굴지의 심장 병원으로 만들어낸 그의 능력과 리더십은 정평이 났다. 그는 주변의 스텐트나 중재 시술을 전문으로 하는 전문가들이 가장 추천하는 의사로 알려져 있다.

그의 아버님은 김범준 교수의 스승이기도 했다. 병리학을 전공하신 가톨릭대학교 의과대학의 학장님이셨다. 병리학을 전공하셔서 임상 쪽과는 거리가 좀 있으셨지만 늘 연구하는 모습을 보여주셨다. 그래서 김범준 교수와 그의 동생이 다 의학을 택했는지도 모르겠다. 엄하신 아버님과는 달리 자상한 어머님도 이화여대에서 학생들을 가르치셨다. 일하는 부모님의 장남으로 할머님, 고모, 삼촌 등 9식구나 되는 대가족 속에서 유년 시절을 보냈던 그는 책임감이 강했고, 그런 속에서 어른들을 대하는 자세를 배우게 된 것 같다. 당시에는 방이 많지 않아서 방 3개에 9명이 나눠 살았는데 당시 할머님이랑 한방을 쓰면서 살았던 경험 덕분에 지금 연세 드신 환자분들을 대할 때도 편안한 기분을 만들어준다. 그가 대학에 들어갈 당시 인기 있었던 공대도 물론 관심이 있었지만, 아버님께서 후배 의사들을 집으로 초대해서 식사도 하고 했던 기억을 떠올려보면, 그 역시 특별한 꿈을 가져서라기보다 가족의 분위기 때문에 자연스럽게 의사의 길로 들어선 게 아닌가 싶다.

의대에 들어와 공부하면서 사실 성격적으로는 내과보다 외과가 맞다고 생각했었다. 하지만 어떤 연유로 인해 내과를 선택할 수밖에 없었고, 확실한 결과물을 좋아하던 그는 내과 전문의가 되고 보니 그 안에서 가장 외과적인 성격을 가진 것이 심장이라는 생각이 들었다. 무엇보다 심장은 치료에 대한 피드백이 굉장히 좋다. 치료하고 나면 바로바로 그 결과가 보이고 보답을 해주기 때문이다. 생사를 왔다 갔다 하시는 환자를 잘 치료했을 때, 또 그분이 살아서 정상인과 똑같이 생활하는 걸 지켜보면 그 보람은 말로 표현할 수가 없다.

심장 질환은 우리나라뿐 아니라 전 세계적으로 매우 많은 환자 수를 기록한다. 그 첫 번째 이유가 고령이다. 무엇이든 오래 쓰면 문제가 생기듯, 장기도 마찬가지다. 환자가 응급 상황에서 내원할 때 대부분 응급실을 통해 들어오게 되어 있다. 숨이 차거나 가슴을 쥐어짜는 고통이 오면 바로 응급실로 오게 마련이다. 그렇지 않고 약간 숨이 차다거나 하는 식으로도 증상이 나타날 수 있는 데 이럴 때는 환자분들이 늦게 오시는 경우가 많다. 기다렸다가 더 증상이 심해지고 참기가 힘들 때 오면 이 관상동맥이 막히는 부위에 따라 심장 근육의 손상 정도가 달라지기 때문에 타이밍이 그만큼 중요한 것이다. 요즘은 이 질환을 예방하는 방법으로 자신의 심장 상태를 CT를 통해 미리 볼 수 있다고 한다. 예전과 달리 요즘은 기계들이 매우 좋아졌으니, 미리 보고 관리하는 것도 좋은 방법이 될 수 있겠다.

그가 환자들 100명 중 95명에게 하는 방법은 스텐트 시술이다. 나머지 5명은 사실 여러 가지 어려운 상황에 계시는 분들의 경우이다. 혈관 상태라든가 혈관의 모양이라든가, 또는 다른 기저질환이 있다든가 할 때는 여러모로 판단하여 수술을 권유하기도 한다. 그가 재직하고 있는 병원에서는 스텐트 시술과 수술, 이 둘의 장점을 결합한 '하이브리드 방식'의 시술법을 아주 활발하게 진행하고 있다. 수술하는 흉부외과와 스텐트 시술을 하는 순환기내과가 친하기 쉽지 않은데 그의 병원에서는 한 가족처럼 잘 지내며 협업하고 있다.

또 얼마 전에는 90세 초고령 환자의 가슴을 열지 않고 혈관으로 관을 삽입해서 심장 판막을 인공 판막으로 대체하는 데 성공을 했다. 이걸 타비(TAVI)라고 한다. 심장은 한 방향으로 혈액이 흐른다. 그 혈액이 드나드는 문을 판막이라고 하는데, 그중 대동맥 판막이 나이가 들고 고령화되면 딱딱해지거나 칼슘이 끼거나 석회화돼서 좁아진다. 그러다 보면 여러 가지 협심증 증상, 호흡 곤란 등의 증세가 나타나기도 한다. 예전에는 관상동맥이 아닌 판막에 문제가 생겼을 때 가슴을 열고 치환했었다. 이제는 의료 기술이 발달해서 인공 판막을 대퇴부를 통해 들여보내 그 안에서 치환을 하고 나오는 시술을 할 수 있게 되었다. 그의 병원 내 심장혈관 병원이 개원한 지 2년이 되었는데, 2022년 판막 시술 전문 병원으로 입증이 되었다고 한다. 인증 병원이 되기도 쉽지 않지만 유지하는 것도 어려운데, 그가 있는 병원에서는 시술 시작 1년 만에 55건을 돌파했다고 한다.

확실하게 딱 떨어지는 답을 구하는 것을 좋아했던 그에게 심장은 어쩌면 최선의 답이었을지도 모르겠다. 병원 홈페이지에 올라온 글을 보면 일부러 김범준 교수를 찾아가 진료를 보는 환자들이 있다고 한다. 상담하면서도 권위가 느껴지지 않고 절로 존경심이 일었다는 글들이다. 어떤 마음으로 환자를 대하는지 새삼 궁금해진다.

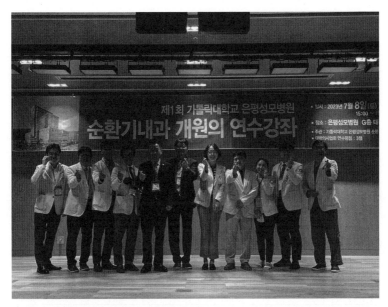

2023년 연수강좌 후 심장병원 교직원들과 함께.

"저는 환자를 계속 보고 있지만, 환자는 저를 한 번 보는 거잖아요. 그래서 환자에게 더 자세히 설명하고 친절하려고 애를 쓰고 있습니다. 저희가 보고 있는 환자분들의 연령이 고령화되다 보니 저희가 어렵게 설명하면 진료 후에도 본인이 무슨 얘길 들었는지 모르고 가시는 분도 많이 있어요. 그래서 더 쉽고 자세히 설명하게 되죠. 제가 얘기를 하면서도 쉽게 설명하고 있구나 하고 느끼게 되긴 하는데, 그러다 보니 학회장에 가서 전문용어를 잊어버리고 말이 안 나올 때도 있어요. 하하하."

특별히 그에게 어떤 철학이 있어서도 아니고, 유달리 착해서도 아니란다. 그저 할머님의 많은 사랑을 받고 자란 유년 시절의 시간들이 지금 환자를 보는 데 자연스럽게 녹아들었다고 표현하는 그를 보니 심장이 우리 몸의 중간에 있듯, 그의 마음 정중앙에 환자들이 들어 있는 것만 같다.

그의 병원에 심장이식을 전문으로 하는 후배가 있다. 심장이식 수술이 어려운 건 물론이지만, 수술보다 수술 후에 회복되어 나가는 것이 더 큰 문제이다. 그렇기 때문에 새 심장을 넣고, 그 심장이 자리 잡기까지 의사의 역할이 굉장히 힘들다. 그런데 그 후배는 거의 3, 4일을 그 환자 옆에 붙어 있다시피 한다. 정말 진심으로 환자를 위하기 때문에 환자들 곁에서 떠나지 않지만, 반대로 환자들도 그를 의지하며 그의 곁을 떠나지 않는다. 그를 보면서 후배지만 존경할 수밖에 없다고 말하는 그 또한 환자들의 곁을 떠나지 않는 것으로는 둘째가라면 서러울 정도이다.

그가 20년 전 펠로우를 할 때 그가 있던 8개 병원에 펠로우는 딱 2명이었다. 그는 365일 당직을 당연한 것으로 알고 일했다. 그때부터 지금까지 병원 근처에 전셋집을 얻어 5분에서 10분 사이에 병원으로 뛰어갈 수 있는 준비를 하며 살았었다. 그러다 보니 임상의 기회가 많았다. 여러 환자를 남보다 더 많이 접할 수 있었고, 그만큼 지식과 경험이 쌓였기에 지금의 그가 있는 것일지도 모르겠다.

응급실로 들어와 시술을 받고 퇴원을 하시는 남자 환자들이 많이 있는데 그분들은 집에 돌아가 부인들과 생활하면서 여러 가지 금욕 생활을 강요당하게 된다. 금주는 물론, 금연에다 고기도 제한하고, 쌀밥보다는 현미, 샐러드를 드시게 되고 살도 많이 빠진다. 오지 않았으면 더 좋았을 심근경색이지만, 그것이 회복되어서 다행인 것은 힘든 시간을 겪은 만큼 그들의 변화가 반갑기 때문이다. 건강을 지키려는 마음을 갖게 되고, 습관도 변하고, 어떤 분은 그런 과정을 책으로 쓰시기도 했다. 그 역시 의사로서 질환만 치료한다기보다 전체적으로 환자의 삶의 질도 바꿀 수 있는 과정을 옆에서 보면서 더 많은 보람을 느끼기도 한다.

그에게 심장은 어떤 의미일까. 심장은 가슴 한가운데에 들어 있다. 심장의 의미는 결국 사람의 중심이고, 그 중심이 무너지면 모든 것이 어려워진다. 그것을 형상화한 것이 하트 모양이고 그것이 사랑의 아이콘이라는 것, 이 모든 것이 그에게는 어떤 필연적인 의미로 다가온다. 의사가 되지 않았다면 사람을 만나는 것을 좋아해서 사업을 했을 거라는 의사 김범준. 사람을 좋아하고 사랑하기에 어쩌면 사업가가 아닌 진짜 의사 김범준으로 남아 있는 것인지도 모르겠다.

'최선을 다하되 교만하지는 말자'라는 좌우명으로 오늘도 가슴의 중심에 환자들이 들어 있는 의사 김범준. 그가 좋아하는 노래가 있다. 이병찬이라는 가수가 부른 〈I dream〉. 그는 역도 선수를 하다가 부상을 당해 운동선수의 꿈을 접고 노래를 부르기 시작한 신인 가수다. 가끔 매너리즘에 빠져 느슨해질 때 김범준 교수는 이 노래를 들으며 꿈을 다시 떠올려본다. 조금 더 추스르고 조금 더 추구하고, 조금 더 열심히 하려고 노력하다 보면 지난 삶도 다시 되돌아보게 되고, 새로 신발 끈을 매듯 재충전을 하게 된다. 늘 꿈을 꾸는 의사 김범준. 그는 영원히 '심장이 뛰는 삶을 사는' 젊은이로 우리 곁에 있어줄 것만 같다.

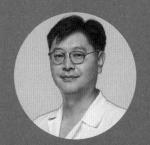

김범준

전 가톨릭대학교 은평성모병원 심장혈관병원 병원장

 학력

가톨릭대학교 의과대학 졸업
가톨릭대학교 의과대학원 석·박사
미국 캘리포니아 샌디에이고주립대학(UCSD)
연수

 전문 분야

심장내과, 심근경색

 현재 및 주요 역임

가톨릭대학교 은평성모병원 교수
가톨릭대학교 은평성모병원 순환기내과 분과장
가톨릭대학교 강남성모병원 순환기내과 교수
가톨릭대학교 강남성모병원 심뇌혈관센터 심장
센터장
대한내과학회 정회원
대한심장학회 정회원
대한심혈관중재학회 정회원
대한고혈압학회 정회원

환자를 편안하게 만드는 미소

윤호주 원장(호흡기내과)

　사람을 좋아하는 의사, 문학 소년을 꿈꾸던 의사, 자주 히포크라테스 선서를 읽으며 환자에 대한 초심을 잃지 않으려는 의사, 권위는 내려놓고 품위를 높이려 애쓰는 의사, 더불어 사는 세상을 좋아하는 의사, 무엇보다 환자, 동료 의사, 직원들과 격의 없이 소통하는 의사. 주변 사람들이 한양대학교병원장인 윤호주 원장을 묘사하는 말이다.

　그는 공무원 생활을 하셨던 선친의 9남매 중 장남으로 태어났다. 게다가 집안의 귀한 장손이었다. 전남의 동쪽 끝, 매화가 아름다운 광양의 섬진강 작은 포구에서 자랐던 그는 초등학교 3학년부터 학업을 위해 도시에 나가 혼자 생활을 하게 된다. 주말이면 보고 싶은 부모님을 만나러 완행열차를 타고 고향을 찾는 의젓한 모범생이었지만 시골 마을로 돌아오면 딱지치기, 구슬치기를 하며 벚꽃 가득한 섬진강 가를 달리고, 개울에서 미꾸라지를 잡던 전형적인 1960년대 시골 아이였다.

　고교 때는 문과였고 대학 입시에 실패, 재수를 하게 되었다. 재수 학원에 다니던 중 우연히 고등학교 때 친구를 학원에서 만나게 된다. 그는 모범생이었고, 친구는 몸이 불편하다 보니 자기방어 때문인지 약간 거친 스타일이었다. 그 친구는 자신이 몸이 좀 불편해서 사회에 대해 반항하고 좌절하고 분노했다면서 그에게 의사가 되는 게 어떠냐고 권유했다. 그 친구는 후에 변호사가 된 김춘성이다. 그의 권유가 아니었으면 지금의 윤 원장은 의사라는 천직을 만나지 못했을지도 모른다. 의예과 1, 2학년 당시 그가 적응을 못 하고 방황했을 때 그를 일으켜 세워준 사람도 바로 그 친구였다.

윤 원장의 할아버님은 장손인 그를 유독 사랑하셨다. 그런데 할아버님은 폐기종, 작은아버지는 폐결핵, 기관지확장증 등 가족의 어른들이 폐 질환으로 고생을 하셨다. 어릴 때는 작은아버지와 함께 결핵약을 타러 가곤 했던 기억이 난다. 결국 아버지마저 폐암으로 별세하셨다. 사랑하는 가족들이 폐 질환으로 고생을 했으니 그가 석·박사 논문 주제를 폐암으로 택한 것도 이와 관련이 없다고 할 수 없겠다. 정신건강학과에도 관심이 있었지만 결국 그는 호흡기내과에서 기도 질환을 공부하게 되었다. 호흡과 알레르기는 서로 다른 분야지만 천식에 관심을 갖다 보니 알레르기내과 전임의를 하게 된 것이다.

그는 병원에서 환자를 진료하는 호흡기내과 선생님이기도 하지만, 2019년부터는 모교 한양대학교병원장으로 임명되어 2022년 올해로 벌써 4년째가 되어가고 있다. 개원 50주년을 맞이한 그의 모교 병원을 진정한 상급 종합병원으로 자리매김시키기 위해 연구 중심, 스마트 병원으로의 병원 혁신에 중점을 두고 열정을 다하고 있다. 방송 제작진들이 사전 인터뷰를 위해 병원을 방문했는데 모든 의사와 직원들이 어려워서 멀리할 만한 원장님을 진심으로 아끼고 좋아하는 게 느껴질 정도로 주변 사람들에게 인기가 좋았다. 그 비결을 물으니 주저하지 않고 그는 '소통'이라고 답한다. 소통은 결국 함께 공감하는 것이며, 공감에는 정보 공유가 중요하다. 그래서 구성원들이 소속감을 함께 느낄 수 있도록 가능한 한 서로 정보를 나누고, 배려하고 사랑할 수 있도록 유도하는 데 중점을 둔다. 그가 말하는 '섬김의 리더십'은 그가 모든 이들과 소통하기 위해 택한 그만의 경영 방식이다.

병원의 원장으로서 바쁜 행정 중에도 여전히 제자들이 환자에게 최선을 다하는 의사가 되길 바라며 가르치고 전수하는 데 시간을 많이 할애한다. 학생들에게 환자 중심으로 생각하며, 항상 공감하는 자세의 중요성을 의학 지식보다 더 많이 강조한다.

생과 사의 갈림길에서 분초를 다투는 환자로 붐비는 응급실에서는 의사가 환자를 지탱해주는 지팡이와 같다는 걸 잘 알기에 오늘도 그는 응급실로 직접 그들을 만나러 가곤 한다. 긴장하고 불안해하는 환자를 위해 최대한 그들의 마음을 헤아리는 것이 의사가 할 일이라는 생각 때문이다. 이 바쁜 일정 중에도 그가 재직하고 있는 병원이 공동연구 사업단으로 선정되어 그 역시 의사 과학자 양성에 힘을 쓰고 있다. 그가 총괄 책임자로서 심포지엄을 주관하고 있는데, 이 사업은 2022년 올해로 여섯 번째를 맞고 있다. 이 많은 일을 주관하는 그의 일인 다역의 에너지의 원동력은 어디에서 오는 것일까.

그는 의사지만 지금도 문학 소년처럼 늘 책을 가까이한다. 사람이 무언가를 판단할 때 보통은 지금까지의 자기만의 경험치에 의해서, 또 책을 통해서 얻은 간접 경험을 토대로 지혜로운 판단을 할 수 있다

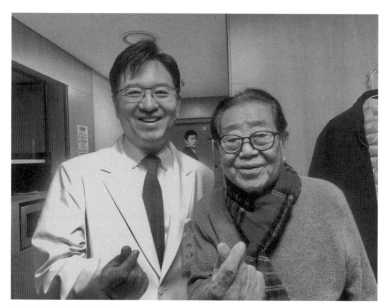
송해 선생님의 주치의였다.

고 그는 믿는다. 의사와 환자 사이에도 역지사지가 필요하다. 사람마다 다 다른 감정들을 상대의 입장에서 생각해볼 수 있긴 하지만 부족한 부분은 역시 영화라든지 책을 통해 유추하면서 채울 수밖에 없다. 또 앞에서도 말했지만 자주 다시 들춰 읽곤 하는 히포크라테스 선서도 그의 지침이 되곤 한다. 나직이 그 선서를 되뇔 때마다 환자에 대한 마음가짐을 올곧게 하고 엄숙함과 경건함도 생기게 된다. 환자의 건강과 생명을 첫 번째로 생각하며 인종, 종교, 국적, 정파 또는 사회적 지위 여하를 초월해 오직 환자에 대한 의무를 지키려는 마음가짐을 그는 히포크라테스 선서를 읽으며 수시로 되새겨본다.

호흡기내과이다 보니 노인 환자들이 많이 오신다. 그는 적어도 의술의 시작은 환자를 보듬는 마음의 온기에서 나온다는 진리를 믿는다. 병세가 깊어진 어르신들의 손을 꼭 잡아주는 것만으로도, "반드시 쾌유할 것"이란 따뜻한 말 한마디로도 어르신들은 이미 병이 다 나은 것 같다고 말씀하시곤 한다. 그런 환자들의 반응이야말로 그가 이 일을 사랑하고 더욱 열정을 쏟는 원동력이다.

늘 책을 통해 자신을 키워가는 인문학적 소양 때문인지는 모르겠지만 그와 대화를 하다 보면 자연스레 느껴지는 게 있다. 바로 얼굴 전체에 퍼지는 미소다. 별말 아닌 일상 대화를 나눌 때도 부드럽게 머금고 있는 온화하면서도 잔잔한 미소를 보면 어쩐지 그 앞에서라면 마음을 푹 놓아도 될 것만 같은 편안함이 느껴진다. 이 풍파 많은 코로나 세상에, 큰 병원의 수장으로 그 많은 직원을 이끌면서 어떻게 스트레스를 극복하면 그런 미소를 유지할 수 있는 건지 궁금했다. 그의 답은 간단하다. 바로 '긍정의 힘'이다. 생각을 바꾸면 말이 바뀌고, 말이 바뀌면 행동이 바뀌고, 행동이 바뀌면 습관이 바뀌며, 습관이 바뀌면 인격이 바뀐다. 그러고 나면 그 인격이 운명을 결정한다는 끌어당김의 법칙을 일상 속에 응용하는 것이다. 그는 술을 즐기지만 술자리에서조차도 자기 절제를 하고 감정의 진폭을 줄이려 노력을 많이 할 정도다.

또 그가 환자와의 첫 진료에서 가장 중요하게 생각하는 게 바로 '눈 맞춤'이다. 의사가 진심을 보여야 환자도 마음을 연다. 환자의 모든 이야기가 적절한 치료 과정으로 변화하는 것이다. 짧은 시간 내에 환자의 어려운 점을 찾아내고 환자와의 신뢰를 구축하는 것이 매우 중요하기 때문이다. 어떤 내용일지라도 환자의 비밀을 준수하고 의사를 신뢰하도록 하는 것이 의사의 역할이라고 믿는다. 의과대학을 오는 학생들은 이과 출신이지만, 그는 그래서 학생들에게도 인문학적 소양에 대해 늘 강조한다.

그런 긍정적이고 밝은 그에게도 가슴 한편이 시린, 환자에 대한 아픈 기억들은 있기 마련이다. 30대에 안타깝게 폐암으로 사망했던 환자의 이름을 기억하며 그의 남겨진 가족들까지 궁금해하는 윤호주 원장. 그가 발휘해내는 초인적인 에너지 뒤에는 가슴속에 환자를 아끼고 마음의 별처럼 여기는 그런 사랑이 있다. 이 때문에 그 역시 별처럼 빛나는 것이 아닌가 싶다. 그뿐만 아니라 2001년, 우연한 기회에 아버님의 흉부 영상 촬영을 계기로 폐암 4기를 진단해야 했던 일, 그리고 그를 의과대학으로 이끌었던 친구에게 폐암을 직접 알리고 결국 떠나보냈던 2013년을 그는 잊을 수가 없다. 호흡기내과를 전공한 의사로서 사랑하는 아버님과 잊을 수 없는 친구를 폐암으로 잃었다는 사실도 어쩌면 그가 지금 연구하고 일하는 분야에 힘을 더하는 계기가 되었을지도 모르겠다.

그의 마음은 아직도 청년 같은 봄날이지만, 인생을 계절로 치자면 어느새 일과 함께 늘어난 주름, 흰머리와 함께 '가을'의 문지방을 넘었다. 주마등처럼 많은 일이 떠오르지만 지금 현재 나이가 들어 연륜과 경험을 후배들에게 전해줄 수 있는 자신의 모습이 너무도 행복하고, 인생이 그에게 준 진정한 선물이라 생각한다. 정년 이후의 그의 삶을 그려본다. 부모님께 그가 물려받은 좋은 유전자가 있다면 성실함과 사람을 좋아하는 사회성이다. 그래서인지 환자와 보호자들과의 관계를 통한 인맥이 넓고 두터운 편이다. 그 인맥들을 활용해서 좋은 재능을 가진 사람들끼리 서로 연결시키고 도움을 주는 관계를 만들어보고 싶다. 또 많은 사람과 건강한 장수, 즉 'long life'에 대한 생각을 공유하고 지혜나 경험을 나누는 플랫폼을 만들어 일반인에게 도움을 줄 방법도 구상 중이다. 현직에 있을 때도, 또 퇴직 후에도 그의 마음속에는 늘 타인을 돕고자 하는 욕심이 다른 욕심보다 앞에 서 있다.

중고교 시절, '일신우일신(日新又日新)'이라는 학교의 교훈을 외치며 아침이면 힘차게 자전거로 등교하던 소년 윤호주. 매일 아침, '오늘도 즐겁고 새롭게'를 외치며 멋진 미래를 꿈꾸던 문학 소년 윤호주는 자라서 명의의 반열에 드는 의사가 되었다. 오랜 세월 환자를 돌보고 그들의 생사를 지켜보면서 이제는 그의 대학의 건학 이념인 '사랑의 실천'이 그의 슬로건이 되었다. 너무 간단하고도 상투적이라 눈에 들어오지 않았던 그 문구가 이제 삶의 연륜과 지혜로 무장한 거장의 눈에 제대로의 깊은 의미로 다가온 것이리라. 그를 거쳐 간 많은 환자가 그를 그저 따뜻하고 정이 많은 의사로 기억해주면 좋겠다는 게 그가 가진 가장 큰 욕심이다. 또 환자들의 가족들이 "아, 그 주치의가 '윤호주'라는 의사 선생님이었는데, 고마우신 그분 참 보고 싶네"라고 말한다면 그는 더 바랄 게 없을 것 같다. 의술이 아닌 인술로, 지식보다는 마음으로 다가가 위로와 희망을 주는 향기로운 의사가 되고 싶은 그의 소망이 이루어진 것일 테니 말이다.

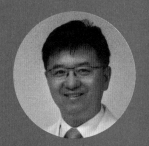

윤호주

전 한양대학교병원장
한양대학교병원 호흡기알레르기내과 교수

 학력

한양대학교 의과대학 졸업
한양대학교 의과대학원 석·박사
미국 예일대학교 연수

전문 분야

천식, 만성폐쇄성폐질환, 면역성 폐질환, 만성기
침, 알레르기, 결핵, 폐암, 간질성 폐질환

현재 및 주요 역임

한양대학교 내과학교실 교수
제13대 대한천식알레르기학회 이사장
한국의학평론가회 이사
한양대학교병원 국제병원장
2015 세계알레르기학회 한국조직위원회
사무총장
한양대학교병원 기획조정실장
서울시 아토피천식교육정보센터장
한양대학교 의료원 대외협력실장

간 질환 치료 혁신을 향한 도전

백순구 교수(소화기내과)

우리 몸에서 가장 큰 장기이며, 가장 재생이 잘되는 장기가 간이라는 건 잘 알려진 사실이다. 간은 영양소를 보관하고 해독, 살균 등 몸의 면역 기능을 돕는 신체 에너지 관리 센터라고 보면 된다. 그러나 바이러스, 술, 지방, 약물 등의 공격을 받아 70~80퍼센트가 파괴되어도 위험 신호를 절대 보내지 않는 '침묵의 장기'로, 폐암에 이어 국내 암 사망률 2위를 기록하고 있다. 우리 몸의 중요한 장기인 간처럼, 간 질환 분야에서는 없어서는 안 될 간경변의 권위자인 백순구 교수는 본인 소개도 매우 인상적이다.

"역동적이며 새로운 도약을 통해 르네상스 시대를 열고 있는 원주 연세의료원 원장이자 소화기내과 전문의인 백순구입니다."

그가 20년 동안 진료, 연구, 교육을 해왔지만 지금 그의 중심 관심사는 3년 전부터 맡아온 원주 연세의료원장과 강원도 병원회 회장으로서 당면한 과제를 어떻게 해결해나가느냐 하는 데 있다.

원주 세브란스 기독병원은 63돌을 맞이했다. 1959년도에 해외에서 온 의료 선교사들이 십시일반으로 기부를 해서 만든 의미 깊은 병원인데 그 병원의 건물이 너무 낡아서 환자들을 안전하게 진료하기에 미흡했다. 그는 병원 신축을 기획하고, 작년 여름에 첫 삽을 떴다. 세브란스 기독병원은 원주에 있기는 하지만 지역 거점 병원으로서 관할하는 지역이 상당히 넓다. 강원도 중에서도 교통의 요지에 병원이 있어야 여러 환자를 케어할 수 있었기에 중심인 원주에 세워진 병원은 강원도, 충북, 경북, 경기도 동쪽까지 관장하며 여러 곳에서 온 환자들을 만나고 있다. 새 병원 건립 취지는 그래서 중요하다. 단순히 건물만 새로 지으려는 것이 아니라, 60년 전 선교사들이 십시일반 마음과 돈을 모아 세울 때의 슬로건인 '의료로 복음을 전파'한다는 정신도 되새기며, 지역사회와 함께 책임의식을 갖고 발전해야 한다는 사명감도 갖고 있다. 그래서 대대적인 캠페인을 진행하고 있으며 지역의 상공인들과 그 대학 출신의 의사들로 위원회를 꾸려 운영하고 있다. 그뿐만 아니라 지역 거점 병원으로서 책임을 다하기 위해 닥터헬기, 권역 응급센터, 외상센터 등을 운영하다 보니 사립 병원이면서도 공립 공공병원의 성격을 많이 띠고 있다.

그런 힘찬 자기소개를 하는 백순구 원장은 탁월한 행정가처럼 보이기도 하지만 실은 그는 간경변 환자들을 위해 20년이라는 시간을 연구에 바친 간 질환 전문 의학자이다.

유교적이고 보수적인 가정에서 자란 백 원장의 집안에는 의사가 한 명도 없었다. 그가 집안의 유일한 의사가 된 것이다. 서울 사직동에서 살았던 어린 시절, 아버님을 따라서 형과 함께 다녔던 이발소는 순수한 소년 백순구에게 큰 모멘트가 되는 장소였다. 흰 가운을 입고 손님의 머리를 마음대로 가위질하는 이발사가 그렇게 멋있어 보일 수가 없었다. 어린 마음에 앞으로 자기도 어떤 직업을 갖더라도 흰 가운을 입고 일을 해보고 싶다는 어렴풋한 꿈이 생겼다. 나중에 의학 공부를 하며 의학의 역사를 배우다 보니 200년 전 최초의 외과 의사가 이발사였다는 걸 알게 되었다. 우연이긴 하지만 그를 의사의 길로 이끌었던 이발소는 그에게 어쩌면 큰 꿈을 이루게 해준 마법 같은 공간이었을지도 모르겠다. 정말 1500년대에는 이발사들이 다리를 절단하는 수술 같은 것을 했다고 한다. 그 당시 외과 의사들은 미스터라고 불렸고, 내과 의사들은 닥터라고 불렸다. 지금 생각해보면 어떤 분야를 전공해도 중요하지 않은 부분은 없지만, 그가 전공을 택하던 시절에는 내과 의사야말로 총망라한 의학 지식을 갖고 있는 의사 중의 의사라는 의견에 동의를 하는 분위기였다.

의사다운 의사가 되겠다는 신념으로 내과를 선택했고, 그를 인정해주셨던 소화기내과의 스승이 그를 일찌감치 같은 전공으로 이끌며 관심과 격려를 해주셨다.

그가 요즘 심혈을 기울여 연구하고 그 결과를 기대하고 있는 것은 줄기세포이다. 말기 간경화가 왔을 때 실제로는 뇌사자 간을 받는다든가, 가족들끼리 생체 간이식을 통해 치료를 기대해왔다. 하지만 무작정 기다리면서 치료를 기다리는 것에는 한계가 있기 마련이다. 어떤 대체 치료로 간이식을 대신할 수 있을까에 많은 의사가 집중하고 몰두하고 있는데 그 대표적인 후보가 줄기세포이다. 실제로 심장이나 기타 질환에는 이미 우리나라에서도 치료제로 승인된 경우가 꽤 있다.

줄기세포는 혼자 재생할 수 있고, 다른 세포로 분화할 수 있는 특징을 지닌 세포이다. 말 그대로 줄기가 있는 세포여서 스스로 복제가 되고 원하는 세포로 바뀔 수도 있는 두 가지 능력을 다 갖고 있다. 또한 호밍(homing)이라는 기능적 특징이 있는데, 병이 있는 곳을 스스로 찾아간다는 뜻이다. 간이 나쁜 환자에게 정맥 주사를 통해 줄기세포를 넣어주면 줄기세포가 아픈 간을 스스로 찾아간다. 일반 세포에 비해 성장 호르몬, 치유 호르몬이 많은 줄기세포가 아픈 기관이나 장기들을 잘 치유해주는 것이다.

　환자의 골수는 이미 질환을 앓고 있어 줄기세포의 소스로 좋은 편이 아니다. 건강한 사람의 골수를 사용하는 것이 좋지만 우리나라에서는 아직 줄기세포 거래가 불법이라 본인의 세포밖에 허용이 안 되는 실정이다. 가까운 일본만 해도 의사들이나 지역 의료기관에 자율권을 주고 있어, 문제가 없다고 판단이 되면 줄기세포 치료 시도를 하고 있다. 우리나라는 아주 강력한 규제를 하고 있어서 이에 관한 연구나 환자를 위해 적극적으로 활용할 수 있는 길이 많이 막혀 있다.

　해열제로 알려진 아스피린은 120여 년 전에 우연히 나무뿌리에서 발견되었다. 처음엔 해열 용도로만 쓰이다가 1960~1970년부터는 항응고 성질도 있다는 게 발견되어 심장병, 중풍을 고치는 약물로 쓰이고 있다. 게다가 얼마 전부터는 아스피린이 대장암 예방에도 효과가 있다는 걸 알게 되었다. 줄기세포는 어쩌면 '제2의 아스피린'이 될지도 모른다. 규제만 하지 말고 안정성을 검증한 후 여러 의사가 현장에서 사용하도록 해서 계속 새로운 기능들이 발견될 수만 있다면 그 효과는 무궁무진하리라 본다.

환자들이 어떤 제약 때문에 치료도 못 받고 손을 놓아야 하는 상황을 보면서 그는 의사로서 그가 할 수 있는 게 무엇이며, 어떻게 해야 하는지 늘 의문을 가져왔다. 그래서 20년 전부터 이 간경변증 치료제를 어떤 식으로든 개발해야겠다는 생각을 해왔고 그 답을 얻은 것이 줄기세포이다. 세포 치료부터 시작해서 동물실험 등을 통해 치료 기전을 발견해냈고, 여러 차례를 거친 임상시험을 하고 있는 단계이기 때문에 그는 이 결과에 대해 큰 기대를 갖고 있다. 이 결과에 따라 간경변증이라는 난치성 질환을 갖고 있는 환자들에게 한 줄기 빛을 선물할 수 있을 것이다.

병원의 수장으로 행정직을 포함한 각종 프로젝트, 그리고 줄기세포와 관련한 연구뿐 아니라 그는 의사답게 여전히 그를 찾는 많은 환자의 진료를 함께 보고 있다. 굳이 다른 사람 아닌 그를 찾아오는 20년이 넘은 환자들을 바쁘다는 이유로 외면할 수는 없다. 과거 강원도에는 특히 알코올성 간 질환 환자들이 많았다. 농사를 많이 짓다 보니 사람들이 아침에 나가서 일하다 새참부터 술을 먹고, 일이 끝나는 저녁에도 술을 마셔서 24시간 알코올 농도가 유지된다.

그래서인지 의사 백순구를 찾는 환자는 하루에 40명에 달할 정도이다. 그는 10년, 20년째 만난 환자들과 긴 호흡으로 돈독한 관계를 유지하고 있다.

걱정 가득한 표정으로 오는 환자를 위해 그가 하는 첫 번째 진료는 환자를 다독이며 안심시키는 일이다. 자기가 만난 의사가 환자 건강 관리를 끝까지 책임질 수 있다는 믿음을 갖게 하는 게 얼마나 중요한지는 오랜 경험을 통해 그가 체득한 교훈이다. 좋지 않은 결과가 나올

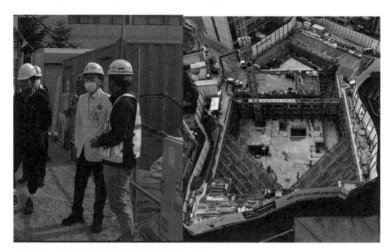

새 병원 공사 현장에서 진행 사항 점검 및 독려.

까 봐 노심초사하던 시간을 지나 건강을 위해 노력하는 모습으로 환자를 변화시킬 수 있었던 건 의사 백순구의 조력이 있기에 가능했을 것이다. 나쁜 병과 싸우지 말고 나쁜 친구라 생각하며 잘 달래서 가야 한다고 조언하면 환자는 그의 말을 듣고 스스로 생활을 자제하면서 건강을 지키려고 애쓴다. 그런 모습을 그는 오래, 많이 보아왔다.

그가 잊을 수 없는 환자가 있다. 말기 간암 환자였다. 사실은 여명이 얼마 남지 않았고 보호자와 환자도 그 사실을 알아야 정리하는 기간을 가질 거 같아서 그 점을 말했다. 절망할 것 같은 환자로부터 "저는 백순구 교수님이 봐주시니까 걱정 안 해요. 한 10년은 문제없이 살 거 같습니다"라는 답이 돌아왔다. 그 말을 들은 의사가 오히려 환자로부터 용기를 얻었다. 그분과의 그런 관계 덕분인지 그 환자는 예정된 여명보다 5배 정도 더 살아서 버텨주었던 기억이 난다. 그만큼 환자와의 라포(rapport, 두 사람 사이에 상호 신뢰 관계를 나타내는 심리학 용어)가 중요하다는 걸 그는 누구보다도 잘 알고 있다.

　코로나가 창궐한 이후 병원은 늘 가시밭길처럼 위태로웠다. 그 엄혹한 시간 속에서도 환자와 보호자, 그리고 의료진들을 위해 병원장 백순구는 늘 고민하면서 방향을 잡아갔다. 의료원장으로서 많이 힘들지만, 그것만이 전부는 아니었다. 지역 의료기관임에도 불구하고 다양한 연구가 활발하게 이루어지고, 디지털 헬스케어 분야 연구 성과에서 두각을 나타낸 것도 자랑할 만한 일이다. 또 2021년에는 연구 중심 병원으로 선정되기도 했다. 단순히 진료만 하는 게 아니라 연구를 베이스로 해서 의료 수익을 창출할 수 있기 때문에, 그렇게 되면 병원 운영도 진료 수익에만 의존하지 않고, 한꺼번에 많은 환자를 보지 않아도 되니 의료의 질도 그만큼 높아지게 된다.

　또 그는 의료진과 지역 주민들의 불신과 불안을 잠재우기 위해 1호 접종자로 제일 먼저 백신을 맞는 모범도 보였다. "좋은 연극은 훈계하지 않는다"라는 말처럼 그에게는 말 그대로 관객이 느끼게 해야 된다는 원칙이 있다. 리더는 이래라저래라 오더를 내리는 것이 아니라 구성원들이 먼저 느끼고 따라올 수 있게 포용하는 그런 능력이 필요하다고 생각한다.

　또 그는 희귀 질환 권역별 거점 병원장으로서 지역 희귀 질환 환자들을 위한 적절한 치료와 방법을 제공하고 경제적 도움을 줄 수 있도록 노력하고 있다. 그의 병원은 경제적으로 어려운 희귀 난치병 환자들, 특히 아이들을 치료하고 관리하는 센터를 유치하여 운영하고 있다. 이 어려움을 알고 원주 상공회의소 기업인들이 아이들을 위해 치료비를 기부하여 전달식 행사도 열었다. 그가 이토록 장애와 희귀 질환에 관심을 기울이는 이유는 강원 지역뿐 아니라 우리나라 전체 의료 수준을 높여야 한다는 생각 때문이다. 이런 희귀성 질환 환자, 특히 아이들이 경제적 문제 없이 다 같이 건강하게 살 수 있도록 치료를 받는 것이 선진국으로 가는 지표이고 척도가 된다고 그는 생각한다.

백 원장의 말을 듣고 있자니 간 질환에 관한 연구부터 줄기세포에 대한 열망, 그리고 병원의 혁신 등등 전반적으로 '도전', '혁신' 같은 단어가 떠오른다. "좋은 것은 위대한 것의 적이다(Good is the enemy of great)"라는 금언을 그는 항상 새긴다. 좋을 때 만족하고 안주하지 않겠다는 의지로 가득한 백순구 원장다운 말이다.

그런 그도 가볍게 술을 즐긴다. 정서적 유대와 사회관계 네트워크의 도구로 적절하게 마시는 술은 오히려 건강에 좋을 수도 있다고 생각하는 유연한 간 전문의다. 그의 특별한 건강 관리는 '기쁘게 살자'를 실천하는 것이다. 매일매일이 행복할 수는 없지만, 행복한 일은 매일 있다고 생각하면 삶이 기뻐질 수 있다.

"First there, last out"이라는 말이 있다. 가장 먼저 침투해, 제일 마지막에 나온다는 뜻으로, 이는 백순구 원장의 삶의 태도를 대변하는 말이기도 하다.

"솔선수범하되 책임은 내가 진다!"

그야말로 진정한 리더만이 할 수 있는 말이 아닐까. 의료 혜택의 불균형과 싸우는 지역 거점 병원의 수장으로, 그를 믿고 따르는 부하들은 모두 행복한 리더, 멋진 리더를 모시고 있다는 자부심을 가져도 될 것 같다.

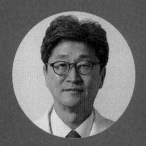

백순구

연세대학교 원주의료원장
연세대학교 원주의대 소화기내과 교수

 학력

연세대학교 원주의과대학 졸업
고려대학교 의과대학원 석·박사
캐나다 캘거리의과대학 연수

 전문 분야

간질환, 간암, 간경변, 줄기세포치료

 현재 및 주요 역임

연세대학교 원주의대 원주세브란스기독병원 소
화기내과 센터장
대한임상초음파학회 학술이사
대한간학회 학술이사
연세대학교 원주의대 교무부 부학장
가톨릭 서울대교구 생명의 신비 상
연세대학교 우수업적교수상
대한간학회-글락소스미스클라인 해외연수
장려상
연세대학교 학술상 의학 부문
범석학술장학재단 제18회 범석의학상

아픈 사람과 약한 사람들을 향한 측은지심

류인철 원장(치주과)

치아는 사람에게 있는 28개의 보석이라고 한다. 그만큼 소중하고 귀한 것이지만 연간 외래 환자 수 1위, 연간 외래 기반 요양급여 비용 1위를 차지하는 감기보다 더 흔한 국민의 병이 바로 치주 질환이다. 전 국민의 70퍼센트 이상이 환자로 추정될 만큼 흔한 질병이지만 치료하기 힘들어 난치 질환으로 분류되는 병이다. 설문조사에서 은퇴 후 노인들이 가장 후회하는 것이 바로 치아 관리 소홀이라고 대답했을 정도로, 이가 나빠지면 삶의 질도 그만큼 낮아질 뿐 아니라 다른 합병증을 초래할 위험도 그만큼 많아진다.

치아에 관해서는 국내 최고의 권위자라고 명명해도 모자람이 없는 류인철 원장. 전 서울대학교 치과병원장을 역임한 그는 대한치주과학회장, 대한치과이식임플란트학회장, 대한치과병원협회장을 역임했을 뿐만 아니라 16대, 17대, 19대 대통령 자문의를 세 차례나 역임한 치의학계의 명의다. 굳이 이런 프로필을 나열하는 이유가 있다. 이토록 화려하고 대단한 경력에도 불구하고 그가 풍기는 소박함과 겸손함이 그의 거창한 경력보다 더 환하게 빛나기 때문이다. 그의 삶은 설명도 수식도 그다지 필요하지 않을 만큼 단순하다. 시골에서 나 자연을 벗 삼아 자라나고, 치과대학을 나와 외길 인생을 26년간 걸어왔으며, 은퇴 후에도 작은 병원을 열어 지역 주민들을 도우며 소명을 다할 수 있음에 감사하며 일하고 있는 천상 의사 선생님이다.

국내 최고의 대학 치과병원장과 대통령 자문의를 거친 그를 만나기 위해 버스를 두세 번씩 갈아타고 오는 환자들은 아주 오래전부터 그에게 치아를 맡겨온 분들이다. 류 원장은 환자를 치료하면서 흥얼흥얼 콧노래를 부를 때가 있다. 환자들은 그의 콧노래를 들으며 치료를 받으면 긴장이 풀리고 통증을 잠시 잊는다. 자기가 부르는 노래가 환자들의 고통을 씻어주는 약이라는 걸 아는지 모르는지 그는 그저 일하는 게 감사하고, 자신을 오랫동안 믿고 찾아주는 환자들이 반갑다. 그들과 함께 지내온 세월만큼 환자와 의사 모두 나이가 들어 이제 지긋한 노년의 반열에 들었지만 그만큼 그들의 믿음은 돈독하고, 온전히 자기의 치아를 믿고 맡기는 환자들도 그 세월만큼 많아졌다. 병원, 특히 무서운 치과를 오는 환자들은 불안한 마음이 많지만, 그 불안을 안 느낄 정도로 편안하게 치료를 해주는 원장님에 대한 칭찬을 그들은 아끼지 않는다. 국정을 수행하며 그에게 치아를 맡기는 대통령과 멀리서 버스를 타고 그를 찾아오는 환자들이 그에게는 조금도 다르지 않다. 그저 가진 능력으로 자신이 도와줄 수 있는 사람들과 환자들일 뿐이다.

그가 병원장으로 재직할 당시 가장 마음을 기울인 것은, 그의 성향답게 병원의 수직적 문화를 수평적 문화로 바꾸는 일이었다. 그가 학교에서 교수로 일하면서 보고 느낀 문제 중 하나가 권위주의였다. 예전에는 학교에서 교수님들이 어떤 일을 처리할 때 의료진 이외의 행정직이나 다른 도움을 주는 직원들에게 강압적이거나 우월감을 갖고 있었던 것 같다. 그는 의료진만 잘해서는 결코 병원이 세계 최고가 될 수 없다고 생각했다. 각 병원을 구성하고 있는 다양한 직종에 있는 분들이 다른 외부 기관이나 외국에 있는 같은 직종의 직원들과 비교했을 때 최고여야만 그 병원 자체가 명실공히 세계 최고가 될 수 있다고 믿었다. 의료진을 지원하는 행정, 원무와 더불어 기계실, 전기실, 미화실 등의 시설과 설비 부분에 근무하는 모든 직원의 업무 역량이 동시에 높아져야 하고, 병원이 추구하는 의료의 가치를 함께 공유하고 노력할 때 최고의 병원이 되는 것이다. 병원의 이미지는 의료진만으로 이루어지는 것이 아니다. 병원의 화장실이 깨끗하면 환자들의 신뢰도 더욱 커지게 된다. 그만큼 병원 미화를 담당하는 분들의 역할도 중요하다. 의사 중심으로 끌고 가는 게 아니라, 여러 직종 간에 서로 토론하며 서로를 존중하도록 병원 문화를 바꾼 것이 그가 이룬 첫 번째 공적이다.

또 하나는 그가 병원장으로 있는 동안 장애인들의 구강 건강 수준을 높이기 위해 했던 여러 가지 업적을 들 수 있다. 장애인 중에서도 특히 지적 장애인들은 의사소통 문제 때문에 보통 치과에서는 치료가 너무도 어렵다. 그분들을 치료하려면 전신 마취 등을 포함한 의료 시설이 동반되어야 한다. 서울대 치과병원은 그가 취임하기 이전부터 취약계층을 위한 다양한 공공 보건의료 사업을 수행해왔다. 전국에 권역별로 장애인 구강 진료 센터가 있기는 했었지만, 이 운영을 주로 치과대학이 있는 병원에서 담당해왔다. 이제는 일정한 시스템하에 국가적

차원에서 역할을 하는 기관이 필요하다는 생각이 들었다. 그래서 그가 '중앙장애인구강진료센터'라는 명칭으로 보건복지부에 제안했고, 그것이 받아들여져 2019년 8월, 새롭게 신축된 장애인을 위한 진료공간에서 '중앙장애인구강진료센터'를 열게 되었다. 중앙장애인구강진료센터는 단순히 장애인 환자의 치과 치료 공간에 그치지 않고 우리나라 장애인 구강 보건 사업 모델 개발, 장애인 구강 진료 전문 인력 양성 프로그램 개발, 응급의료 체계 마련을 통한 전국 장애인 구강 진료에 있어 컨트롤 타워이자 정책 제안자로서 다양한 역할을 수행해나간다.

병원장직 수행이라는 바쁜 와중에도 그는 환자 곁을 떠나지 않고 일주일에 며칠은 꼭 환자를 진료하고 치료하며 보냈다. 퇴임식 때 다들 "얼마나 힘들었느냐?" 물었지만 그는 오히려 즐거웠다고 대답한다. 어떤 조직의 문화를 바꾼다는 게 얼마나 힘들고 오래 걸리는 일인지 따로 설명할 필요가 없을 것이다. 구성원들이 같이 추구하는 공동의 가치가 공유되고, 소통되어야 하는데, 그것을 할 기회를 가진 병원장이라는 자리가 그에게는 기회가 되었고, 오히려 감사하고 즐겁고 보람된 일이었다.

어떤 연유로 치과 의사가 되었는지, 그에게는 거창한 철학도, 어떤 경이적인 모멘트도, 또는 뭔가 그럴듯한 이유도 없었다. 전기도 안 들어오는 시골 마을에서 태어난 그는 다행히 교육에 뜻이 있던 부모님 덕에 상급학교에 다닐 수 있었고, 재수를 해서 대학에도 갈 수 있었다. 치과 치료라고는 초등학교에 다닐 때, 면에서 의원을 하시는 분이 매년 학교에 와서 신체검사를 하면서 구강검사를 해준 것이 전부였다. 충치가 있는 걸 알았지만 동네에 치과 의사 선생님이 없어서 그

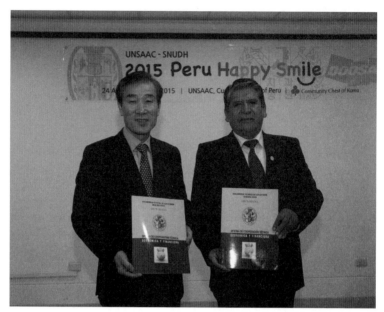

페루 쿠스코의 운삭대학교 치과대학 교육 및 교원 지원에 관한 총장과 협약식.

냥 넘어갈 수밖에 없었다. 그러다 대학시험을 봐서 치과대학에 합격하고, 합격자 대상으로 신체검사를 한다는 걸 알았다. 선배들인 치과 의사 선생님들이 검진할 텐데 치과대학 신입생이 충치가 있다는 게 마음에 걸려 아버님께 말씀을 드렸다. 아버님의 손에 이끌려 읍내에서 처음 치과 치료를 받았던 게 그가 받은 첫 치아 치료였는데, 우습게도 그의 이를 치료해주신 분은 무면허였다고 한다.

그가 살았던 시골의 초등학교 아이들은 중학교를 못 가는 아이들이 많았고, 또 중학교를 다녔어도 고등학교에 못 간 친구들도 꽤 있었다. 머리도 좋고 공부도 곧잘 했어도 가정 형편 때문에 진학을 못 하는 친구들에게 그는 늘 미안한 마음이 있었다. 다행히 부모님의 지원을 잘 받아 서울에 있는 대학을 오게 된 것이 그들에게는 어쩐지 빚을 지는 것 같은 기분이었다. 언젠가 나중에 뭔가 일을 하게 되면 모교인 초등학교와 중학교에 꼭 장학금을 지원해주고 싶다고 생각했다. 선배들을 보니 그런 걸 할 수 있는 경제적 여력이 생길 수도 있겠다는 생각이 들어 치과에 오기를 참 잘했다고 생각했다고 한다. 그렇게 자기보다 남을 먼저 앞에 세우는 심성은 어떻게 만들어진 걸까. 그는 일생 '자연이 최고의 스승이다'라는 생각을 참 많이 하고 살아왔다. 어릴 적 시골에서 보고 자란 자연은 그에게 많은 느낌을 주었다. 신학문을 별로 접하지 못하신 고향 어른들이 가르쳐주셨던 삶의 지혜, 그리고 이웃 간에 도우며 살아가는 모습들을 보며 공동체 의식이 자란 것 같다. 고교 때는 심훈 작가의 《상록수》를 자기가 주인공 채영신이 된 것 같은 착각을 할 정도로 빠져서 읽었다. 야학 수업을 하는데, 창밖에서 들어오지 못한 학생들이 나뭇가지 위에 올라 교실을 들여다보며 공부하는 장면을 읽으며 그의 마음도 불타올랐다. 어릴 때 가정 형편 때문에 상급 학교에 가지 못했던 친구들이 떠오르고, 언젠가는 꼭 어떤 방법으로든 누군가를 돕고 살아야겠다고 결심했다.

그러다 대학 1학년 때 서울 삼양동에서 야학 교사로 학생들을 가르치게 되었다. 야학에 다니던 학생들은 대부분 나이가 15, 16세 정도 되었었는데 그들은 서울에서 주로 봉제공장 또는 목공소 직원, 시내버스 안내양 등의 일을 하고 있었다. 그 아이들을 보면서 고향에 있는 친구들이 떠올랐고 그래서 더 열심히 정성을 쏟아 가르쳤던 기억이 난다. 그중 가장 어린 13세의 소녀가 야학에 다녔었는데, 머리도 좋고 선생님들을 잘 따랐었다. 아픈 부모님을 돌보느라고 5학년 때 초등학교를 중퇴한 환경의 아이였다. 그 아이가 맹장염에 걸려 수술을 했는데, 간병해줄 가족이 없었다. 그래서 친구와 함께 둘이서 일주일 동안 그 아이의 간호를 맡았다. 학교에서 강의를 듣고 저녁이면 병원에 가서 소녀를 간병하며 밤을 새웠다. 머리가 아주 영리했던 그 학생은 후에 검정고시를 거쳐 명문 대학교에서 국문학을 전공, 현재 고등학교에서 교사로 재직하고 있다. 그렇게 세월이 지나고, 공부하느라 그도 야학에서 멀어지고, 대학원 다니며 작은 동네 병원을 개원해 진료로 바빠 야학을 잊고 지내고 있던 어느 날, 진료 중에 대기실 밖을 보니 예전에 야학 때 가르치던 그 아이가 기다리고 있었다. 환자가 많아 기다리라고 해놓고 저녁때까지 일하면서 생각을 해보니 그날이 스승의 날이었다. 야학에서 만났던 아이가 이제 선생님이 되어 찾아온 것이다. 그녀의 마음속에는 그가 스승으로 크게 자리 잡고 있었던 것이다. 스승의 날에 그를 찾아온 첫 제자였다. 너무나 큰 감동으로 기억되는 그날을 그는 아직도 잊을 수가 없다.

그만큼 제자들에게 다감하고 따뜻한 선생님인 그는 현재 제자들이 운영하는 작은 동네 치과병원에서 자문의로 활동하고 있다. 누구나 그렇듯 교수님이라는 세 글자는 어딘가 어렵고 거리감이 느껴질 수 있겠지만, 그와 함께 일하는 제자들은 그를 낯선 대상이 아닌 누구보다 좋은 선배로 생각하고 있다. 병원의 원장 중 한 명인 류혜은 선생은 류인철 교수의 딸이자 제자이다. 그녀는 존경하는 아버지를 따라 같은 대학에서 같은 치의학을 전공했다. 실력은 기본이고, 환자들에게 공감하는 마음으로 다가갈 수 있는 점을 강조하는 그는 환자들에게 진심으로 대할 때 진정한 치료를 할 수 있다고 강조한다. 이렇게 제자들에게 늘 좋은 이야기를 많이 해주고, 따뜻함을 전해주는 그는 항상 두 가지를 강조한다.

첫째는 '생각하는 법을 알아야 한다는 것'이다. 과거에 내가 무슨 일을 했는지는 지금의 나의 모습을 보면 알 수 있고, 미래의 내 모습이 궁금하다면 지금 내가 무엇을 하는지 보면 알 수 있다. 그걸 생각해보면 지금의 내 생각의 결과가 나중의 내 모습을 결정할 수 있다는 걸 알게 될 것이다.

둘째는 '그 생각의 크기를 키우자'는 것이다. 개인과 공동체는 둘이 아닌 하나이다. 과거에는 주로 조직이 우선이고 개인이 조직을 위해 상당 부분을 희생했었다. 현대 사회는 그 반대로 개인의 인권과 자유가 더없이 소중하다. 같은 개념으로 타인의 인권과 자유도 소중하고 그만큼 존중받아야 한다. 개인을 무시하는 조직은 있을 수 없지만, 조직을 떠난 개인 역시 의미가 없다. 개인과 조직은 둘이 아니라 하나이며, 그 구성원 하나하나가 존중받아야 한다는 생각을 지킬 때 우리가 살아가는 공동체는 건강하고 행복해질 수 있다. 그래서 그 조직도 커지고, 덩달아 개인도 발전하며 변화해갈 수 있다고 본다.

보통 사람들은 자신이 '촌사람' 또는 '촌놈'이라는 소리를 듣는 걸 싫어할지도 모르겠다. 류인철 원장은 오히려 촌놈인 게 자랑스럽다. 최고의 스승인 자연을 벗 삼아 성장한 것이 오히려 뿌듯하다. 또래의 친구들이 아무런 구속 없이 함께 뛰어놀았던 자연환경, 그리고 몸소 공동체 생활의 모습과 교훈을 보여주셨던 부모님과 어르신들까지 그에게는 다 선생님이다. 그런 동심을 잃지 않고 자라 나보다는 타인을 먼저 생각하고, 함께 발전해야 조직도 함께 행복해질 수 있다는 생각으로 국내 최고의 치과병원을 이끌었던 류 원장. 그가 가진 의사로서의 최고의 덕목은 아픈 사람과 약한 사람들을 안타깝게 여기는 측은지심이다. 환자를 푸근한 눈으로 바라보고, 이야기를 귀담아듣고, 손까지 잡아줄 수 있는 따뜻한 마음을 가진 의사 선생님 류인철. 개인을 뛰어넘어 사회에 참여하고, 사회를 위해 공헌하는 일을 많이 하고 싶어 현장의 환자들을 진료하며 함께 호흡 중인 그를 가까운 우리 곁의 동네 의사로 만날 수 있다는 사실이 얼마나 다행인지. 어떤 지위에 오르는 것보다 어떤 인생을 사느냐 하는 것이 훨씬 중요하다는 당연한 금언을 보석 같은 그를 보며 다시 한번 새길 수 있었다.

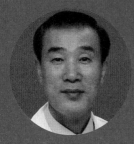

류인철

전 서울대학교 치과병원장
서울예봄치과 원장

 학력

서울대학교 의과대학 졸업
서울대학교 의과대학원 석·박사
미국 로체스터대학교 연수

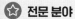 **전문 분야**

치주질환, 임플란트 치료, 치주교정

현재 및 주요 역임

대한치과의사학회 회장
16, 17, 19대 대통령주치의
대한치주과학회 회장
사단법인 한국당뇨협회 이사
서울대학교 치의학대학원 명예교수
대한치과이식임플란트학회 회장
전 대한진단검사치의학회 회장
전 대한치과병원협회장
독일 하이델베르크 치과대학 방문교수
호주 시드니대학 치과대학 방문교수

어린 환자와 함께 악성 골종양과 싸운다

정양국 교수(골육종)

뼈, 근육, 관절을 다루는 정형외과 중에서도 골육종을 포함한 근골격계 종양을 진단하고 치료하는 서울성모병원 정양국 교수. 병실에서 환자를 만나거나, 동료 의사들과 회의 중일 때 그의 표정을 보면 세상 모든 병과 싸워 이겨내겠다는 비장함과 진지함이 엿보인다. 하지만 인터뷰를 할 때 그의 얼굴은 너무도 온화하고 순수해서 꼭 좋아하는 선생님 앞에 부끄럽게 서 있는 시골 소년 같기도 하다. 옆도 뒤도 돌아볼 줄 모르고, 그저 자기가 해결하고 돌봐야 할 환자들 이외에는 다른 관심사도 없을 것만 같은 우직한 의사 선생님의 모습이다.

그가 주로 치료를 하는 병은 골육종이다. 암 환자들 가운데서도 0.2 퍼센트에 해당하는 희귀 암으로 뼈에서 발생하는 가장 흔한 원발성 악성 종양이다. 그 원인은 다양하며 아직 명확하게 밝혀지지는 않았지만 세포의 생장을 조절하는 유전자들이 변이를 일으켜 세포가 조절 기능에서 벗어나 무한 증식하면서 발생한 암으로 알려져 있다. 그 골육종이 치명적인 이유는 어린 청소년기에 주로 발생한다는 데 있다. 치료 과정도 과정이지만, 그 시기가 아이들의 자아가 형성되고 꼭 필요한 학업을 진행해야 하는 학창 시절이라는 점에서 정서적으로 더 큰 부담을 안고 있는 질병이기도 하다. 아픈 아이들이나 가족들도 힘들겠지만, 그 환자의 미래까지 생각하면서 긴 치료 과정을 주도해야 하는 의료진들의 부담과 책임감도 무겁기에 정양국 교수는 늘 환자들에 대해 다각도로 생각하며 고민한다.

그는 전체 마을 인구가 500명 남짓한 전남 화순의 무등산 자락 산골 마을에서 나고 자랐다. 그의 아버님은 화순광업소에서 배관 관련 일을 오랫동안 하셨고 결국 허리를 다쳐서 퇴직하셨다. 아버님이 일하시던 광업소에서는 사고도 많았다. 또 시골 마을에는 일하다가 다치시는 분이나 근골격의 퇴행성 질환으로 고생하는 어른들이 많았지만 현대적인 의료 혜택은 잘 받을 수 없었다. 그가 정형외과 의사가 되어 근골격 질환이나 외상을 치료하는 의사가 된 것도 아마 어떤 선택의 기로에서 그를 이끌었던 어린 시절의 기억과 경험들 때문이 아니었을까 짐작된다.

중학교는 화순, 고등학교는 더 큰 도시 광주로 진학했지만 초기에 그는 늘 시골뜨기였다. 하지만 입학 성적이 우수하여 1학년 때부터 매학년 반장, 실장을 맡았었고 선생님들이나 친구들에게 신임을 받는 리더로 성장했다. 고교 때의 교장 선생님은 당시 광주의 명문고인 광주일고와 전남여고 교장을 거쳐 사립학교인 전남고등학교 교장으로 초빙되신 강요한 선생님으로 전남 교육계의 큰 스승이셨다. 학교의 교육 모토는 '맛이 깃든 사람'이었다. '멋'은 외부로 드러나는 것이지만, '맛'

은 사람의 내면과 심성에 깃드는 것으로 인성을 중시하는 교육철학을 강조하셨는데 정양국 교수 역시 이러한 교육을 받으면서 '맛'이 깃든 주체적인 사람으로 성장한 것 같다.

광주에서 자취하던 고교 시절, 자신의 집에서 함께 기거하며 공부하기를 원한 친구의 집에서 지내게 되었는데, 그 친구의 아버님은 전남대학교 국문과의 정익섭 교수로 5 · 18 당시 전남대학교 교수협의회 의장을 맡으셨던 존경과 신망을 받는 분이셨다. 당시 친구의 형이 전남대학교 의과대학을 졸업한 후 이비인후과 수련을 마치고 군의관으로 있던 때였는데, 친구의 아버님께서 너희들은 형보다 노력해서 지방 의대가 아닌 서울에 있는 의대에 진학하라고 말씀하시곤 했다. 어릴 때부터 과학자가 되고픈 꿈을 가졌던 고등학생 정양국은 그때부터 친구 아버님의 말씀을 함께 들으며 의과대학에 대해 관심을 갖기 시작했다.

그가 서울에 첫발을 디딘 것은 대학 입학원서를 사기 위해 고속버스를 타고 강남고속버스터미널에 내렸던 그때였다. 낯설고 번잡한 미지의 땅이었던 서울이지만 40여 년이 지난 지금은 고향에 내려갈 때보다 서울로 돌아올 때 편안함을 느낄 정도로 서울 사람이 다 되어버렸다.

광업소에 근무하시던 그의 아버님께서 받으셨던 급여와 부가적인 농촌 소득만으로는 그의 사립대학 학비와 남동생 둘의 교육을 감당하기가 힘에 겨웠다. 설상가상으로 아버님께서 광업소에서 일하시다가 부상을 당해 퇴직까지 하게 되었는데 마침 정부에서 장차 공중보건 업무에 종사할 의료인을 확보하는 목적으로 '공중보건 장학제도'를 운영하고 있다는 것을 알게 되었다. 등록금만 아니라 일부 생활비까지 국가에서 6년간 지급을 받고 졸업 후 5년간 공중보건 업무에서 일하는 조건이었다. 정양국 교수는 공중보건 장학금을 받아 등록금과 생활비를 충당하고 또 성적 우수자에게 대학이 주는 장학금, 또 동문 선배가 기탁하신 장학금도 받아 동생들에게 약간의 용돈을 줄 수도 있었다.

졸업 후 군 복무 대신 전남 완도와 진도 지역의 70여 개의 섬을 순항하면서 진료하는 대한적십자사 소속의 병원선 무궁화호를 3년간 타게 되었다. 이 배에는 일반의와 치과의가 한 명씩 있었고 선박 운항에 필요한 인원을 포함 총 14명이 함께 근무했다. 소설이나 영화 속에서 보던 병원선에서 그는 섬 생활을 하는 사람들, 그리고 어업 전진기지에서 만난 어부들의 삶을 접할 수 있었는데, 그런 섬 지역 주민들이나 어부들에게 작은 도움을 드리면서 의료의 사각지대에 살고 있는 환자들의 애환을 직접 보았던 산 경험은 이후 그가 의사 생활을 하는 데큰 밑거름이 되었다.

전문의가 된 이후에도 그는 5년간 공공의료를 담당하는 의사로 지방의 의료원에서 일했다. 보건복지부 장학금 수혜자로서 전문의 취득 후에 곧바로 공공의료 분야에서 근무해야 했기 때문이다. 온 가족이 제주에 내려가 서귀포의료원에서 1년간 근무하며 제주도 생활을 했었는데, 아름다운 제주를 구석구석 돌아보며 많은 추억을 쌓는 좋은 시간이기도 했다. 또 수원의료원에 있을 때는 공석으로 있던 정형외과 과장을 맡아 4년간 근무하면서 다양한 정형외과 수술을 수행하면서 경험과 실력을 쌓았다. 이 시기는 장인어른과 아버님의 척추 수술을 직접 집도할 정도로 수술에 자신감이 있던 시절이었다. 의료원에서 척추 분야 수술을 많이 집도했기 때문에 대학에 교수로 들어오면서 척추 분야를 맡으려고 했었지만 전공의 시절부터 그를 지켜보고 성품을 파악하신 스승님의 권유로 종양과 수부, 미세 수술 분야의 전공을 택하게 되었다. 특히 몸 어디에서나 생기는 종양 수술은 여러 분야의 수술적 경험이 필요하기에 의료원에서의 다양한 수술 경험은 큰 도움이 되었다.

그는 자신의 몸을 돌아보지 않고 많은 수술과 환자들을 감당하는 것으로 유명하다. 또한 연구와 학회 활동도 매우 활발히 하며 환자들을 위해 신의료의 임상 적용을 선도하기도 한다. 국내 최초로 종양 절제 후 사지골 결손을 3D 프린팅을 활용해서 재건한 사람도 정양국 교수이다. 2015년 12월, 견갑골에 유잉육종을 가진 8세 여아의 종양을 절제한 후 3D 프린팅으로 제작한 맞춤형 종양 대치물을 이용하여 견갑골 재건을 시행한 것이다. 얼마 전까지는 서울성모병원 권순용 교수가 창립을 주도했었던 대한메디컬3D프린팅학회 회장직을 수행했었다. 3D 프린팅은 아직 초기 단계로 현재까지의 기술력은 더 발전시켜야 할 여지가 많지만 세계 최고 수준의 우리나라 정보통신 인프라에 관심과 열의, 역량을 집중시킨다면 의료 및 산업 분야의 무한한 가능성을 실현하는 것이 꿈만은 아니라고 그는 말한다.

골육종 치료 과정에서는 허가받은 조직은행에서 뇌사자나 급성 사망자가 기증하신 뼈 등 인체조직을 채취하여 보관했다가 조직 결손을 재건하는 목적으로 분배하는 인체조직이식이 이루어지기도 한다. 정교수는 한국인체조직기증원장도 역임한 바가 있다. 한 분의 기증으로 수십 명에게 삶의 질을 개선하거나 생명을 살리는 혜택을 드릴 수가 있지만 아직 국내에서 이식되는 인체조직의 90퍼센트 이상이 수입 인체조직으로 충당되고 있는 실정으로, 우리나라 사람들에게 이식되는 인체조직이 국내 기증으로 충당될 수 있도록 인체조직 기증 활성화에 많은 관심과 참여가 필요하다.

의사로서 그 역시 많은 사연과 인연의 환자들이 떠오르지만, 페루에서 온 하이디 로리아나라는 12세 소녀를 잊을 수가 없다. 2012년 오른팔 윗부분을 침범한 골육종으로 현지에서는 팔을 절단해야만 살 수 있다는 진단을 받고 절망하고 있었다. 페이스북을 통해 현지의 신부님과 연락이 닿아 서울성모병원에 연결되어 그가 그녀의 진료를 맡았다. 하이디는 팔을 보존한 상태에서 종양을 절제한 후 기증받은 동종골을 이용하여 뼈와 관절을 재건하고 소아청소년과에서 항암 치료를 시행하여 성공적으로 치료를 마치고 귀국했다. 수술 후 11년이 경과한 최근까지 다른 문제 없이 잘 지내왔고, 대학에서 심리학을 전공하고 어린

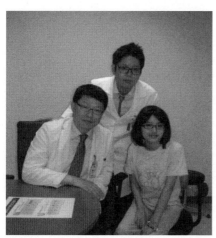

이집 교사로 생활하고 있다는 소식을 접했다. 많은 사람이 진심을 다해 도왔었고, 선한 사람들이 한마음으로 협력하여 한 소녀를 살리고 건강하게 회복시킨 참으로 감사한 기억이다.

또 골반의 천골 전체를 침범한 골육종이 있던 15

페루에서 온 하이디 로리아나가 수술과 항암 치료를 마치고 귀국하기 전 함께 찍은 사진.

세 여학생도 떠오른다. 종양을 절제하면 신경학적 후유증을 피할 수 없어 대소변 조절도 어려워지는 힘든 상황이었다. 어린아이에게 이런 수술을 받도록 권유하는 게 힘들어 항암 치료와 양성자 치료를 하면서 지켜보았지만, 결국 수술적 절제를 하지 않으면 생명을 지키기 어려운 상황이 되었다. 그사이 환아도 성장하여 본인 상황을 이해하고 수술을 받기로 스스로 결단해 천골 전 절제술과 3D 프린팅을 이용하여 제작한 재건체를 삽입해 고정하는 재건술을 진행할 수 있었다. 수술 후 4년이 경과한 현재까지 종양 재발이나 전이 소견이 없으며, 환자는 의지적으로 재활도 수행하여 목발을 이용해 보행하고 있으며, 공무원 시험을 준비하면서 서울시에서 주관하는 장애인 아르바이트도 하고 있다고 한다. 길고 어려운 치료의 과정에 환자와 가족이 서로 의지하고 격려하면서 종양을 이겨낸 사례를 언급하는 정 교수의 눈시울이 촉촉해진다. 그 역시 주치의로서 그만큼 힘든 시간을 함께 겪어낸 것이었다.

악성 골종양 환자들이 힘들고 긴 치료 과정을 마치고 재발이나 전이 소견 없이 잘 걷고 생활하는 모습을 대하는 것은 그에게 더없이 기쁘고 감사한 선물이다. 본인의 치료 기술보다는 환자와 보호자들의 간절한 바람과 다학제 협진팀의 노력에 더하여 하느님의 은총에 감사를 돌리는 정양국 교수. 그의 감사와 겸손이 정성으로 변하여 환자들을 잘 돌보고, 그들의 치유되고 회복된 모습에서 더 큰 보답을 받는다는 걸 그는 잘 알고 있는 것 같다.

그가 의사로서 자신과 가족보다 환자만을 생각하며 곧게 걸어온 길, 그걸 바라보던 그의 자녀들 역시 아버님처럼 힘들고 바쁜 길은 안 가겠다고 하면서도 결국 의료인의 길을 택했다. 아내는 학교 1년 선배로서 내과를 개원하고 있고, 아들은 응급의학과 전문의로 군의관 복무를 막 마쳤다. 딸은 영상의학과 근골격계 전문의로 서울에 있는 병원에 근무하고 있다. 환자들의 건강과 생명을 지키겠다는 그의 뚜벅이 인생이 아이들에게는 말이 필요 없는 멘토였으며 존경을 불러일으키는 선생님이었다는 걸 주변 사람은 다 알고 있다. 그는 그런 사실을 아는지 모르는지 그저 환자를 돌보는 데만 관심이 집중되어 있을 뿐이다. 질병으로 고통받는 환자들이 회복되어 건강한 삶으로 복귀할 수 있도록 돕고 싶은 그의 소망은 늘 짊어져야 하는 그의 책임감의 무게와 비례한다.

그의 병원 골연부종양·전이암센터의 슬로건은 'You believe we care'이다. 의사를 믿고 자신의 치료를 맡기는 환우들이 회복하고 치유되어서 본인의 건강한 삶으로 돌아갈 수 있도록 최상·최적의 진료를 제공하는 의료 본래의 소명·사명을 잘 감당하는 것이 그가 유일하게 원하는 바람이다. 치료를 통해 얻게 되는 치유의 기쁨도 함께 나누는 그런 의사가 되고 싶다는 정양국 교수, 어쩌면 그의 소명은 이미 환자와 함께하는 그 순간에 다 이루어졌을지도 모르겠다. 그와 이야기를 나누면서 믿음과 희망을 주는 정양국 교수처럼 '맛이 깊은' 의사가 우리 곁에 있다는 것이 얼마나 커다란 축복인지 다시 한번 새삼 느끼게 된다.

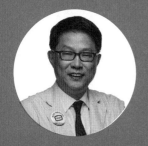

정양국

가톨릭대학교 서울성모병원 정형외과 교수

 학력

가톨릭대학교 의과대학 졸업
가톨릭대학교 의과대학원 석·박사
미국 Mayo Clinic 연수

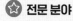 **전문 분야**

정형외과 수부·상지질환 및 말초신경질환, 골연
부조직종양

현재 및 주요 역임

대한의료감정학회 회장
대한골연부조직이식학회 회장 역임
대한근골격종양학회 회장 역임
한국조직은행연합회 상임이사
서울성모병원 암병원 진료부장
의생명산업연구원 연구클러스터장
서울성모병원 정형외과 교수
서울성모병원 정형외과 임상과장
서울성모병원 골연부종양/전이암센터장
서울성모조직은행장

환자는 증상의 덩어리가 아니라
한 인간이며 약자

진윤태 교수(소화기내과)

만일 내게 오랜 지병이 있어 늘 곁에 모시고 병에 관해 의논하고 진료를 받고 치료받을 수 있는 의사를 고르라고 하면 주저함 없이 진윤태 교수를 주치의로 모시고 싶을 것 같다. 그만큼 차분하고, 진중하며, 또 온화해서 어떤 어려움도 귀 기울여 해결해줄 것만 같은 믿음을 자아내는 진윤태 교수는 우리에게 생소한 염증성 장 질환이라는 분야의 최고 권위자로 손꼽히는 분이다.

염증성 장 질환은 넓은 의미로는 장에 염증을 일으킬 수 있는 모든 질환을 말하며, 좁은 의미로는 궤양성 대장염과 크론병을 말한다고 한다. 이 두 질환 모두 원인 모르게 장에 염증이 생기고 이 염증이 만성적으로 재발하고 지속하는 특징을 갖고 있다. 이러한 염증 때문에 환자들은 복통, 설사, 혈변, 체중 감소 등을 호소하게 되고, 이 질환을 오래 앓게 되면 장이 좁아지는 협착을 불러오거나 대장암 같은 합병증도 생길 수가 있다. 국내에서도 환자들이 요즘 늘어나고 있는 데다 주로 젊은 층에서 발병하기 때문에 사회적으로 관심이 많이 증가하는 병이 기도 하다. 최근에는 10대 환자도 계속 늘고 있다고 할 정도로 발병 연령이 점차 어려지고 있어서 소아나 청소년 자녀를 둔 가정에서도 관심을 많이 가져야 할 질환이다.

현재 고려대학교병원 소화기센터장이자 의과대학 소화기학 책임교수로 재직하고 있는 진윤태 교수가 전공을 택하던 1980~1990년대에는 염증성 장 질환 환자가 그다지 많지 않았었다. 선배들은 대부분 위궤양, 위암 등에 관심이 많았는데 1990~2000년대가 되면서 염증성 장 질환 환자들이 조금씩 늘기 시작했다. 그 당시에는 진단 기준도 확실치 않았고, 특별한 치료제가 없는 데다 환자가 한 명 오면 의료진들이 다 우르르 와서 볼 정도로 희귀한 병이었다. 하지만 그보다 먼저 염증성 장 질환에 관심을 가졌던 선배 교수들이 이 희귀한 질환이 곧 우리나라에서도 크게 문제가 될 거라고 전공을 하는 게 좋겠다고 조언을 해주셨다. 그래서 그 당시 환자가 많았던 미국으로 연수를 가게 됐고 미국의 하버드 염증성장질환센터에서 좋은 경험을 하고 돌아왔다.

미국에 가서 놀란 것은 우선 환자 수가 굉장히 많다는 점이었다. 그래서 다양한 임상을 경험할 수 있었고, 두 번째로는 아주 체계적으로 환자 관리가 되고 있다는 사실이었다. 그리고 그 당시는 마침 염증성 장 질환의 치료제로서 획기적으로 개발되었던 생물학적 제재가 막 소개되는 시점이었다. 운이라고 해야 할지, 그의 관심 덕분이라고 해야 할지는 모르겠지만, 그래서 국내에 계신 교수님들보다 미국에서 연수 중이던 그에게는 더 많은 정보와 지식을 접할 좋은 기회가 되었었다.

2002년 한국에 돌아왔지만 우리나라에는 아직 염증성 장 질환과 연관된 임상 케이스 누적 질환도 별로 없었기 때문에, 그런 상태에서 외래 치료를 한다는 건 상당히 어려운 일이었다. 치료 진단 기준도 명확하지 않은 만큼 치료의 옵션도 다양하지 않았기 때문이다. 그래서 염증성 장 질환을 연구하고 공유하는 선생님들이 만든 '대한장학연구학회'에 들어가 활동을 열심히 하게 되었다. 한 달에 한 번 정도 치료가 어려웠던 난치성 염증성 장 질환 환자의 케이스를 가지고 치료와 진단 지식을 공유하는 회의를 했고, 거기서 큰 도움을 받았다. 2017년 그 학회의 회장으로 취임한 이후 그는 진료 표준화를 제시하기 위해 정말 많은 노력을 기울였다. 국내에 발생하는 염증성 장 질환의 발생 형태나 임상 양상이나 연관 유전자는 서양과는 조금씩 다르다. 서구의 진단과 치료 기준을 국내에 적용했을 때 환자 치료에는 약간의 어려움이 생기게 된다. 그래서 우리나라에 최적화된 진료나 진단, 치료 기준을 표준화해서 환자들에게 일관된 치료를 제공하자는 취지로 제시한 것이 바로 진료 표준화이다. 그 결과를 인정받아 재임 중에 대한의학회에서 1년에 한 번씩 시상하는 최우수 학회로 선정되기도 했다. 진료 표준화를 정립한 뒤로는 매년 업데이트를 통해 정해진 방식대로 가이드라인을 제시, 치료 성적도 좋아질 뿐 아니라 환자와의 상호 신뢰도가 많이 높아졌다. 이어 한국, 중국, 일본의 세 나라가 중심이 되는 '아시아염증성장질환학회'가 발족되었다. 미국이나 유럽 등에는 이미 설립되어 있던 학회지만 아시아에는 아직 그런 학회가 없었다. 나라 간의 학문적 교류 및 질환에 대한 다학제적 접근을 통해 치료의 질을 향상시키고 치료 방법의 새로운 방향을 모색하는 데 진윤태 교수가 이 학회의 회장까지 맡아 발 빠른 발전을 도모하게 된 것이다.

우리나라를 비롯하여 아시아권 나라들에서 2000년대를 기점으로 '염증성 장 질환' 환자가 늘어나게 된 이유가 무엇인지는 정확하게 말할 수 없다. 식생활의 서구화도 증가의 이유가 되지만, 유전적 소인이 있는 환자들의 장내 미생물에 대한 인체의 면역 반응 이상으로 발병된다고 추정하고 있다. 여기에 환경 요인, 환경오염, 스트레스, 흡연 등도 그 원인 중의 하나이다.

또 '염증성 장 질환'에 관심 있는 한국, 중국, 일본의 소화기내과 교수들이 참여하고 있는 다기관 국제 공동 연구도 현재 진행 중이다. 나라마다 특화된 치료 방법 등을 공유하기도 하고, 치료에 획기적인 생물학적 제재에 대한 반응이 아시아와 서양이 조금씩 다르기 때문에 그런 차이점을 함께 연구하고 공유하는 활동을 하는 것이 다기관 국제 공동 연구이다.

염증성 장 질환이란 병은 오랜 치료를 필요로 하는, 완치보다는 다스리는 질병이다. 그래서 더욱 오랫동안 환자와 유대감을 가지고 함께 히스토리를 만들어나가야 하는 질병이다. 예를 들어 어릴 때 진단을 받은 여학생 같은 경우, 결혼하고 임신과 출산을 하는 긴 시간 동안 곁에서 환자를 지켜보면서 상담하고 돌봐주는 의사가 반드시 있어야 한다. 혹시 아이에게 유전되지 않을까 걱정하며 함께 의논하다 보면 정말 가족이나 아버지 같은 느낌으로 환자를 대하게 된다. 오랜 기간 약을 먹고 치료를 쉬지 않아야 하는 환자들의 버팀목이 되어주고 있는 의사 진윤태. 그는 환자의 병만 보는 것이 아니라 환자의 삶을 들여다보는 것이 진짜 의사라 믿고 있다. 오랜 기간 약을 먹다 보면 중간중간에 여러 가지 검사도 해야 하는데, 환자들도 지치거나 바빠 내원을 중

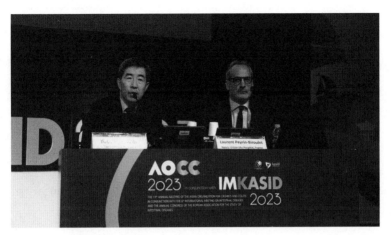
열정적인 연구 활동을 하고 있다.

단하는 경우도 많이 있다. 그러면 병이 대부분 또 재발하게 마련이다. 이럴 때 계속 병원을 꾸준히 다니고 관리를 받아야 한다는 걸 설득하고 이해시키는 과정들이 쉽지만은 않다. 주변에서는 이렇게 환자들 힘든 얘기를 길게 들어주다 보면 스트레스를 많이 받거나 힘들지 않냐고 묻지만, 오히려 그는 그런 시간 때문에 더 큰 보람을 느낀다.

그는 서울에서 태어났지만, 의사인 아버님을 따라 원주로 이주해서 원주에서 성장했다. 예전에는 원주 기독병원이었던 원주 세브란스병원에서 아버님은 내과 의사로 일하셨다. 당시에는 특별히 놀이 공간이 없어 그는 어릴 때 병원에 가서 많이 놀았다. 숨바꼭질도 하고, 어떤 때는 병원 진료실까지 들어가 아버님이 환자를 대하는 모습을 많이 보았다. 아버님께서는 환자들에게 아주 설명을 잘해주시고, 환자의 하소연을 오래 들어주시며, 내과 의사의 덕목인 신체 진찰도 굉장히 꼼꼼하게 해주셨다. 어릴 때부터 청진기를 들고 환자들과 세심하게 대화하시던 아버님을 보고 자란 그는 아주 자연스레 의사가 되겠다는 꿈을 가졌고, 다른 꿈을 꾸어본 적이 없다. 그래서인지 여동생 둘도 모두 의대에 진학했다. 의대를 진학하고 내과를 선택한 데는 아버님의 영향이 지대했다. 아버님께서는 활달한 성격이 아니셨고 성품이 매우 온화하시고 디테일에 매우 강하셨다. 그 역시 아버님을 닮은 성격이었고, 그에게도 내과가 맞다고 생각했다. 처음에 의대에 가겠다고 말하자 말수가 아주 적으셨던 아버님은 특별히 격려나 칭찬도 없었지만, 마음속으로 매우 기뻐하셨던 것 같다. 업무상 환자를 보시느라 스트레스가 많으셨던 아버님은 일과가 끝나면 병원에 있는 테니스 코트로 아들을 데리고 다니셨다. 볼을 주우러 다니며 어깨너머로 아버님에게 배운 테니스가 이제는 그가 제일 좋아하는 운동이 되었고, 또 의대 테니스 지도교수가 되어 학생들을 가르칠 정도이다. 테니스는 누가 더 공에 집중하고 더 많이 뛰느냐에 따라 승패가 달라진다. 그가 제자들에게 가르치는 것이 비단 테니스 기술만은 아닐 것이다. 그만큼 환자들에게 집중하고 더 많은 시간을 갖고 연구하라는 의미가 더 큰 것은 아닐지.

그의 멘토이자 스승이었던 아버님은 성품이 조용하고, 너무도 온화하셨다. 그저 묵묵하게 자기 일을 하시는 그런 모습만을 보여주셨던 것 같다. 그가 의대에 들어갔을 때도, 교수가 되었을 때도 칭찬하거나 축하의 말을 직접 전해주신 적이 없다. 그저 은연중에 눈빛으로 또는 행동으로 '아들이 잘해서 아버지도 기분이 좋다' 정도의 메시지만 전달하셨던 것 같다. 특별히 칭찬도 안 하셨지만 이렇게 해라, 저렇게 해라 하면서 자식의 삶에 침범도 하지 않으셨다. 큰소리로 야단을 맞아본 기억도 없다. 진윤태 교수의 아버님에 대한 묘사는 마치 진윤태 교수 자신을 보는 것 같다. 진 교수 역시 누군가에게 자기 생각을 밀어붙이거나, 강하게 의견을 개진하는 대신 눈빛으로 읽어주고 들어주는 성품을 가진 것 같다. 이해는 말보다는 행동이라는 것을 몸소 보여주신 아버님을 닮은 아들임이 틀림없다.

진윤태 교수는 가장 많은 시간을 연구실에서 보낸다. 그가 받은 테니스 트로피와 많은 상장 사이에 액자 하나가 눈에 띈다. 젊은 나이에 직장을 다니던 여성이 염증성 장 질환으로 고생을 했고 그래서 오랫동안 환자로 그를 찾아왔다. 비교적 치료가 잘되어 많이 호전되었던 환자분은 고마움의 표시로 그에게 직접 그린 그림을 선물했고, 기꺼이 받아든 그는 그 그림을 볼 때마다 절로 미소가 지어진다. 그만큼 잘 낫지는 않는 병이지만, 꾸준하게 치료하면 사회생활과 일상생활이 가능한 데다 본인이 원하는 꿈을 이룰 수 있으니 좌절하지 말고 지속적 치료를 하라고 격려한 것이 환자에게 큰 힘을 주었다는 생각이다. 염증성 장 질환 환자의 3분의 2는 일상생활과 직장생활에 지장을 받는다고 응답한다. 이 병 자체가 매우 오래 앓는 병이고, 주변의 어떤 세심한 배려나 이해가 특별히 더 요구되는 병이다. 그래서 어쩌면 배려가 많고 성품이 온화하고 타인을 세밀하게 살피는 진 교수에게 딱 맞는 전공이었으리라.

진 교수도 그의 아버님도 1950년도에 출간이 된 해리슨이라는 내과학의 교과서로 공부를 했다. 그 책 서문에 보면 좋은 의사 훌륭한 의사의 세 가지 덕목을 말하고 있다. 첫째는 술기다. 이건 당연한 덕목이고, 두 번째는 지식인데 이것 역시 두말할 필요가 없다. 그보다 더 중요한 세 번째는 공감하는 의사가 되는 것이다. 환자를 어떤 증상의 덩어리로 생각하지 않고, 한 인간이고 약자라는 점을 기억해서 환자의 애로 사항과 요구에 좀 더 귀 기울여주는 의사라면 그 역시 자기 가족 뿐 아니라 본인도 몸을 맡길 것 같다.

아무도 가지 않았던 희귀 질환에 조용히 도전장을 내민 진윤태 교수. 긴 시간 답을 찾지 못해 방황하는 환자들과 함께하는 그의 여정의 끝에 그가 찾고자 하는 해답이 있기를 진심으로 바란다.

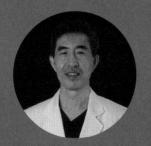

진윤태

고려대학교 안암병원 소화기내과 교수

 학력

고려대학교 의과대학 졸업
고려대학교 의과대학원 석·박사
미국 하버드대학교 메디컬스쿨, IBD센터 연수

.

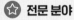 **전문 분야**

궤양성대장염과 크론병으로 대별되는 염증성
장질환

현재 및 주요 역임

대한소화기암연구학회 회장
고려대학교 안암병원 적정진료관리위원회(QI)
위원장
고려대학교 안암병원 종합검진센터 소장,
고려대학교 안암병원 소화기센터장,
고려대학교 안암병원 교육수련부장
고려대학교 안암병원 소화기내과 과장
고려대학교 안암병원 내과 과장
고려대학교 의료원 연구대상자보호센터장
대한장연구학회 회장
아시아염증성장질환학회 회장

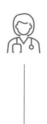

치매와 싸우는 잔 다르크

정지향 교수(신경과)

'잔 다르크'.

백년 전쟁의 위기에서 신앙과 구국의 일념으로 프랑스를 지킨 오를레앙의 어리고 연약한 소녀 잔 다르크. 이상하게 들릴지 모르지만 정지향 교수와의 만남 후에 떠오른 그녀의 이미지는 바로 잔 다르크였다. 차분하고 진지한 자세로, 대화의 핵심과 모든 방향이 거의 자신이 연구하는 치매와 그 환자, 그리고 보호자에게 나눠주고 싶은 애정과 열정뿐인 그녀의 올곧은 태도를 보니 아무런 사리사욕 없이 오로지 사랑하는 조국을 구하겠다고 골리앗에 맞서는 다윗처럼 전투에 나선 역사 속의 아름다운 투사가 떠오른다.

그녀는 이대 서울병원 신경과에서 치매 및 인지 장애 진료를 담당하고 있고, 헬스케어 시스템 부장을 맡고 있으며 신경과 주임교수로 일하고 있다. 진료실에서 질끈 동여맨 머리와 실핀 하나로 흘러내린 머리카락을 추스르며 컴퓨터 화면을 보고 있는 그녀의 눈동자는 치매 환자를 치료하는 의사라기보다 사람의 더 깊은 마음 한가운데를 응시하고 있는 성직자 같은 비장함이 엿보인다.

치매에 깊은 관심을 갖고 돕고자 하는 마음으로 시작한 연구를 통해 그룹형 인지 치료 프로그램과 치매 환자 보호자 교육 프로그램을 국내 최초로 개발했으며, 치매 초기 진단과 관리를 위해 13년간 서울 강서구 치매안심센터를 운영하며 센터장으로 활약하고 있는 정지향 교수. 그녀는 지역사회의 치매 극복을 위한 헌신으로 2021년 대통령 국민훈장 포장을 수상한 치매 관련 질환의 국내 손꼽히는 권위자이다.

치매를 전공으로 하는 교수들이 추천하는 명실공히 최고의 치매 질환 전문가인 정지향 교수가 개발하고 진행하는 인지 치료 프로그램은 무엇일까? 목동병원 재직 당시 임상시험센터장을 거치면서, 치매 환자들에게 새로운 경험을 시켜주고 싶어서 임상시험을 많이 했었지만, 결론은 대부분 실패였다. 약물이 없다면 다른 대체할 수 있는 것은 없을까 고민하던 중 인지 중재 치료를 해보기로 했다. 약으로 안 된다면 교육을 통해 남아 있는 인지 기능을 증진시켜보기로 한 것이다. 실제로 경도인지장애 환자들도 이러한 인지 훈련을 받았을 때 인지 기능이 상당히 좋아진다는 것을 입증하게 된다. 그러한 연구들을 계기로 2016년에 권위 있는 논문에 그 내용이 실리게 되고, 이걸 근거로 지금 병원에서 응용하게 한 장본인이 바로 정지향 교수이다.

정지향 교수의 차분한 설명을 듣고 있자니 조용함 속의 카리스마가 느껴진다. 분위기 있는 깔끔한 외모도 외모지만, 무엇보다 독특한 '지향'이라는 이름의 의미가 궁금해진다. 학창 시절에는 지향이라는 말이 윤리 시간 같을 때 나오면 친구들이 놀리곤 했단다. 대부분의 여자 이름은 '향기 香' 자를 쓰는데, 정 교수 이름의 향은 '고향 鄕' 자를 쓴다. 지금 돌보고 있는 연세가 있으신 환자들을 보면서 고향이나 과거를 잊지 않고 미래를 지향하는 뜻으로 자신의 이름이 지어진 것은 아닌지, 외할아버님께서 미래를 예측하고 지어주신 것은 아닌지 해석하는 그녀는 이름에 대한 의미마저도 치매 질환 전문의로 살아가는 운명과 연관 지어 설명할 정도로 일과 자신을 동일시하는 듯하다.

경상남도 진주에서 태어난 그녀는 어린 시절을 진주에서 보내고, 초등학교 교사이셨던 아버님을 따라 부산, 마산, 서울 등으로 이사를 다녔다. 3녀 1남 사이에서 둘째였던 그는 언니와 여동생 사이에 끼어서 별로 관심을 받지 못했다. 성격이 강하고 원칙주의자였던 언니는 큰딸이니 그렇다 치고, 여동생은 애교도 많고 사회적으로 뛰어나서 주변 사람들을 융합하거나 끌어당기는 능력이 있었다. 더구나 남동생 하나를 보기 위해 그녀와 여동생은 덤으로 인생이란 선물을 받은 셈이라 그녀는 부모님의 눈에 들기 위해 늘 열심히 공부하고 착한 딸이 되려고 노력했었다. 형제들 사이에서 어중간한 그 위치 역학 때문에 그녀는 집안일도 많이 하고, 잘 참고, 주변 사람을 배려하는 법을 배웠다. 주변 친구들이 그녀에게 신데렐라나 콩쥐 같은 별명을 붙여준 것도 그 때문이었던 것 같다.

의과대학을 선택한 것도 그녀의 뜻이라기보다는 어머님의 영향 때문이었다. 착한 둘째 딸은 어머님이 시키는 대로 '네네' 하며 말을 잘 들었다. 하지만 막상 입학한 의과대학은 그녀에게 맞는 옷이 아니었다. 인생 처음으로 반항을 했다. 의사는 자신의 길이 아닌 것 같다는 선언과 함께 스스로 길을 찾아보겠다며 부모님의 엄청난 반대에도 불구하고 휴학계를 냈다. 가톨릭 신자였던 그녀는 우연한 기회에 빈곤자나 무연고자들을 위한 무료 위탁 병원인 수유리에 있는 성가복지병원이라는 가톨릭 재단 병원에서 자원봉사를 시작하게 된다. 휴학 기간 일주일에 다섯 번 이상 봉사를 다니면서 환자 간호, 청소, 빨래 같은 일을 했다. 그러면서 '아, 이런 게 봉사라는 거구나. 의학을 공부해서 지식이 생기면 주변 사람들이나 환자들에게 내가 뭔가를 해줄 수도 있는 거구나'라는 걸 처음으로 알게 되었다.

다시 복학 후, 신경과 강의를 처음 듣게 된 그녀는 강의를 듣자마자 뇌라는 게 어떤 것이며, 뇌 질환들이 무엇인지, 그리고 뇌라는 것이 다 마음과 연결이 되어 있는 매우 심오한 의학이며 철학적인 개념을 품고 있다는 생각에 엄청난 매력을 느끼게 된다. 아마도 어머님의 영향으로 문과적 성향이 강한 그녀에게 맞는 학문이었을지도 모르겠다. 그 이후로 정 교수는 뇌 질환을 겪는 환자를 돕는 것으로 진짜 봉사를 시작하며 환자들의 진정한 콩쥐가 되었다.

정 교수에게는 자신이 하고 있고 만들어낸 업적보다 더 중요한 것들이 너무도 많다. 그녀를 추켜올릴 만한 많은

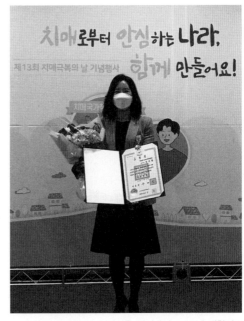

치매 연구를 통한 예방 업적을 인정받아 2020년 대한민국 국민훈장 포장을 받았다.

에피소드가 있을 법한데도 그녀는 그저 대화 내용이 치매 환자를 돕는 데만 초점이 맞춰져 있다. 핵심은 현대의 가장 무서운 질환이라는 치매를 두려워하지 말라는 것. 피해갈 수 없으면 즐기라는 말은 이런 경우에는 어폐가 있겠지만, 어쩌면 고령화 시대에 누구에게나 올 수 있고 피해갈 수 없는 병이라면 두려워하지 말고, 주변이나 국가에서 나를 도울 것이라 믿고 그 병과 단단히 맞서야 한다고 강조한다.

치매를 판단하는 기준은 무엇일까? 내가 갖고 있던 나의 능력이 없어지는 걸 기준으로 삼으면 된다고 한다. 원래 잘했던 것인데 실수가 반복적으로 생기기 시작했다면 의심을 해봐야 한다. 치매는 스스로 판단하기가 어렵다. 70대 이상이라면 배우자 등 가족들이 자주 치매 점검을 해주는 것이 좋다. 우리나라의 치매 발병률이 다른 나라에 비해 높은 편인데, 이는 언론 매체에서 치매에 대해 관심을 갖고 홍보하고 있고, 전국 지역사회에 치매안심센터가 256개나 있어서 혼자 계시는 고령 노인 치매 환자들을 빨리 발견해낸 것도 일조하고 있다. 그러니 우리나라의 발병률이 높은 게 꼭 나쁜 것만은 아니라고 볼 수 있다.

정 교수가 말하는 병원에서의 치매 치료의 영역은 매우 좁다. 의사는 약을 처방하는 것까지고, 병원을 떠나는 순간부터는 돌봄의 영역으로 들어간다. 보호자가 얼마나 환자를 챙겨주고, 건강하게 운동할 수 있도록 도와주며, 일상생활을 격려하면서 함께해주느냐가 치매 치료의 관건이다. 안타깝게도 보호자 중에도 노년의 어르신들이 많다. 본인도 인지 저하가 있음에도 불구하고, 환자를 돌보기 때문에 자신의 상태를 호소할 수가 없다. 그런 만큼 그들에게만 맡길 것이 아니라 정부 차원의 관심과 지원이 필요하다. 그에 대한 해답으로 얼마 전부터 보건복지부 지원을 받아서 개발한 치매 환자 보호자 교육 프로그램을 지역 병원에서 활용하고 있다. 한 시간 정도의 치매 환자 보호자 교육을 받아도, 보호자들의 우울감이라든가 부담감 등이 감소되는 것을 확연하게 알 수 있다. 이런 프로그램을 지속적으로 수행하고 제공하고자 하는 것이 정 교수의 궁극적인 목표다. 거의 세계 최고 수준의 반열에 올라 있다는 대한민국이지만, 아직은 의료 시스템이나 보험으로 커버할 수 없는 영역이라 주기적으로 시행하지 못하는 게 안타까울 뿐이다.

그래서인지 그녀가 진료실에서 항상 보호자에게 전하는 말이 있다.

"감사합니다."

외래에서 한 시간 가까이 기다렸다가 잠깐 의사의 얼굴을 보고 가려고 환자를 모시고 오는 보호자들. 그들에게 뭔가 다른 특별한 처방을 하는 것도 아니지만, 자신을 믿고 찾아와 준다는 사실 자체가 환자에 대한 애정이 있는 것이고, 그것이 치료를 위한 지름길이라는 걸 누구보다 잘 알고 있기에 진심 어린 감사를 전할 수밖에 없다. 그만큼 치매는 치료 주체가 가족이며, 보호자가 환자보다 먼저 사망하는 일도 종종 있기 때문에, 지역사회 치매안심센터, 노인요양보험 등 기댈 수 있는 프로그램을 적극 활용해야 한다는 조언도 잊지 않는 정지향 교수. 우리나라의 치매안심센터는 가장 접근하기 쉬운 교육센터이며, 치매 예방뿐 아니라 초기 치매 환자들을 위한 돌봄도 지원되는 훌륭한 제도이다. 그걸 몰라 활용하지 못하는 많은 어르신과 치매 환자들에게 너무도 알리고 싶다.

그런 그녀도 치매 예방을 위해 스스로 하고 있는 방법이 있는지 궁금했다. 부모님과 시부모님 네 분이 다 건강하시지만 늘 그분들을 모니터링하느라 본인도 나이 들어가고 있다는 사실을 인지하지 못하고 있다는 그녀 역시 치매 분야의 권위자이긴 하지만 정작 자신을 돌보는 일에는 무심했다는 반성을 하게 된다고 한다. 그런 그녀가 추천하는 치매 예방법은 무엇일까? 30, 40대라면 무엇보다 혈관 관리가 중요하다. 우리 몸에 있는 모든 신체 기관은 바꿀 수 있지만 뇌는 바꿀 수가 없다. 그러니 뇌에 친화적이고 좋은 환경을 유지하기 위해 혈관 관리는 그만큼 중요하다. 50, 60대가 되면 무언가 새로운 일을 열심히 해야 한다. 그것이 뇌 손상 방지와 인지 기능을 유지하는 방법이 된다. 70대가 되면 개념이 조금 달라진다. 본인이 오늘 치매 예방을 하기 위해 이러이러한 일을 하겠다는 루틴을 정해놓고 반복하는 것이 매우 중요하다. 즉 건강을 지키겠다는 신념을 가지고 오늘 하루의 일상을 성공했다고 체크해야 할 만큼 치매는 예방이 중요하다. 무엇보다 강조하고 싶은 것은, 첫째가 사회 활동이다. 사람들이 모여 있는 공간에 가야 한다. 두 번째는 청력이다. 뇌 회로는 청력과 읽기 쓰기와 연결이 되어 있어서 청력이 활성화가 안 되면 그만큼 뇌 기능이 떨어지게 된다. 세 번째는 말할 것도 없이 영양이다. 잘 먹어야 한다는 것이다.

긴 시간 동안 애정과 책임감을 갖고 환자를 돌본 그녀에게 '치매'란 무엇일까. 치매는 우리의 삶이다. 우리 모두 죽는 것처럼 치매도 아무 이유 없이 그냥 걸린다고 생각해보자. 두려워할 필요가 없다. 노화 과정을 겪으며 마주하는 징검다리라고 생각하자. 70세가 넘어가면 '매일매일 나의 생활이 치매를 예방하기 위해 무엇을 했는가'를 반드시 체크해야 한다. 그걸 얼마나 잘했는지 모니터링하면서 그것을 삶의 의미와 즐거움으로 변환시켜야 한다. 예전에는 무조건 치매는 예방이 가능하고 치료가 가능하다고 용기를 주었지만, 이제는 누구나 걸릴 수 있고 걸리는 것에 대해 두려워하지 말라고 말하고 있다. 그녀는 이것을 '일체유심조(一切唯心造)'라는 말로 비유한다. 태어나서 사망할 수밖에 없는 인생이다. 치매도 이 유한한 구조의 끝에 마주칠 수 있는 운명이라 받아들이자는 건, 모든 것은 마음에 달려 있다는 일체유심조의 의미와 일맥상통한다. 치매에 걸렸다 하더라도 가족이나 사회, 국가가 도와줄 것을 믿고, 치매나 인지장애가 생겨도 열심히 살겠다는 마음을 지금부터 갖는 것이 중요하다.

나이가 들고 시간이 지나면 배우자도 떠나고 결국 외롭게 홀로 남게 된다. 이런 상황에서도 치매를 예방하고 열심히 일상생활을 유지하려면 신념과 노력이 필요하다. 사람과의 사이는 어쩌면 섬처럼 홀로 떨어져 있지만, 알고 보면 사람 간의 애정과 사회적 시스템으로 연결되어 있는 조직 속의 하나하나의 구성원이라는 걸 잊어서는 안 된다. 인터뷰가 끝나는 순간까지 그녀는 지역사회에서 치매 환자를 도와주는 관련 기관에 대한 안내와 설명을 아끼지 않는다. 22년간 치매 환자와 보호자에게 환한 등불이 되어주었다는 그녀. 의사와 환자, 보호자의 맞춤형 상담 치료 교육으로 치매로 고통받는 사람들에게 도움을 주는 것이 그녀의 이제 남은 평생 염원이라고 하는 그녀의 모습에서 여전히 잔 다르크의 이미지가 계속 오버랩된다.

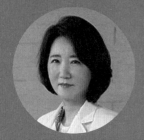

정지향

이화여자대학교 의과대학 신경과학교실 주임교수
이화여자대학교 목동병원 신경과 교수

 학력

이화여자대학교 의과대학 졸업
이화여자대학교 의과대학원 석·박사
미국 캘리포니아 샌프란시스코주립대학(UCSF)
연수
영국 University College of London 연수

 전문 분야

치매, 기억력 및 인지기능장애, 언어장애,
행동장애

 현재 및 주요 역임

대한인지중재치료학회 차기 이사장
이화여자대학교 목동병원 신경과 과장
강서구치매안심센터 센터장
이화여자대학교 목동병원 임상시험센터장
미래창조과학부 뇌연구실무추진위원회 위원
보건복지부/과학기술정보통신부, 국가치매연구
개발위원회 돌봄분과위원
대한신경과학회 국문학회지 편집부위원장
대한신경과학회 치매대책특임이사
《Journal of Clinical Neurology》 치매전문위원
Editor
한국보건의료연구원 신의료기술평가 위원
국민건강심사평가원 신경과 전문 평가위원
이화여자대학교 서울병원 뇌신경센터장

환자가 외롭게 싸우지 않도록
늘 곁에 머물러 있는 지원군

민창기 교수(혈액내과)

민창기 교수를 보고 있으면 어쩐지 숙연해진다. 정형외과 의사로서 하루에 반 이상 수술실에 있었던 시간을 떠올려본다. 내게 특별한 분야가 고관절이었고, 다른 부위보다 피가 많이 나는 부분이었는데, 수술할 때 메스로 환부를 열고 들어가면 가장 먼저 그 뜨겁고 붉은 피를 마주하게 된다. 그때 느끼는 생명에 대한 경외심, 그리고 삶의 존엄성에 대해 경각심을 갖던 순간들이 주마등처럼 스쳐간다. 그런 피가 주는 의미는 너무도 많아서 일일이 열거할 수 없을 정도이다. 의사라면 누구나 피와 친숙할 수밖에 없겠지만 하루 24시간 혈액종양과 관련된 질환을 연구하고 혈액암 환자들을 진료하고 있는 민창기 교수에게는 그 피가 유난히 남다를 것이다.

대학을 수석으로 졸업하고, 내과 전문의라고 해서 다 할 수 있는 게 아니라 별도의 자격증을 또 따야만 할 수 있는 분야인 혈액내과 전문의로 40년째 일하고 있는 민창기 교수. 난치암으로 불리는 다발골수종을 연구하고 신약 개발에 매진해 온 혈액내과의 명의로 알려진 그를 얼핏 보면 눈빛과 표정이 매우 예리해서 처음 보는 사람은 어쩌면 냉정하고 냉철한 느낌을 받을 수도 있을 것 같다. 하지만 그는 환자들에게 가장 설명을 잘 해주고 격려를 잘하는 것으로 정평이 나 있어서 환자나 보호자들 사이에 하느님이 아닌 '민느님'으로 불리는 친숙한 의사 선생님이다. 생사가 오가는 일에는 정확한 정보와 설명이 필요하다고 그는 생각한다. 내게 무슨 일이 일어났는지, 나는 지금 무엇을 해야 하는지 환자가 누구보다 잘 알아야 하기 때문이다. "교수님 얼굴만 봐도 고민이 막 사라지는 것 같다"는 환자들이 있다는 건, 그만큼 그의 신뢰도가 높다는 뜻이고, 신뢰가 높다는 건 그만큼 환자들에게 가깝게 다가와 있다는 의미일 것이다.

퇴원 결정을 받고 퇴원 준비를 해서 집에 가려고 기다리던 환자 한 명에게 민창기 교수가 멀리서 이름을 부른다. 마음이 급해서 잰걸음으로 달려가는 환자에게 천천히 오라고 말하며 민창기 교수는 오히려 자기가 빠른 걸음으로 달려간다. 특별한 내용도 아니었다. 그저 "고생했다, 집에 가면 잘 조리하고 건강을 되찾으세요"라고 말씀하시는 민 교수님 때문에 마음이 울컥했다는 환자는 어떤 약물이나 요법으로 치료가 되는 게 아니라 진정 따뜻한 마음으로 치료가 된다는 걸 진심으로 느꼈다고 한다. 그런 평판을 받게 하는 민창기 교수에게 환자를 대하는 그의 마음가짐에 대해 물었다.

"환자분 입장에서는 진료실에 왔을 때 당황하는 경우도 많고 긴장을 하기 때문에 한 번 말해서 그 내용을 다 이해하는 경우가 많지 않습니다. 몇 번이라도 반복해서 이야기를 해주고, 그렇게 하면서 이해를 도와야 환자나 환자 가족분들이 자기들이 어떤 치료를 받고 있는지를 정확하게 이해를 하게 됩니다. 그래야만 저희도 치료를 진행하는 데 도움이 되지요."

구구절절 맞는 말이지만 이를 알고 실행하는 의사들은 그렇게 많다고만 할 수는 없다.

그는 의사들 사이에서도 명의로 뽑힐 만큼 의술 활동을 펼쳐왔을 뿐 아니라, 언론에서 설명 잘해주는 따뜻한 의사 15명을 선정한 리스트에도 올라 있다. 결국 모든 것을 환자 입장에서 생각하고 설명하는 의사라는 것을 증명하고 있는 것이다. 아직 명확한 원인을 알 수 없는 혈액암, 그리고 완치를 기대하기 어려운 난치병. 그런 병과 싸운다는 건 환자에게는 답답하고 너무도 긴 여정이다. 민창기 교수는 그런 환자가 외롭게 싸우지 않도록 늘 곁에 머물러 있는 지원군이 되기를 자청한다. 환자들은 그가 해주는 어떤 치료보다 마음의 치료에 더 힘을 얻는다. 민창기 교수님이 치료해주니 신앙처럼 믿겠다는 환자들이 많은 이유가 거기에 있다. 시시각각으로 환자들의 컨디션이 변하고 예측 불가한 감염이라든가 출혈이 일어날 수 있는 상황이기 때문에 늘 민창기 교수는 주의 깊고 세심한 설명이 중요하다고 생각한다. 그는 더구나 항암 치료 중 기운이 없어져서 침대에서 떨어지거나 화장실에서 넘어지는 등 낙상의 위험까지 설명하는 세심한 의사로 정평이 나 있다.

그의 동료들은 진료면 진료, 연구면 연구, 그리고 행정 등에 이르기까지 다방면에 재능이 많고 그들의 기관을 대표하는 민창기 교수에 대해 칭송을 아끼지 않는다. 병에 대해 자세하게 설명을 할 수 있다는 건 의학 연구를 통해 그만큼 많은 걸 알고 있다는 의미가 된다. 의학 연구는 질병에 대해 해소할 수 없었던 질문을 풀어가는 과정이기 때문이다. 의료 현장에서 그 질문을 풀려고 노력하며, 연구실에서 생기는 이론적인 사실들을 진료 현장에 접목하려고 끝없이 애쓰는 의사 민창기. 그가 이토록 매진하는 이유와 목적은 오로지 하나, 많은 환자가 치유되어 더 오래 살 수 있도록 하기 위함이다.

환자가 어떤 것에 부족함을 느끼고 있는지, 어떤 것에 더 궁금함을 갖고 있는지 대화를 하거나 진료 현장에서 캐치해 정답을 주고자 노력을 하면서 환자들에게 다가갔던 그의 자세가 환자들로부터 그토록 믿음직한 의사라는 평판을 만들어낸 것이리라. 때로는 치료 결과가 안 좋아 돌아가신 환자들도 있다. 하지만 그가 의사가 된 이후에 일생 동안 환자와의 동행을 결심한 이상, 의사로서의 임무를 마칠 때까지 그는 환자들이 자신의 동반자라고 생각하고 있다. 마치 그의 표정, 굳게 다문 입술, 그리고 환자의 마음까지 꿰뚫어 보고 치료하겠다는 마음을 알게 되니 처음의 날카로움이 오히려 마치 어떤 종교가 가진 신성함, 또는 진지함처럼 성스럽게 느껴지기까지 한다.

혈액 질환에 관한 심도 깊은 연구와 진료 실적으로 국내 보건의료계에 큰 업적을 남긴 공적을 인정받아 그는 2019년 보건복지부 장관상을 받았다. 하지만 그에게 더 영광스러운 것은 대한조혈모세포이식학회에서 첫 번째로 선도 연구자상을 받은 일이라 생각한다. 순수하게 우리나라 조혈모세포이식 분야에서 논문 편수와 논문의 질을 평가해서 주는 상인데, 20년간 꾸준히 환자를 진료하며 쉬지 않고 연구도 병행했으니 그 결과로 기초 연구와 의학을 같이 하는 의사로 인정을 받아 수상한 영광스러운 상이다.

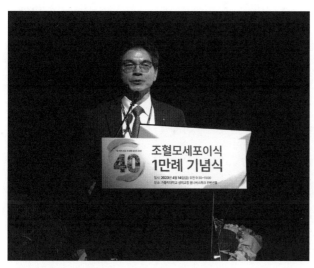

조혈모세포이식
1만 례 기념식.

다발성골수종이라는 병은 아직 완치가 불가능한 병이다. 그러다 보니 20년 이상 잘 치료가 된 몇몇 분을 진료실에서 볼 때마다 그는 너무도 큰 보람을 느낀다. 자신이 잘 치료해서 갖는 보람이 아니다. 다른 환자들이 그들을 보면서 완치가 될 수 있다는 희망을 갖는다면 좋겠고, 또 그런 희망에 자신이 조금이라도 일조했다는 생각에 그저 흐뭇할 따름이다. 주변에서 보는 다른 의사들은 그런 민창기 교수를 한국에서 가장 훌륭한 다발성골수종의 명의라 칭찬하고 있지만 정작 본인은 자신은 그저 한 기관에서 묵묵하게 한 가지 일을 한 것이 과대평가를 받았다고 생각한다. 그런 능력자에게 더 많은 기회를 주신 것은 신의 뜻일지도 모르겠다. 그의 아내는 영상의학과 의사이다. 서로 이해를 해주는 좋은 점도 물론 있었지만, 그가 연구에 매진하느라 조금은 빠듯했던 생활을 책임져 주었던 것에 늘 감사하고 있다. 각별한 내조를 하는 누군가가 있고, 그 덕분에 우리가 이렇게 훌륭한 명의를 가질 수 있었다니 세상일은 어느 한 사람의 힘 만으로 이룰 수 없다는 걸 다시 한번 느끼게 해준다.

그에게 피는 어떤 의미일까? 늘 싸워서 이겨야 하는 암과 투쟁하는 민창기 교수지만, 정작 그는 혈액에 양가의 감정을 갖고 있다. 피는 좋은 친구가 되지만, 나쁜 친구가 그 안에 있을 수도 있으니, 삶 또한 극단적으로 좋고 나쁜 것으로 이원화시키지 않고 판단에서의 '중용'을 견지할 수 있게 도와준 것이 바로 그의 전공인 '피'가 아니었을까.

그의 신조는 '외유내강'과 '경청'이다. 그가 환자를 돌보고 나와 긴 복도를 걸어가는 뒷모습을 본다. 얼핏 보면 유약해 보이기도 하는 그의 어깨지만 사실 그 어깨 위에는 세상 어떤 장사도 짊어지기 어려운 엄청난 무게의 카리스마가 얹혀 있다. 가냘프고 약해 보이는 그의 외모가 자연스럽게 만들어주듯 '외유'는 해결이 되었다. 그가 '내강'을 신조로 삼은 것은 아직은 혈액암 환자들이 치료에 실패하고 많이 돌아가시는 실정이라 치료를 담당하는 의사로서 스스로 강해지지 않으면 그 마음을 추스르기가 너무도 힘들기 때문이다.

그는 환자들이 통증을 호소할 때, 의사가 잘 들어주고 어디가 어떻게 아프냐고 묻는 것만으로도 50퍼센트는 이미 치료를 시작한 것이라고 그는 굳게 믿고 있다. 귀를 기울인다는 것은 마음을 기울인다는 것이고, 그것이 환자의 의지와 치료에 최고의 치료가 된다고 믿는 민창기 교수. 오늘도 환자들이 했던 말을 또 하고 또 하더라도 조용히, 그리고 끝까지 들어주는 36.5도의 따뜻하면서 뜨거운 열정의 의사로 우리 곁에 있어주실 '민느님'께 존경과 찬사를 보낸다.

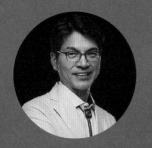

민창기

가톨릭중앙의료원 기획조정실장
가톨릭대학교 서울성모병원 혈액내과 교수

 학력

가톨릭대학교 의과대학 졸업
가톨릭대학교 의과대학원 석 · 박사
미국 미시간대학교 연수

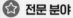 **전문 분야**

다발성골수종, 형질세포질환, 조혈모세포이식,
CAR-T 세포 및 면역치료

현재 및 주요 역임

가톨릭대학교 내과학교실 교수
가톨릭대학교 의과대학 혈액내과 학과장
가톨릭대학교 서울성모병원 진료부원장
가톨릭중앙의료원 기초의학사업추진단장
가톨릭대학교 성의교정 평생교육원장
한국가톨릭의료협회 사무총장
대한혈액학회 다발골수종 연구회장
대한혈액학회 법제이사/회원관리이사
대한조혈모이식학회 이식등록위원장
건강보험심사평가원 암질환심의위원회 위원

진심과 성실의 교과서
유창식 원장(대장항문외과)

　영국 속담에 훌륭한 외과 의사는 '사자의 심장, 독수리의 눈, 그리고 여인의 손'을 가져야 한다는 말이 있다. 냉철하면서 대범하고, 동시에 유연하고 섬세함을 가져야 한다는 의미일 것이다. 하지만 진정한 최고를 꼽으라면 수술실을 나설 때 '최선을 다했다'라고 되뇔 수 있는 진심 어린 마음이 아닐까 생각이 든다. 최고의 외과 명의 유창식 원장은 환자들이나 주변의 동료들에게 그런 진심 어린 마음을 가진 의사일 뿐 아니라 거기에 더해서 '성실함의 교과서'라고 불리고 있다.

　2022년 1월 강릉 아산병원 역대 최연소 병원장으로 취임한 유창식 원장은 매년 500여 건의 대장암 환자를 수술해서 수술 누적 건수가 3만 례가 넘는 기록을 갖고 있다. 서울에서 30여 년 정도 진료를 하다 강릉으로 간 지 이제 1년, 바다를 보며 출퇴근하는 5분 남짓한 시간이 그에게는 선물과도 같다. 항상 푸른 바다와 파란 하늘이 옆에 있는 강릉 아산병원은 병실에 들어가면 한쪽으로는 동해 바다, 한쪽으로는 백

두대간을 바라볼 수 있게 되어 있다. 그래서 병실을 마운틴뷰, 오션뷰라고 부르고 있다. 병원 건물은 9층인데 병실의 위치는 5층 이상부터이다. 병원은 누구보다도 환자를 위한 공간이기 때문에 병원을 설립할 때부터 가장 좋고 아름다운 공간들을 환자를 위해 할애해야 한다고 생각해서 병실을 좋은 곳으로 올렸고, 원장실을 비롯한 주요 보직자들과 행정 부서들은 전부 1층이나 지하에 배치했다.

차분한 말투, 진지하지만 답답하지 않고 유연하게 보이는 그의 부드러운 태도, 그리고 호감이 가는 깔끔한 외모는 그의 어린 시절 이야기를 들어보면 이해가 간다. 아버님은 영화감독이었고, 어머님은 영화배우 일을 하셨다. 영화판에서 두 분이 만나셨고, 어릴 때부터 그는 그런 문화에 굉장히 익숙했다. 어릴 때부터 어머님 손을 잡고 영화 현장을 구경 가기도 하고, 배우들도 많이 만나보았고, 집에서 〈주말의 명화〉를 많이 보곤 했다. 그는 그런 환경에서도 모범생이었다. 부모님 속 썩인 적 없는, 말 잘 듣고 공부 잘하는 책임감 많은 장남이었다. 시대를 풍미했던 영화들을 어릴 때부터 많이 섭렵했기 때문에 그는 낭만적 감성이 많이 생겼다. 부모님의 영향을 받아 동생은 영화감독으로 활동하고 있다.

우량아로 태어나 우량아 선발대회까지 나갈 정도로 잘 크던 유창식 원장에 비해 여섯 살 어린 동생은 한 달 반 일찍 조산으로 태어났다. 그래서인지 기관지가 약했고 어릴 때부터 병원 출입을 많이 했다. 어머님이 전전긍긍하며 한 달에 몇 번씩 동생을 둘러업고 병원에 가던 모습을 옆에서 보면서 너무 안쓰러웠고, 어린 마음에도 장남으로서 부모가 바라는 직업을 가져야겠다고 생각했다. 어릴 때 그는 세계문학전집, 위인전을 읽으면서 슈바이처 박사의 위인전을 보고 어렴풋이 의사에의 꿈을 갖게 되었고 초등학교 시절부터 그 꿈은 한 번도 변하지 않았다.

그렇게 의과대학을 오게 되었고, 열심히 공부는 했지만 의사로서의 사명감과 철학 같은 것은 그가 사고를 당한 일이 계기가 되었던 것이 아닐까 생각한다.

본과 4학년 때 졸업 여행을 부산으로 갔었다. 부산에서 졸업 여행의 즐거움을 만끽하고자 신나게 놀고 밤늦게 숙소로 귀가하던 중 택시 운전사가 졸음운전을 하다가 가로수를 들이받았다. 그 자리에서 기사분은 사망하셨고, 유 원장은 안면 골절, 친구는 척추 압박 골절로 의식을 잃게 된다. 비행기로 공수되어 모교 병원에 입원해서 수술을 받고 2주 정도 환자로 지낼 일이 생긴 것이다. 그때 입원이 환자로서의 첫 경험이었다. 그때까지만 해도 의과대학생이니 병아리 의사긴 하지만 의사 흉내를 내고 다니며, 치료자 입장에서만 환자를 보다가 막상 환자 입장이 되고 보니 완전히 다른 세상을 경험하는 것 같았다. 주치의 선생님 얼굴을 보는 건 하늘의 별 따기고, 하루 종일 통증 때문에 괴롭기도 하고, 여러 가지 사소한 문제들이 생겨도 의사들에게 호소할 기회가 별로 없었다. 그때 옆에 있어준 사람들이 3교대를 하는 간호사들이었고, 간호사가 그저 의사의 조력자가 아니라 환자의 치료에 상당히 중요한 몫을 담당하는 의료인이라는 것도 깨닫게 되었다. 환자나 가족 입장에서는 의료진의 태도나 환자에게 병에 대해 소상하게 알려주는 고지의 의무를 지켜주는 것이 얼마나 감사한 일인지도 그때 절감을 했던 것 같다. 그 후에 그는 제자들에게 "넌 아파봤니?", "입원해서 주사라도 맞아봤냐?", "며칠을 굶어는 보았는가?" 등 경험해본 자가 환자의 고통을 잘 이해할 수 있다는 뜻의 질문을 던지곤 한다.

그가 외과 의사를 선택한 것은 카리스마 있어 보이고 칼로 환부를 도려내 암을 완치시키는 그런 모습들이 매력적인 탓도 있었지만, 다양한 문학 작품이나 영화에서 그려진 의사들, 그리고 소설《개선문》의 주인공인 외과 의사 등 좋아하는 문학 작품 속 의사 중에 외과 의사가 많았기 때문이기도 했다.

그렇게 대장항문 분야에서 일한 지 30여 년, 최고의 권위자로 소문이 자자한 유창식 원장을 만나러 전국에서 찾아오는 환자들도 무척 많았다. 손이 열 개라도 부족한 유 원장 환자는 몇 달씩 기다려서 수술받는 일 없이 대부분 2~3주 넘기지 않고 수술을 받았다는데 그 비결은 무엇일까.

암이라는 게 며칠, 몇 개월 내에 생긴 질환이 아니고 몇 년에 걸쳐 생긴 질환인데, 이게 진행이 되어 환자가 증상을 느끼기 시작했을 때는 그냥 둘 수 없다는 게 유 원장의 철학이다. 한창 그가 수술을 많이 할 때는 일주일에 15건을 해도 소화를 다 할 수가 없었다. 환자분의 상황이 1~2주 안에 빨리 손을 써야 하는 경우 기다리다가 응급이 되고, 장 천공도 생길 수 있으니 그가 일하는 병원의 다른 동료들이나 후배 중 장 전문가 교수들에게 일정을 알아봐서 조금이라도 수술을 빨리 받도록 유도를 한다. 그렇게 설득을 하면 환자들이 수긍한다. 또 환자 관리 시스템이 똑같기 때문에 의료의 질을 보장받을 수 있으니까 환자들은 그를 믿고 그 병원에서 수술을 받고, 그러다 보니 그가 재직했던 병원에 근무하는 대장외과에 있는 교수들 역시 수술 잘하는 의사들로 함께 성장했다고 생각한다.

환자를 위해서는 모든 의사가 똑같은 환경에서 수술할 수 있어야 하고, 환자들 역시 지방에 있거나 서울에서 멀리 있어도 지역 거점 의료원에서 같은 환경 속에서 치료를 받아야 한다고 생각한다. 그런 점에서 영동 지역에서 유일한 상급 종합병원인 강릉 아산병원 역시 그들이 지역 환자들을 책임지고 해결해드리겠다는 사명감을 갖고 의료의 질을 높이려 애쓰고 있다. 병원 내에서 환자가 잘못되는 일은 용납할 수 없기에 환자 안전에 대한 시스템을 강화하고, 상시로 모든 중환자를 24시간 모니터하는 신속 대응팀을 만들어 선제적으로 상황이 안 좋은 환자들의 문제를 해결할 수 있는 팀도 운영되고 있다. 이런 지방의 거점 병원을 정부가 적극적으로 육성해야 하고, 지역 병원의 의료진들 역시 큰 사회적 책임감을 가지고 임해야 한다. 그가 취임한 이래로 취약했던 외과에서도 많은 의사를 영입했고, 지역 홍보도 잘되어 있어서 이제는 환자들도 멀리 서울이 아닌 지역의 병원을 찾는 일이 익숙해지고 있다.

'지역민들의 삶의 질 높이기.' 유 원장이 이뤄야 할 목표는 조금 더 원대하다. 안전한 병원, 진료 잘하는 병원, 그리고 들어가면 무조건 사는 병원을 만드는 것이 그의 목표이다. 아직은 의료진이나 전문인의 확보가 어려운 지방이라는 점, 또 지역 주민들의 인식의 전환이 제대로 이루어지지 못하고 있다는 점. 그리고 내부 프로세스 중 선진화해야 할 것들이 산적해 있는 점 등 문제가 많지만, 그는 강릉 아산병원이 갖고 있는 영동 지역에서의 책임감을 크게 느끼며 그에 맞는 병원을 만들고자 불철주야 노력하고 있다.

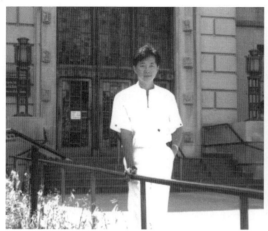
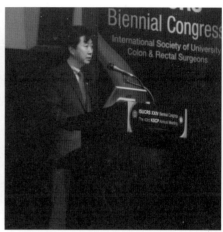

1999면 미국 미네소타 메이요클리닉 연수 중.　줄기세포 국제 학회에서.

병원 홈페이지 칭찬 코너에 보면 유독 원장님께 감사하다는 글들이 많이 올라와 있다. 2019년에는 이전에 있던 병원 '고객 칭찬 명예의 전당'에 오르기도 했다니 그만큼 환자들에게 정성을 다해 인술을 펼쳤다는 증거이기도 하다.

그에게는 유독 염증성 장 질환 환자들이 많다. 크론병 환자들은 젊은 나이부터 많은 시간을 그와 함께 투병하며 많게는 6번까지 수술을 한 환자도 있었다. 그렇게 오랜 시간을 동고동락하다 보니 의사지만 환자들과 함께 느끼는 전우애 같은 것들이 있다. 그리고 외과 환자는 수술한 후 상태가 아침 다르고 저녁 다르기 때문에 전체 회진 이후에 오후에는 다시 소회진을 돌면서 그는 특별히 환자 상태를 한 번 더 살핀다. 10년에 한 번씩 그 역시 잊을 만하면 작은 외상으로 수술을 받게 되어 은연중에 환자의 경험을 할 일이 있었다. 이 모든 것들이 그에게 늘 역지사지로 생각하는 습관을 만들어준 것인지도 모르겠다.

그가 교통사고를 당하기 이전에는 딱 40대까지만 일하고 그다음엔 즐기겠다는 생각이 있었다고 한다. 만약 그런 사고가 없었더라면 그 많은 대장암 환자들과 고통받는 크론병 환자들은 지금쯤 어땠을까 하는 안도의 숨이 쉬어진다.

어릴 때 가졌던 인문학적 소양을 꾹꾹 눌러놓았던 그는 대학에 들어와 공부와 더불어 그 감성이 폭발했던 것 같다. 하고 싶었던 것도 너무 많았다. 메디칼 오케스트라는 원래 너무 유명했던 곳이라 꼭 들어가고 싶었고, 거기서 오보에를 연주하며 그들과 함께 합주했다. 또 겨울의 낭만을 생각하고 들어간 스키부에서 그는 크로스컨트리를 하게 되었고, 겨울방학 내내 6년간 두 달씩 대관령에서 훈련하며 전국체전에서 메달까지 딴 적이 있다고 한다. 같이 경쟁하는 선수들은 어릴 때부터 운동선수들로 큰 친구들인데, 그들과 경쟁하기 위해 아마추어 의대생이었던 유 원장의 팀은 제일 먼저 시합장에 나가 연습하고 언제나 제일 늦게 들어오는 생활을 했었다. 지금의 강인한 정신력과 과중한 업무를 끌고 나갈 수 있는 체력도 그때 만들어진 것이리라.

칼을 많이 쓰는 외과 의사들은 성격도 칼 같다는 말을 많이 듣는 편이다. 일의 특성상 결정을 빨리 내려야 하기 때문에 차갑고 이성적인 모습을 가진 분들이 많은데 유 원장은 드물게 '차분하고 부드럽다'라는 평가를 받고 있다. 그의 어떤 점이 그런 평판을 듣게 만들었을까? 의사는 환자를 직접 보는 게 가장 중요하다. 젊은 제자들에게도 그는 늘 "외과 의사의 가장 중요한 덕목은 성실함"이라고 강조한다. 아무리 머리가 뛰어나고 손재주가 좋아도 성실한 의사를 이길 수는 없다. 환자를 한 번이라도 더 가서 보고, 수술 하나라도 더 참여해서 배워야 좋은 의사가 된다. 문제가 있을 때 환자 곁에 가서 환자를 만지고 뭐가 문제인지를 봐야 제대로 파악을 할 수가 있다. 간호사에게 전화로 상황 보고 받고 전산을 뒤져서 파악하려는 게으른 의사는 의사의 자격이 없다.

2015년 그가 보건복지부가 주최한 암 예방의 날, 대한민국 포장 표창을 받았다. 세계 유수한 암센터에 벤치마킹을 다니면서, 우리가 못하는 것 중에 무엇을 배울 수 있을까 살펴보다가 다학제 진료라는 걸 알게 되고 그 모델을 자신의 기관에서 만들게 된다. 처음에 다학제 진료를 시작할 때는 엄청난 반발이 있었다고 한다. 가뜩이나 바쁜 일상을 보내는 의사들을 한자리에 모아놓고 환자 두세 명을 한 시간씩 같이 봐야 하는 것은 현실적으로 상상도 하기 어려운 일이었다. 그런데 그 의사들이 함께 다학제 진료를 통해 협업하면서 서로 배움이 일어나기 시작했다. 외과 의사는 종양내과 의사에게 배우고, 종양내과 의사는 방사선종양외과 의사한테 배우고, 또 그들은 외과 의사에게 배우면서 팀워크가 만들어지고, 이게 환자를 위해 진짜 좋은 치료라는 답을 얻어낸 것이다. 이제는 굉장히 보편화되었지만 당시에 처음 도입한 공을 인정받아 그가 표창을 받게 된 것이라 생각한다. 그런 통합 진료 시스템, 다학제 진료 시스템의 모델을 만든 것이 그가 암병원장 6년을 지내며 이루어낸 가장 큰 보람 중의 하나이다.

그의 부모님 두 분도 다 암으로 작고하셨다. 다 그의 동료들이 치료를 맡았다. 그가 부모를 맡길 수 있는 그의 동료들은 모두 환자에게 진심이 있는 의사들이었다. 치료 방법 선정에 있어서 환자를 중심으로 생각하는 의사가 무엇보다 진심이 있는 의사이다. 경우에 따라서 환자가 연구 주제가 될 수 있고 여러 가지 목적이 있을 수도 있지만 어떤 경우라도 이 방법이 환자를 위한 것인지, 내 부모라면 어떻게 해드릴 것인지를 먼저 생각하는 의사가 진심이 있는 의사이다. 또 시시각각 새로운 기술이 나오고, 좋은 약재가 나오고 있기 때문에 끊임없이 공부하는 의사가 진짜 의사라 생각한다. 평생을 공부하며 환자를 진심으로 대하는 의사라면 명의라는 호칭이 아깝지 않다고 그는 생각하며 자신 역시 서슴없이 그런 길을 가기를 주저하지 않는다.

환자에게 마음으로 다가가는 참 의사, 성실함의 교과서로 불리는 의사, 환자에게 그의 존재 자체가 믿음이자 신뢰인 의사 유창식. 지역민들의 삶의 질을 높이고 거점 병원의 수장으로 안전하고 진료 잘하는 믿음이 가는 병원으로 만들기 위해 그는 대장항문외과의 명의로 환자를 치료하고 수술하며, 또 경영하는 1인 2역을 해나가고 있다. 그의 커다랗고 푸른 꿈이 푸르른 동해 바다처럼 넓게 실현되기를 진심으로 바라마지 않는다.

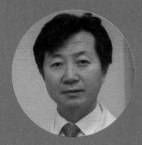

유창식

울산대학교 강릉아산병원 병원장,
울산대학교 강릉아산병원 대장항문외과 교수

 학력

서울대학교 의과대학 졸업
서울대학교 의과대학원 석·박사
미국 코넬대학교 연수
미국 Mayo Clinic 연수

 전문 분야

대장항문외과, 대장암, 직장암, 염증성 장질환, 복
강경수술

 현재 및 주요 역임

서울아산병원 외과장
서울아산병원 암병원장
서울아산병원 대장암센터 소장
서울아산병원 대장항문외과장

환자의 통증을 자세히 들여다보며
함께 아파한다

손병철 교수(신경외과)

하늘이 잔뜩 찌푸려 비라도 한바탕 내릴 것 같은 날이면 "얘야, 빨래 걷어라"라고 말씀하시는 할머니가 나오는 광고가 생각난다. 노인과 함께 살아본 사람들은 누구나 한두 번쯤 경험해봤을 것이다. 그분들의 허리나 무릎 같은 데가 다른 때보다 쑤시거나 아프면 영락없이 비가 내리고 이를 재밌는 점술처럼 신기해하던 경험 말이다.

연세가 드셔서 퇴행성 관절로 관절에 물이 차면 기압이 낮은 날엔 관절 내외의 어떤 압력 차이로 인해서 관절낭이 팽창된다. 그러면 말초신경이 자극되어 아플 수가 있다고 한다. 사람들은 어쩔 수 없이 흐린 날에 기분뿐만 아니라 몸 어딘가가 찌뿌둥한 느낌을 받게 되는 나이가 되어야 비로소 이러한 과학적 근거에 관심을 갖게 되는 것 같다. 또는 날이 흐린 날에는 마음도 덩달아 가라앉고, 이럴 때 좀 적게 분비되는 호르몬들로 인해 통증에 대한 역치가 좀 낮아진다고 한다. 그래서 같은 통증이라도 더 아프게 느껴진다고 하니 인체의 신비로움, 특

히 신경이라는 것의 신비함은 아무리 설명
을 들어도 그 깊이를 헤아리기가 어려운
것 같다.

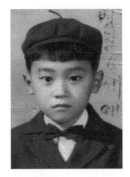

어린 시절.

　미국 신경외과 학회지에 중추성 신경통
증 질환의 새로운 치료법으로 '뇌 운동 피
질 자극술'을 제시한 신경외과 전문의 손
병철 교수는 뇌 손상 후 발생하는 중추신
경통증 환자에게 '뇌 운동 피질 자극술'을
적용해서 통증을 없애는 데 성공했으며, 첨단 신경 감사 모니터링을
통해 신경 손상 위험을 최소화하는 데 성공한 말 그대로 우리나라 최
고의 신경통 전문가이다. 우리가 잘 모르는 삼차 신경통, 후두 신경통,
척추수술 후 통증, 대상포진 후 신경통, 말초신경 손상 후 신경통에 대
한 신경 자극술과 신경 절제술을 20년간 수백 차례 시행한 신경외과
의 권위 있는 교수이다.

　그뿐만 아니라 대법원에서 의료 관계 사건을 다루면서 병원과 환자
사이에 의학적으로 미묘한 분쟁이 생길 때 자문해주고 판결을 돕는 신
경계 계통의 자문위원까지 역임하고 있다. 그런 사건이 많은 건 아니
지만, 그의 노력으로 과학적 규명이 돼서 병원 측과 피해자 측 사이의
억울함을 해결해주고, 판단하는 데 도움을 줄 때 그는 자문위원으로
큰 보람을 느낀다.

　손병철 교수님의 부친께서는 1960년대에 신경외과 전문의가 되셨
다. 전문의 번호로는 80번이셨다고 한다. 손병철 교수 역시 신경외과
전문의 880번이라고 하니 아버님이 그의 삶에 얼마나 깊은 영향을 주

었는지 설명할 필요가 없겠다. 손 교수의 아들 역시 의학을 공부하고 지금 전공의로 수련을 받고 있다. 그가 내심 아버님에 이어 아들도 신경외과를 전공해서 대한민국의 3대 신경외과 가족을 이루고 싶다는 바람이 있었다. 이 꿈은 피부과를 전공하는 아들 덕분에 이루지 못했지만, 대를 이어 환자들을 이어 봉사하는 의료진으로 살고 있다는 사실만으로 그들 부자에게 큰 박수를 보내야 할 것 같다.

아버님의 영향도 영향이지만 그는 학생 때 실제로 신경해부학에 유독 관심이 많았었다. 1980년 초반 의대에서 실습할 때, 실습 대상으로 모시는 카다바라고 불리는 사체들은 대부분 행려병자들이었다. 행색이 남루하고, 곤궁하고 비참한 삶의 흔적들이 역력히 보이는 분들이었다. 어려운 분들이나 삶의 연고가 없고 가족으로부터 버려진 사람들이 치료를 받고, 후에 대신에 사체를 기부하겠다는 동의서를 쓴 사람들이 해부학 실습실에 오시게 되는 것이다. 젊은 의과대학생 손병철은 두개골을 열고 그들의 뇌를 보면서 늘 겸허해졌다.

'그들도 희로애락과 나와 같은 감정들이 있는데, 어떤 연유로 행려병자가 되어 연고도 없이 이런 삶을 마감하게 되셨을까. 이분도 나와 같은 생각을 하고 고민하며 인생을 사셨을 텐데…, 이분들의 삶이 나와 다를 것도 없을 텐데…, 이분의 인생이 여기 이 뇌 안에 모두 들어 있겠구나.'

그때의 경외심, 그리고 사람들은 모두가 다 동등하다는 그의 생각은 지금도 환자들을 대하는 그의 자세에 커다란 영향을 미치고 있다. 지금도 수술하면서 현미경을 통해 뇌를 들여다볼 때마다 그때 가졌던 숙연한 마음과 겸허함이 떠오른다. 혹시나 실수한다면 환자분의 인생이

송두리째 틀어질 수도 있다는 생각에 베테랑이라고 불리는 지금도 수술이 무탈하게 잘 끝나기를 늘 수술대에 서기 전에 절실하게 기도한다.

눈이 아프면 안과에 가고, 피부에 문제가 생기면 피부과에 가지만 대부분의 환자들이 어떤 특정한 부위가 아플 때, 신경통이라고 스스로 판단을 내리기는 쉽지가 않다. 가장 흔한, 무릎이 아프고 어깨가 아픈 상태를 예를 들어보자. 관절을 움직일 때 아프고, 걸으면 아프고, 팔을 들 때 아프면 관절통이다. 신경통은 그렇지 않고 가만히 있어도 그냥 아픈 상태를 말한다. 그냥 저리고 시리고 찌르는 것처럼 아픈 자발통을 신경통이라고 한다. 누구에게 보일 수도 없고 설명할 수도 없는 본인만이 느끼는 정말 괴로운 통증이 아닐 수 없다.

통증도 명확하지 않고, 원인도 확실하지 않은 데다 본인만이 알 수 있는 설명조차 어려운 이런 신경통에 그가 관심을 가진 이유는 무엇일까? 신경통, 삼차 신경통, 후두 신경통 같은 신경통은 아직도 밝혀진 과학 기술보다 치료자의 경험과 학식, 그리고 기술적 치료 방침에 따라 큰 차이가 난다고 한다. 그는 보통 사람들이 그러하듯 오랜 노하우와 성공의 경험만으로 자신의 치료 방침을 정하지 않는다. 그는 자기가 진단해서 치료한 환자 중 실패한 환자에 대한 인정과 그를 통한 반성, 그리고 거기서 출발하는 새로운 치료법에 누구보다도 솔직하다.

그를 거쳐 간 환자 중 기억나는 안타까운 환자들도 몇 있다. 가장 심했던 경우는 후두 신경통으로 고통받던 환자가 잇몸이 아파져서 이까지 다 뽑은 상태였는데 전혀 좋아지지 않았단다. 그래서 삼차 신경통으로 주사 치료를 했지만, 치료 과정에서 신경이 다치면서 추가적인 손상 신경통이 발생했다. 고통은 더욱더 배가 되고, 그 환자는 다른 병원에 가서 방사선 치료까지 받았지만 호전되지 않았다. 9년 정도 그가 할 수 있는 방법을 총동원해서 뇌수술을 두 번이나 했었지만 실패하고 말았다. 환자는 참을 수 없는 고통으로 자살을 생각할 지경이었고, 결국 마지막으로 뇌 안에 모르핀을 주입하는 펌프를 넣어 극적 반응을 얻어냈다. 조금 호전의 상태가 되긴 했지만 완치는 어려웠다. 그래도 그 환자는 이제 자살에 대한 충동을 거두고 일상생활을 할 수 있게 된 것이다.

신경통 환자는 정확히 어디가 아픈지 모르는 경우가 많이 있다. 손 교수를 만나고 나서야 자신이 왜 아팠는지 원인을 알게 되는 경우가 많다. 그래서 수술을 하더라도 그 결과가 불명확하기 때문에 환자 입장에서는 매우 불안한 것이 사실이다. 여러 갈래로 나누어진 신경선처럼 복잡하고 어려운 수술이 신경통이라 집도하는 의사도 수술 후 부작용에 대해 유독 더 꼼꼼히 신경을 쓰게 된다.

그런 그가 환자들을 안심시켜줄 수 있는 가장 큰 능력은 바로 '경청'이다. 아픈 사람들 이야기를 꼼꼼하게 진심으로 자상하게 들어준다. 스쳐 지나가는 감기가 아니고, 자세히 오래 들여다봐야 보이는 신경통은 그걸 찾아내기 위해 그만큼 깊은 관심으로 환자를 오래 지켜봐야 한다. 마치 나태주 시인의 "자세히 보아야 예쁘다. 오래 보아야 사랑스럽다. 너도 그렇다"라는 시가 그의 환자에 대한 자세를 대변하는 것만 같다.

그의 목표는 단순하다. 일반적으로 90퍼센트 이상 성공한 수술이지만, 아직도 남아 있는 5~10퍼센트의 실패가 늘 목에 걸린다. 가끔은 10년 전에 잘못 판단해서 바른 치료를 못 했던 사실도 떠오르며 섬찟

해지기도 한다. 당시에는 최선이었겠지만 사람이 하는 일이라 모자랐던 판단에 대한 후회도 크게 다가온다. 계속 성공과 실패를 반복하는 일은 없다. 성공과 실패를 통한 계속되는 교정과 리뷰, 그리고 연구가 그를 지탱하는 힘이다. 너무도 단순한 목표지만, 그런 정반합을 통해 좀 더 정확하고 확실하고 현명해져서 실패하는 수술을 줄이고 성공의 비율을 높이는 것이 그의 유일한 목표다.

그의 그 바람을 실현하기 위해 그가 갖고 있는 비밀 병기가 있다. 바로 환자들의 케이스와 진료 방법, 연구 내용들을 빼곡하게 기록하고 그림으로 정리해둔 자기만의 노트이다. 의사들이 환자를 볼 때 적는 차트에는 개인마다 통증을 느꼈던 이력과 느낌, 그리고 그가 무슨 일을 하다가 아프게 되었는지 세세한 부분을 다 기록한다는 게 불가능하다. 후에 진단 치료의 자료로 활용하기 위해 그는 그들의 다양한 증상을 일일이 기록해놓을 필요가 있다고 판단했다. 그는 환자들의 양해를 구하고 일일이 사진도 찍고 기록을 하며 진료 이후의 시간에도 연구를 게을리하지 않았다. 그렇게 만든 노트가 엄청난 분량이 되고, 이제는 압축해서 한 20권 정도를 갖고 있다.

2017년 그는 큰 실패를 경험했다. 아주 힘들고 어려운 수술이었다. 외국의 교수님들께도 자문을 구하고 많은 고민으로 실행했지만 결과는 더 나빠지고 말았다. 큰 충격을 받은 그는 그 이후로 노트를 적기 시작했다. 우선 환자가 아팠던 과정을 상세히 적는다. 다른 방법이 없으니 이 수술을 하는 게 아니라, 수술을 하면 나을 가능성이 몇 퍼센트인지를 먼저 생각하는 습관을 갖게 되었고, 놓치는 게 없는지 개인적으로 더 꼼꼼하게 메모를 하기 시작했다.

반나절 진료를 하면 한 40명의 환자를 만나게 된다. 그들의 아픔에 대한 호소를 거의 다 듣기가 힘이 든 게 사실이다. 꼬치꼬치 물어야 대답을 하는 환자들도 있고 사람마다 통증을 설명하는 방식이 다 다르기 때문에 그는 환자들을 좀 더 디테일하게 관찰하기 위해 사진을 찍고 따로 기록을 남겨놓는다. 외래 진료 시간이 끝나고 한두 시간 따로 짬을 내어 그들의 파일을 글로 써서 증상을 다시 복기한다. 환자 하나하나의 특징을 적고, 그들에 대한 자신의 진단을 미리 기록해서 넣어놓으면, 다음에 그 환자가 왔을 때 그냥 삼차 신경통이려니 하는 선입견을 갖지 않고 정확하게 적힌 데이터를 다시 볼 수가 있다. 사람마다 다 다른 호소를 자신만의 데이터로 분류하여 정리한 그의 소중한 노트들은 스마트 의료 시대에 빅데이터로서 큰 자산이 될 것이다. 그래서인지 그의 설명은 구체적이고, 하나의 증상도 놓치지 않는 매의 눈으로 환자를 대하는 느낌이 든다. 손 교수님을 만나고 제2의 인생을 살기 시작했다고 말하는 환자의 수가 유독 많은 것도 그 이유 때문인 듯하다. 노트를 만들기 시작한 이후로 자기의 증상을 호소하는 환자들을 만나면 그가 적어놓은 환자들의 얘기 중 중복된 몇 가지 키포인트를 찾을 수가 있다. 그 공통된 키워드는 그 환자의 증상을 판단하는 데 엄청나게 큰 도움을 준다.

사람들이 병원을 찾는 이유는 병을 알고 있어서가 아니다. 단순하지만 아파서 찾는 것이다. '무병장수'라는 말보다는 '무통장수'라는 말이 더 중요하다는 의미를 신경통 환자들을 보며 되새겨보게 된다. 그의 환자들은 누구도 공감해줄 수 없는 고통 속에 살고 있는 분들이다. 뚜렷한 병명도 없다. 직접 경험하지 못하면 타인은 절대 상상할 수 없는 그런 통증을 겪는 환자들이다. 그래서인지 그는 환자들로부터 유독 편지를 많이 받는다. 자신만이 알고 겪어야 하는 통증을 의사가 이해해주고 공감해주고 치료해주니 그들에겐 하늘 같은 은인이 아닐 수 없다. 가족에게도 속마음을 잘 표현하지 않는 다소 무뚝뚝한 손병철 교수지만, 이런 환자들로부터 받는 손편지를 읽고 또 읽으며 흐뭇한 미소를 지으며 보람을 느낀다. 그들이 보낸 손편지 내용을 살짝 보니 가장 눈에 많이 뜨이는 단어는 '정성'이다. 가족처럼 정성을 다해 돌봐주시는 교수님에 대한 감사 인사들이 그만큼 많았다는 얘기다. 손 교수는 그 편지들을 가끔 꺼내 읽어보곤 한다. 환자들에게 좋은 얘기만 들을 수는 없다. 싫은 소리, 나쁜 소리들을 듣거나 너무너무 힘들 때 자신에게 감사했던 환자들의 편지 내용을 다시 곱씹으며 기운을 얻어, 힘들게 하는 환자들에게 더 잘하겠다는 마음을 다잡는다.

의사에게는 실력만이 전부가 아니다. 환자들과 눈을 맞추고, 그들의 통증을 공감해주며, 해법을 찾기 위해 정성을 들이면 이미 그들의 아픔도 반으로 줄어들고 있는 걸 느끼게 된다.

신경외과 계통의 질환 중, 특히 신경통의 3분의 1은 아직도 완치가 어렵다. 그저 조절하며 견디도록 도울 수밖에 없다는 한계가 있다. 그럼에도 불구하고 그는 최선을 다해 그 병들을 이해하고 동료 의료진들과 협업해서 심혈을 기울여 연구하고 있다. 유명한 의사가 되기보다는 현명한 의사가 되어 그들을 돕고 싶다는 작은 소망 때문이다. 늘 하는 수술과 매너리즘에 빠져 알던 지식만으로 질병을 판단하고 진료하는 의사는 현명한 의사가 될 수 없다. 즉 기존에 알던 기준을 가지고 환자의 질병을 판단하는 오류를 범하지 않기 위해 그는 자신만의 노트를 펼치고 정성 들여 환자들과 대화한다. 정확한 진단은 필수적으로 중요하다. 하지만 정말 명의가 되기 위한 조건은 현명한 처방과 현란한 수술 능력보다 온 열과 성의를 다하는 전인치료의 마음이다.

머리의 통증 때문에 모자를 8개나 쓰고 진료실에 들어온 환자를 보고 그는 생각한다. 환자들의 현재의 아픈 증상뿐 아니라, 그 사람의 배경까지 이해해줄 수 있는 그런 의사가 되고 싶다고. 그들의 어떤 상황이 신경통이라는 질병을 만들었는지 젊은 시절 사체의 뇌를 열고 숙연한 맘으로 감사하며 연구하고 정진하겠다는 약속을 했던 청년 손병철은 긴 정진과 인고의 세월을 겪고 이제는 돌아와 진정 현명한 의사가 되어 거울 앞에 서 있다.

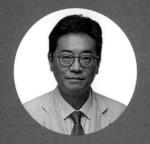

손병철

가톨릭대학교 서울성모병원 신경외과 교수

 학력

가톨릭대학교 의과대학 졸업
가톨릭대학교 의과대학원 석·박사
캐나다 토론토 웨스턴병원 연수

 전문 분야

얼굴 · 손 떨림, 삼차신경통, 척추수술 후 통증, 말초신경질환, 운동질환, 뇌전증 진료

현재 및 주요 역임

세계정위신경외과학회 이사
가톨릭대학교 성빈센트병원 신경외과 과장
유럽 신경외과학저널 심사위원
Marquis Who's Who. 세계인명사전 등재
일본뇌정위기능신경외과학회 초청강사
WSSFN(World Society for Stereotactic and Functional Neurosurgery), Board of directors
자동차보험 진료수가분쟁심의회 위원, 심사평가연구원, 전문심사위원
대법원 비상근 자문위원
대한말초신경외과학회 갈렌학술상
신경외과 허곤학술상

환자를 돌보며 글 쓰고 기부하는 의사

박효진 교수(소화기내과)

프랑스의 한 미식가가 말했다고 한다. "당신이 무엇을 먹는지 말해주면 당신이 어떤 사람인지 말해주겠다." 평소 어떤 음식을 먹는가가 그 사람의 생활 습관이나 건강을 좌우할 테니 "당신이 먹는 것이 곧 당신이다"라는 말은 음식이 사람에게 그만큼 소중하다는 걸 의미할 것이다.

하지만 음식을 먹는 것도 중요하지만 그것을 잘 소화시키고, 잘 배출하는 것이 인간의 건강을 좌우한다는 점은 누구나 잘 알고 있을 것이다. 음식이 몸 안으로 들어와서 제일 먼저 만나는 기관, 그게 바로 상하부 위장관이다. 1985년 연세대 의대를 졸업해 현재 강남 세브란스병원 내과 부장을 맡고 있는 박효진 교수는 150편의 SCI급 논문 발표, 기능성 위장 질환 관련 4권의 교과서 저술, 2019년 강남 세브란스병원 최고 연구상 수상으로 빛나는 30년간 소화기 생리 및 기능성 위장 질환 연구와 진료에 매진한 소화기 분야의 명의이기도 하지만, 여러 권의 시와 산문집을 낸 작가이기도 해서 그의 이력은 더 흥미롭다.

그는 1959년 부산에서 3남 1녀의 막내로 태어났다. 선친께서는 부산의 극장과 영화사를 포함한 여러 기업체를 운영하셨고 부산 KBS 악단장도 맡으셨단다. 그만큼 집안 분위기가 문화예술 쪽으로 관심이 있었고, 어린 효진도 접할 기회가 많았다고 한다. 유복한 집안의 아들로 공부도 잘하고 부모님의 기대를 한 몸에 받았지만, 어머님은 간경변증으로 오랫동안 병마에 시달리셨고, 형제 및 가까운 일가친척 중에 의사가 없어 그는 고교 시절부터는 의사가 되어야겠다는 생각을 많이 했다. 그런 그의 성장 배경을 볼 때 크리에이티브하고 역동적인 면 때문에 외과 의사가 좀 맞지 않았을까 싶은데 의외로 소화기내과를 전공한 점이 궁금했다. 어머님이 소화기 쪽으로 질환을 앓았던 사실이 그의 진로를 결정하는 데 큰 물꼬가 되었다고 한다. 그는 소화기내과 분야에 있어서도 상부 위장관과 하부 위장관을 아우르는 모든 부분을 섭렵하며 학회 활동에도 큰 족적을 남겼다. 1993년에 영국의 대장학 연수를 다녀오고, 1998년부터 2년간 미국 식도 질환에 대한 연수를 다녀왔기 때문에 그는 자연스럽게 상부와 하부를 다 관여하고, 학회도 상부학회와 하부학회에 다 참석하면서 양쪽을 연구할 수 있었다.

요즘은 추세가 조금 줄기는 했지만, 우리나라에는 유난히 위암 환자가 많다. 특히 맵고 짠 찌개나 국물 위주의 식습관이 문제라고 생각하는 사람들은 늘 어떤 음식을 먹어야 하는지 고민이 많다. 그는 과식을 피하고, 취침 3시간 이내에는 음식을 삼가야 하며, 과체중이 되지 않도록 체중 조절에 주의해야 한다고 말한다. 거기에 더해 위암 예방을 위해서라면 탄 음식을 자제해야 한다. 하지만 이런 것들을 다 지키며 사

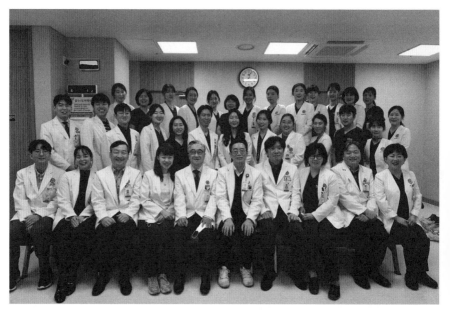

2024년 소화기내과 단체 사진.

는 것이 쉬운 일은 아니다. 대한위암학회에서는 이런 음식은 안 된다, 저런 음식은 해롭다고 말하는 리스트가 있는데, 그것을 따르다 보면 수도승의 삶을 살아야 할지도 모르겠다. 박 교수는 과거에 본인이 먹었던 음식 중에 안 좋았던 기억이 있다면 가능한 그런 음식은 피하고, 만나서 즐거운 사람과 즐거운 대화를 하면서 즐겁게 먹는 음식이라면 어떤 것이든 좋은 음식이라고 안심을 시켜준다. 딱 두 가지, 치질 걸린 닭똥집과 무좀 걸린 돼지 족발을 피하라는 유머와 더불어.

의사 박효진은 또 하나의 자아를 갖고 있다. 바로 작가 박효진이다. 어린 시절 문화예술계의 사업을 하신 아버님의 영향은 말할 것도 없고, 그가 영국에 유학 가 있던 시절에도 주말마다 런던 근교로 주말 여행을 다니거나 미술관, 박물관을 다니곤 했다. 또 와인 앤 치즈 스쿨에서 수강하면서 음식의 맛과 멋에 대해 공부도 했다. 그는 늘 현상에 대한 기록만 하는 게 아니라 어떤 현상을 보면서 스스로 자신이 느끼는 것들을 기록하는 습관이 있다. 사랑과 영혼, 자연 등을 주제로 해서 그가 느끼고 기록한 것들을 모아 엮게 되었고, 그것들이 모여 산문집, 시집 등 지금까지 6권 정도를 출간하기도 했다.

그가 낸 책《매주 이별하는 그대》라는 수필집은 2022년 봄에 출간된 것이다. 그의 아내가 울산 과기원에 재직 중인데, 매주 그가 월요일 아침이면 SRT를 타는 수서역으로 아내를 바래다준다. 매주 아내와 이별하는 그 느낌을 적어서 책으로 엮은 것이다.

그가 이렇게 책을 쓰고 시를 쓸 수 있었던 배경은 아무래도 어릴 적 아버님에게서 물려받은 문화예술가의 기질 덕분이리라. 부친이 경영하던 부산의 제일극장에서 영화를 즐겨 보던 어린 시절에는 공연을 볼 기회가 많았다. 제일극장은 1957년에 개관, 첫 상영작이 율 브리너의 〈왕과 나〉였다. 영화뿐만 아니라 나훈아, 남진, 외국의 테너 가수, 발레 등의 공연도 극장에서 열렸고 자연스레 그도 자유롭게 극장에 드나들 수가 있었다. 예전에는 고무신 부대라는 말이 있었다. 고무신을 신은 아주머니들이 한국 영화를 보러 줄지어 극장에 오던 때가 있었다. 그들이 많이 와서 극장이 꽉 차면 극장 앞에 '만원사례'라는 글귀를 붙이고, 아버님은 직원들에게 흰 봉투에 1,000원, 2,000원씩을 담아 보너스를 주시곤 했다. 그 남은 봉투 한두 개를 받는 게 그로서는 큰 즐거움이었다. 극장 초대권을 받아 주위 지인이나 학교 선생님들에게도 갖다드리며 어깨가 으쓱해지기도 했었다.

이제는 그런 아스라한 기억들을 밑거름으로 그의 사고와 단상들이 모여 글을 이루고, 그 글을 모아 책을 만들었으며, 그 인세들을 꾸준히 기부하여 그는 또 한 번 타인의 모범이 되고 있다. 그가 글쓰기를 두려 워하지 않고 소통을 중시하는 덕분으로 바쁜 시간을 통해 운영하는 블로그는 그와 직접 소통을 원하는 환자들 사이의 만남의 장이 되고 있다. 진료실에서는 환자에게 설명하고 소통하는 시간이 늘 부족했고, 그것이 안타까운 그가 블로그와 카페를 열어 팔을 걷어붙이고 환자들에게 직접 설명을 해주기로 작정을 한 공간이 바로 그곳이다. 인터넷 상에서 잘못된 정보나 상식이 너무 많이 돌아다니고 맹목적으로 그것을 믿고 치료하면서 오류를 범하는 환자들에 대한 안타까운 마음도 한 몫했다. 올린 내용의 양도 상당히 많아 몇 년 전 블로그에 올린 글을 엮어 《잘 먹고 잘 싸기》라는 책도 출간했다. 덕분에 지방이나 해외에 살면서 병원에 오기 어려워 그냥 지내며 병이 악화되는 환자들에게 그는 구세주와 같은 역할을 해왔다. 그 덕분인지 소화기 연관학회 학술상, 최고 연구상뿐만 아니라 전문 언론지에서 '설명 잘하는 의사'로 선정도 되었고, 특히 2014년에는 현재 재직 중인 병원에서 '우수 블로그 상'도 수상했다.

의사로 봉직해온 지 30년이 넘는 시간 동안 그렇게 모인 글과 책의 인세, 학술상 상금 등을 그는 고스란히 기부하고 있는데 그 금액이 1억 원에 달하고 있다고 한다. 아무나 할 수 있는 일이 아닌데도 그는 자기가 하는 일이 그다지 대단하지가 않다. 선친께서는 아들에게 나눔을 실천하는 삶을 직접 보여준 모범이 돼주셨다. 경제적인 여건으로 인해 학교에 진학하지 못하는 아이들을 위해 학교를 설립하고 학생들을 위해 장학금을 꾸준히 기부하셨다. 돌아가시긴 전에는 문화재단을 만들어 장학금까지 기탁하셨다고 한다. 한 사람의 기부가 세상을 어떻게 변화시켰는지를 몸소 체험한 그로서는 지금 하는 일이 그저 작은 몸짓에 지나지 않는다며 겸손하게 말한다.

그는 교회에 다니지 않는다. 하지만 그의 마음속에는 언제나 큰 것을 이루시는 신이 존재한다. "사람이 마음으로 자기의 길을 계획한다고 해도 그 걸음을 인도하시는 자, 그리고 그것을 이루는 자는 하느님이시다"라는 성경 구절을 그는 참 좋아한다.

의술보다는 인술에 치중하는 의사, 병이 걱정되어 음식을 가리는 환자들에게 '좋은 사람들과 잘 먹는 것이 진짜 좋은 음식'이라는 인문학적 접근을 시도하는 의사, 책을 쓰거나 강의를 해서 번 돈을 꾸준히 기부하며 나눔을 실천하는 의사, 받는 사람보다 주는 사람의 기쁨이 훨씬 더 크다는 걸 깨닫는 성직자 같은 의사 선생님 박효진 교수. 명실공히 우리나라 소화계에 있어서 최고의 명의라는 호칭을 갖고 있으면서도 겸손과 평범함으로 그의 비범함을 가리는 박효진 교수님을 만나고 나니 문득 《명상록》을 쓴 로마 시대의 황제 토마스 아우렐리우스가 떠오른다. 그는 광장을 지나 대중들을 만나러 갈 때 늘 하인들에게 말했다고 한다. "너는 단지 인간에 불과하다."

겸양지덕으로 덕의 정치를 베풀었던 그처럼, 그의 의술이 겸손과 덕으로 더욱 빛나는 걸 그는 이미 삶을 통해 알고 있을지도 모르겠다.

환자의 질환 앞에서는 냉철한 이성으로 그들을 돕고, 일상에서 마주하는 작고 소소한 것들에는 따뜻한 시선을 갖고 마주 대하는 그의 시선이 참으로 아름답다.

그가 쓴 수필집의 몇 문단으로 그의 삶의 자세와 태도를 다시 한번 되짚어보고자 한다.

"병원 7층 물리치료실로 가는 엘리베이터 중에 내가 선 곳보다 좀 멀리 있는 승강기가 열리면, 걸음이 느려 엘리베이터를 여러 번 놓치게 되었다.

다리를 절게 되고 걷는 속도도 느려지니 환자의 고충을 이해하게 된다.

세계적으로 유명한 디자이너 '패트리샤 무어'는 80대 노인으로 변장하고 다니면서 노인들이 겪는 불편함을 몸소 체험하고 나서 노인복을 디자인했다는 스토리가 생각났다."

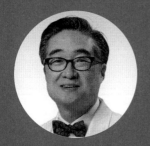

박효진

연세대학교 강남세브란스병원 소화기내과 교수

 학력

연세대학교 의과대학 졸업
연세대학교 의과대학원 석·박사
미국 아이오와대학교 연수

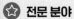 **전문 분야**

식도부터 대장까지의 위장관질환, 소화기 기능성
질환, 위장관종양에 대한 치료내시경

현재 및 주요 역임

강남세브란스병원 소화기내과 부장
강남세브란스병원 소화기내과 과장
강남세브란스병원 소화기내시경실 실장
강남세브란스병원 건강증진센터 체크업소장
강남세브란스병원 암병원 원장
한국평활근학회 회장
대한소화기기능성질환·운동학회 회장
한국무역협회 보건관리의사(주치의)
아시아태평양 소화기기능성질환·운동학회 회장
강남세브란스병원 부학장
강남세브란스병원 내과 부장
강남세브란스병원 연명의료윤리위원회 위원장

종횡무진 인생 여정의 치과 치료 혁신가

김종진 원장(임플란트)

좋은 환경에서 곱게 잘 자란 귀공자처럼 보이지만, 사실 김종진 원장의 삶은 의외로 파란만장하다. 그는 '낭만 닥터'라고 불리는데 거기에는 그만한 이유가 있다. 한국보다 미국에서 먼저 치과를 개원, 미국 전역 42개 주 치과 의사 면허를 소지하고 다양한 인종과 희귀한 케이스를 임상 경험으로 갖고 있는 보철 전문의 김종진 원장. 하지만 그의 첫 시작은 치과 의사가 아니었다. 그의 목소리나 태도는 거리낌 없고 거칠 것이 없어 보이지만 그의 인생도 과연 그렇게 탄탄대로를 걸었을까?

아버님은 소아과 의사셨다. 어머님은 아마 결혼을 안 하셨더라면 수녀님이 되셨을지도 모를 정도로 독실한 가톨릭 신자셨다. 어릴 때부터 아버님은 아들이 의사가 되길 바라셨고, 어머님은 아들이 신부가 되길 원하셨다. 두 분의 바람과는 달리 아들은 외교관이나 무역 같은 해외 사업 쪽에 관심이 많았다.

1960~1970년 당시는 우리나라 상황이 매우 열악했고, 소아과에서 필요한 약을 구하기도 너무 어려웠다. 있다 해도 잘 듣지 않는 약으로 아이들을 돌보느라 진땀을 빼던 아버님을 보면서 김종진 원장은 선진국인 미국이라는 나라로 가서 제약 시장에 뛰어들어 한국에서 필요한 약을 사고팔며 비즈니스를 해야겠다고 결심했다. 아버님께서는 군의관 말년에 제대를 앞두고 당시 베트남전쟁에 자원을 하셨지만 거기서도 위생이나 청결 상태가 좋지 않은 신생아들, 소아 환자들을 돌보시며 늘 부족한 약으로 고생을 하셨다고 들었기 때문이다.

미국으로 건너간 종진은 제약 시장에 들어가려면 약을 먼저 알아야겠다는 생각으로 약학 대학에 입학한다. 4년의 과정과 1년의 인턴 생활도 무난히 마치고 뉴욕에서 약사 면허를 딴 그는 제약 시장에 진입하기 위해 준비하고 있었다. 처음에는 인디애나에 있는 아주 큰 제약회사에 들어갔지만, 취직하면서 체류 문제가 생겼다. 체류 문제로 고민하던 중 뉴욕 브롱크스에 있는 메디칼 병원에서 밤 시간대에 약사를 뽑는다는 걸 알게 되었다. 다행히 체류 문제도 해결해준다는 말에 거기서 일하면서 나중에 영주권을 받으면 거대한 미국 제약 시장을 배경으로 사업을 할 수 있겠다는 커다란 꿈에 부풀어 있었다.

그 병원에서 밤에 약사 생활을 하면서 만났던 동료 영국 친구가 하나 있었다. 저녁에 의사들이 회진을 돌고 나면 그때 처방전이 좀 많이 나오고, 그 이후로는 별로 일이 없었는데, 그 시간을 이용해서 그 친구는 늘 무슨 책을 보고 있었다. 치과대학 입학시험 관련 책을 보며 공부하는 것이었다. 종진은 미국에서 영주권만 나오면 바로 제약회사에 취직해 제약 업계에서 일할 생각뿐이었기 때문에 의과학이나 치과 같은 분야는 전혀 관심 밖이었다.

결국 짬짬이 공부하던 그 영국 친구는 치과대학에 합격했고, 둘은 축하 식사 자리를 하게 된다. 그는 치과대학이 의과대학에 비해 인턴, 레지던트 기간이 짧고, 밤에 응급도 없으며, 졸업 후에 돈도 많이 번다면서 종진에게도 혹시 모르니 자기가 보던 책을 주고 가겠다며 건네주었다. 그게 김종진 원장을 바꾸는 계기가 될 줄은 꿈에도 몰랐다. 그 책을 받은 종진은 한두 장 펴고 공부를 시작하게 되었고 엉겁결에 치과대학에 응시해 합격 통지서를 받게 된다. 꼭 하고 싶었던 것도 아니고, 갈 길이라 생각하지 않았던 치과 의사의 길을 걸을 수 있을지, 부모님께 조언을 구했다. 부모님께서는 이왕 되었으니 한 학기 정도 해보고 결정하라고 답을 주셨고, 그래서 치과대학에 입학하게 되었다.

친구 따라 강남 가는 격으로 얼떨결에 들어간 치과대학 생활을 그는 오히려 편하고 쉽게 할 수가 있었다. 이미 약학대학에서 배웠던 과목과 일치하기도 했지만, 만들거나 모양을 내는 미술 시간 같은 과목이 그의 적성에 맞고 재미있기까지 했다. 환자를 만나서 진료하는 것도 살짝 긴장이 되었지만, 어릴 때부터 의료인인 아버님을 보고 자라서인지 그것도 의외로 잘할 수 있었다.

그에게 책을 주고, 치과 의사로 이끈 영국 친구는 이후에 치과대학을 2년쯤 다니다 그만두고, 플로리다에 약국을 개업해서 아주 성공적인 삶을 살고 있다. 참으로 인생의 아이러니가 아닐 수 없다.

그는 보철을 전공하고, 전문의 과정을 거쳐 석사를 한 후 뉴저지에 처음으로 개업을 하게 된다. 초반부터 환자도 많았고 미국 치과 병원의 파트너로 일도 하면서 즐겁게 시작했다. 특히 그가 보철 이외에 임플란트를 특화로 하고 있는 데는 훌륭한 주변 선배들의 조언이 큰 역할을 했다. 1990년대부터는 노인 환자가 급증할 것이고, 노인 보철 치료, 그다음엔 임플란트가 치과계의 대세를 이룰 것이라는 조언이었다. 거기에서 여러 가지 아이디어와 영감을 얻은 그는 쭉 자기의 특화된 전공으로 보철, 임플란트에 집중하게 된다.

그가 전공 전문의 과정을 할 때는 뉴욕의 최빈 지역인 할렘 165번가 병원에 있었다. 지역적으로도 굉장히 유명한 곳이고, 빈민가인 데다가 특히 남미 쪽에서 온 이민자들이 많았다. 또 다양한 인종이 살아서 그들을 치료하며 무척 희귀한 케이스들도 많이 접했다. 어찌 보면 행운이었다.

또 주말에는 파트 타임으로 뉴욕에서 가장 부유층이 산다는 센트럴 파크 근방에 있는 치과 병원에 추천을 받아 일하게 되었다. 거기서 유명한 스타들을 많이 만나게 된다. 유명한 배우 폴 뉴먼, 싱어인 바브라 스트라이샌드, 유명 사회자인 데이비드 레터맨, 색소포니스트 케니 지 등 남들은 얼굴 보기도 힘든 셀럽들을 환자로 만나며 그는 그런 사람들의 입안까지 본 사람이라고 농담할 정도로 그는 그 일을 즐겼고, 치과 의사를 택하길 참 잘했다는 생각이 들기 시작했다. 어느새 제약에 대한 욕구는 머릿속에서 차츰 지워졌고, 치과 업계에 대한 새로운 기대감을 갖기 시작했던 시절이었다.

극과 극이라고 할 정도로 다른 상황과 지역에서 번갈아 일하는 동안 그는 정말 많은 것을 느끼고 배우게 되었다. 인간의 욕구는 비슷한데 어디서 어떤 상태로 사느냐에 따라 너무도 다른 현실들, 그리고 부익부 빈익빈으로 생겨나는 갈등과 문제들, 그들이 선택하는 치료 방법과 결과물들의 차이를 보면서 치료 선택의 다양성과 그들이 갖는 기대감이 얼마나 차이가 나는지도 절실하게 배우고 느끼게 되었다. 이런 경험들은 의사라는 직업에 인문학적이고 사회과학적 소양까지, 그의 사고를 구축하게 된 계기라고도 말할 수 있을 것 같다.

그렇게 미국 사회에서 열심히 일했지만, 그는 자신이 미국 사회에 완전한 주류로 정착을 하지는 못했다는 생각이 들며 약간 의기소침해지기 시작하는 시간이 오기 시작했다. 그때 즈음 한국 종합병원에서 보철과장 자리가 났다는 제의가 들어왔다. 오랫동안 부모님들이나 가족들과 떨어져 있었던 것에도 아쉬움이 많았을 때라 결국 귀국하게 되었고 이제 한국에 정착한 지 20년이란 세월이 흘렀다. 공직 의사로도 약 2년 반가량 일했고 개업도 했지만, 머릿속에 늘 아쉽게 남아 있던 제약 업계의 사업가가 되겠다는 꿈이 가끔 그를 자극한다. 그 꿈은 멀어졌지만, 그 꿈을 이루고 싶었던 열정들은 이제 치과 의사로서 꾸준한 세미나 활동 및 해외 학회 참가, 기자재 전시회 등의 참석 등으로 이어졌다.

그는 미국뿐만 아니라 한국에서도 늘 새로움에 도전하는 치과 의사이다. 최근 그가 도입한 치과용 음성 차트는 AI를 이용한 것이다. 통상 진료가 끝나고 의사 선생님들이 차트를 쓰는데, 음성 차트는 조그만 마이크로 폰을 끼고 진료하면서 의사가 말을 하면 바로 자동으로 차트가 써지는 기술이다. 이걸 이용해서 정확한 진료 기록 데이터를 저장하고, 그것들을 잘 응용해서 AI가 습득할 수 있는 양질의 데이터를 만들 수가 있다. 이를 통해 결과적으로 치과에서는 맞춤형 진료를 하게 되고, 치료 계획 진단뿐 아니라 완벽하고도 체계적으로 과학적 증명이 된 진료를 할 수 있어 환자들에게 큰 도움이 될 것이다. 치과는 환자들이 제일 무서워하고 싫어하는 과목이므로 그럴수록 항상 환자들의 선택을 존중하고 들어줘야 한다. 그래서 더욱 최신의 기계와 장비, 그리고 재료를 이용해 완벽한 진료를 해야 하는 업종이다. 항상 새로운 임상 기법과 재료 등에 깨어 있어야 하고, 오픈된 자세로 남들이 하는 아이디어나 술기에 관심을 갖고 있어야 한다는 게 그의 지론이다.

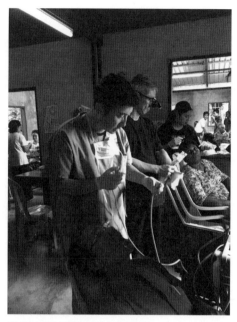

2019년 8월, 미얀마 양곤 의료 봉사.

몇 년 전, 사랑하고 존경하는 부모님 두 분을 10일 사이에 잃고 나서 그는 삶이 너무 허무하게 느껴졌다. 20년 개업의를 잠시 쉬고, 재충전을 위해 스스로 안식년을 결정, 미국으로 떠났다. 그곳에서도 그는 쉬지 않고 미국 임플란트 세미나에 참석하고, 법적으로나 임상적으로 유용하게 쓰일 AI 기술 자료 정보를 얻고자 2년의 시간을 미국 서부에서 보내다 돌아왔다. 새로운 공부를 하고 자신을 재충전하면서, 어쩐지 이제까지 잊었던 예전의 제약 업계 진출을 위해 꿈을 키우던 시절이 떠올랐다. 먼 길을 돌아서 치과 의사라는 이 자리에 와 있지만, 사람들을 위해 봉사한다는 본질적인 그의 꿈은 어쩌면 실현된 것인지도 모르겠다는 생각이 든다.

그가 의사로서 바라는 것은 오로지 하나, 환자들의 건강이다. 그 건강을 위한 첫 단추가 바로 건강한 치아이다. 그가 오랫동안 꿈꾸어왔던 것은 어쩌면 제약회사도, 치과 의사도 아닌, 현대의 좋은 의료 조건들을 세계적인 차원으로 발전시키고, 어려운 사람들을 돕는 데 이바지하고픈 것이었을지도 모른다. 그가 틈만 나면 낙후된 곳으로 의료 봉사를 떠나는 이유가 거기에 있다.

미얀마의 한 학교로 의료 봉사를 갔을 때의 일이다. 치과 약품이나 기자재를 1,000개 정도 준비해 갔다. 그 학교의 전교생은 700명 정도라고 하니 모자랄 걱정은 하지 않았었다. 그러나 당일 동네 사람들까지 다 모여들어 하루 만에 기자재 1,000개 분량이 다 소진돼버렸다. 할 수 없이 마취제나 재료가 없어 치료해줄 수 없다고 하니 마을 사람들이 마취를 안 하고라도 그냥 치료해달라는 것이었다. 할 수 없이 그냥 치료하는데, 열 살 남짓의 어린아이들이 그 고통을 참아가면서 치아 치료를 받던 모습이 아직도 잊히질 않는다. 우리 아버님 세대 역시 저렇게 힘든 시절이 있었다는데, 그런 생각을 하면 지금 살아 있는 우리나라 후세들은 얼마나 복 받았고 감사해야 할 일인지 다시 한번 절감하게 된다.

또 인도네시아 소롱 섬이라는 곳으로 진료를 갔던 일도 기억에 남는다. 그곳은 많이 낙후되어 있어서 의료 정보 같은 것이 거의 지원이 되지 않는 지역이었다. 그런데 오히려 거기서 깜짝 놀란 것은 주민들에게서 치주 질환이라든지, 치아 우식증이 별로 발견되지 않았다는 점이다. 신기하게 생각하고 관찰해봤더니 식후에 그들이 무슨 열매 같은 것을 씹는다는 걸 알게 되었다. 알고 보니 자일리톨 열매였다. 또 낙후된 지역이라 단 음식이나 간식이 없어서인지 충치가 없었다는 게 매우 인상적이었다.

마지막으로 그가 바티칸 교황 대사의 주치의를 한 적이 있었다. 그때 교황 프란치스코 님이 친서라든가 직접 축성한 묵주 같은 것들을 주셔서, 신앙적으로나 영적으로 큰 영광과 은혜를 받았었다. 비록 어머님의 뜻대로 신부는 못 되었지만 치과 의사로 일하지 않았더라면 받을 수 없는 감사한 축복이라고 생각한다.

반대로 안 좋은 기억도 있다. 아주 유명한 로펌에 계셨던 존경하는 변호사님께 갑자기 치매 증상이 나타났다. 치아가 건강하지 않으면 다른 합병증이 많이 올 수 있는데 치매도 그중 하나이다. 일찍부터 치아 관리를 제대로 했었더라면 치매 발병률도 조금은 늦춰질 수 있었을 텐데 젊어서 너무 일만 하느라 구강 관리를 소홀히 했었던 것 같다. 치매도 오고, 그 이후에 부가적인 합병증까지 와서 고생하시던 안타까웠던 모습이 아직도 잊히지 않는다.

늘 초심을 기억하려 애쓰고, 나쁜 일이 생겨도 그저 순간순간을 좋게 생각하며 그 순간이 지날 때까지 진지하게 성찰하고 진심을 다해 대처하려 노력하는 김종진 원장. 그를 보면 아프리카에서의 의료 봉사로 평생을 바친 슈바이처 박사의 명언이 떠오른다.

"성공의 비결은 결코 지치지 않는 인간으로서 인생을 사는 것이다."

그 역시 항상 긍정적으로 "할 수 있다. 가능하다"를 외친다. 그런 자세가 그를 성공의 반열로 이끌지는 모르지만, 그를 행복하게 해줄 것이라는 건 믿어 의심치 않는다.

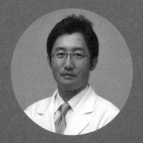

김종진

전 미국 하버드대학 치과대학 임상교수
한신서울치과 원장

 학력

서울대학교 치과대학 졸업
미국 뉴욕 컬럼비아대학교 치과대학 보철과 석사
서울대학교 치과대학원 박사

 전문 분야

치과 임플란트, 보철

현재 및 주요 역임

미국 뉴욕 컬럼비아 치과대학 임상교수
서울 삼성의료원 강북삼성병원 치과진료부 보철
과장
미국 보철·임플란트 전문의 미8군 121병원 치과
진료부 임상지도의
서울대학교 치과대학 외래교수
연세대학교 치과대학 보철과 외래교수
서울 삼성의료원 치과진료부 외래교수
이화여자대학교 의과대학 치의학대학원
외래교수
미국 오스템임플란트, 네오바이오텍임플란트, 덴
티스임플란트 세미나 디렉터
미국 CANDO임플란트학회 창립자 및 포럼 메인
연사
미국 치과 보철학회 보수교육 연사
미국 샌프란시스코 Stannum Dental Group 파
트너
미국 뉴욕 J&R Family Dentistry 원장

한 명의 환자를 위한 협업을 이끄는 리더

서유성 원장(정형외과)

우리 몸에서 가장 큰 관절이며 체중을 지탱하고 제대로 걷기 위해 매우 중요한 역할을 하는 곳이 바로 고관절이다. 고관절 부상은 골다공증이 심한 노인들에게 많이 발생하는데, 고관절을 다치면 사망에 이를 수 있는 확률이 높기에 고령화를 넘어 초고령화 사회로 접어든 우리나라도 많은 관심을 기울여야 하는 분야이다.

30년 이상 고관절 수술을 집도해온 대한민국 고관절 분야의 권위자인 서유성 원장. 그는 의사로서의 명성은 물론이고, 2012년 1월부터 2021년 12월까지 순천향대학교 서울병원 원장을 다섯 차례나 연임한 탁월한 행정가로 병원장직을 성공적으로 수행하여 보건의료계에서 주목받는 CEO로 알려져 있다.

그는 1980년대 후반부터 수술을 시작했으니 고관절만 치료해온 지 30년이 넘는다. 그동안 수술 테크닉뿐 아니라 수술 기계도 많이 발달했지만 가장 특이한 점은 환자 연령대의 변화라 볼 수 있다. 당시에는

60대가 골절의 주류를 이루었는데, 지금은 노령 환자가 늘어나면서 70~80대 이상의 환자들이 굉장히 많이 늘어났고 104세 되는 두 분을 한 주에 수술을 한 적도 있을 정도이니 우리나라의 고령화를 따로 설명할 필요가 없을 것 같다.

고관절을 보는 의사들에게 가장 중요한 덕목은 무엇보다 빠른 판단력과 과감한 결단력이다. 다른 부위와 달리 노년에게 발생하기 때문에 수술의 골든 타임이 그만큼 중요하기 때문이다. 그가 일하는 병원에서는 응급실로 환자가 들어오는 경우에도 서 원장이 직접 환자를 본다. 대부분의 환자가 기저질환들이 있는 노인이기 때문에 환자를 보고 판단한 후, 보호자에게 충분한 설명을 하고, 하루 만에 모든 기저질환에 대한 준비까지를 다 마친다. 특별한 경우를 제외하고는 대부분 바로 다음 날 수술을 진행하는 걸 지침으로 하고 있다. 환자를 오랫동안 침상에 눕혀놓고 기다리게 한 뒤에 수술하는 것보다는 빨리 수술할 경우의 결과가 훨씬 좋기 때문에 1, 2 시스템이라고 해서 첫날 검사, 두 번째 날 수술이라는 원칙을 지켜나가고 있다. 또 환자마다 원하는 방식이나 상태가 다르므로 그의 병원은 무수혈센터를 열어 20여 년 전부터 무수혈 수술을 진행하고 있다. 수혈 안 하고 수술받기를 원하는 환자들을 위한 시스템이다. 그래서 빈혈 또는 수술 시 생기는 문제들을 방지하기 위해 여러 가지 시스템을 마련해서 수술을 진행하고 있다. 그렇게 해서 1년에 400여 건은 무수혈 수술을 진행하고 있다.

그의 하루는 5시 20분에 정확하게 시작된다. 눈을 뜨자마자 모바일 앱으로 환자들을 체크하고 나서 병원에 도착하는 시간은 6시 30분. 그 때부터 시작되는 일과는 촘촘하다 못해 분 단위로 쪼개지는데, 그 와

중에 중앙의료원장을 맡아 부천, 천안, 구미 등에 있는 지방 분원 출장까지 다니면서 엄청나게 많은 일정을 소화해오고 있다.

다섯 번이나 병원장을 연임하면서 그는 의사로서의 일도 일이지만 병원 경영 상태의 발전, 리모델링 등을 성공적으로 진행했으며, 직원들과 경영 상태를 공개하고 공유하면서 모두 같은 마음으로 소통할 수 있게 한 큰 공적을 이루었다. 서울에 있는 병원 같은 경우 베드가 725개뿐이다. 850개였던 병상을 그렇게 줄인 것이다. 다른 슈퍼 병원 같은 경우 베드가 2,500개씩 되는 곳도 있는데 그가 굳이 병원의 베드수를 줄인 이유는 오로지 환자들을 위해서였다. 남는 공간은 환자들을 위한 목적으로 사용했고, '작지만 강한 병원'을 만들어서 환자들이 믿고 찾는 병원의 이미지에 주력하기로 했다. 그 결과 전국에 35개 병원에만 1등급을 주는 평가에서 서울, 부천, 천안의 병원이 다 1등급을 받게 되었다.

또 그는 환자들을 위한 병원도 중요하지만, 그 환자들을 대하는 직원들이 행복해야 환자들에게도 질 좋은 서비스를 할 수 있다는 판단 아래, 의사들과 행정직원들이 합심이 돼서 일할 수 있는 시스템을 만들었다. 특정 문제를 해결하기 위한 대책 위원회로 TF(task force)를 만들어 운영하기도 하고, 직원과 직원을 그룹별로 모아 연수도 많이 진행한다. 4년 전에는 전 계약직 직원들을 정규직으로 다 바꿨다니 이 또한 놀라지 않을 수 없다. 지금까지 이룬 실적만으로도 놀랍기 그지없는데, 그는 아직도 아무리 좋아진다고 하더라도 만족할 수 없는 부분에 대해 계속 더 좋은 방법을 강구하며 고민을 계속하고 있다.

다시 말해 병원은 좀 작지만 강한 병원, 즉 좋은 치료를 믿고 받을 수 있는 병원을 만들고자 한 것이 첫 번째 목표였고, 직원들 입장에서는 '몸은 힘들어도 마음은 즐거운 직장, 근무하고 싶은 병원'을 만드는 게 다음 목표였다. 그의 어릴 때 꿈은 장사꾼이 되는 것이었단다. 의사이긴 하지만 대기업의 전문 경영인처럼 수행해온 그의 많은 업적은 어쩌면 그가 갖고 있는 소질과 딱 맞아떨어져 시너지 효과를 만들어낸 것인지도 모르겠다.

특별한 꿈을 갖지 않고 평범하게 자라던 어린 소년 서유성은 부모님의 뜻에 따라 그야말로 성적에 맞춰 의과대학에 진학했다. 공인회계사이셨던 아버님은 세무공무원이기도 하셨는데 그 피를 이어받았는지 그는 장사, 즉 사업 같은 것을 하면 재밌을 거 같다고 생각했었다. 그렇게 상대를 생각하던 그가 부모님의 권유로 선택한 의학이라는 학문에 그다지 큰 흥미를 가질 수가 없었다. 예과 때는 정말 원 없이 놀았던 것 같다. 부산 촌놈이 서울에 오니 지하철도 있었고, 문화적 충격도 컸다. 10·26 사태가 나고 학교가 휴교령을 내려 고향에 내려가 있었는데 그때 지금의 아내가 그가 있는 부산에 놀러 오게 된다. 그녀에게 첫눈에 반한 그는 그 이후로 아내에 대한 사랑이 지극해서 '사랑꾼'이라는 별명도 얻게 된다. 그렇게 조금은 철없이 지내던 중에 아버님께서 1979년도에 돌아가시고 말았다. 당시 너무 젊은 나이에 돌아가신 아버님은 너무 열심히 일하셨던 것 같다. 거의 월요일마다 서울에 회의가 있어서 주말에 서울에 올라오셔서 회의를 하고 다시 부산에 가던 일을 아주 오랫동안 하셨다. 그러면서 간도 나빠지셨는데 자신의 건강을 많이 돌보지 못하셨던 것 같다. 이에 아들 유성은 커다란 충격을 받는다. 바로 그때가 정신을 차리게 되었던 계기가 된 것 같다. 제대로 공부를 해야겠다는 결심이 서고 난 그때부터는 정말 고등학교 때 입시 준비했을 때와는 비교가 안 되게 열심히 공부했다. 그가 본과 들어갈 때는 98명 중에 97등이었는데, 2년 후에는 전액 장학금을 받을 정도였으니 그가 얼마나 집중해서 공부했는지는 상상하고도 남음이 있다.

그때 실습을 돌면서 가장 매력을 느낀 것이 정형외과였다. 응급실에 들어와 제대로 걷지도 못하고 팔도 못 쓰던 환자들이 치료하고 난 뒤 걸어나가는 모습을 보면서 그 드라마틱한 치료의 매력에 푹 빠졌다. 그 당시에는 고관절 수술이라는 게 많지도 않았고 꽤 어려운 수술이었는데 그의 눈에는 그게 그렇게 멋있어 보였다.

그가 진료와 치료를 하면서 가장 신경을 쓰는 분야는 실질적으로 그렇게 심각하지 않은 병인데도 불구하고 자신의 병에 대해 심각하게 걱정하고, 병에 매몰되어 수술 후에 일상생활 복귀를 못 하는 분들을 사회로 돌아가도록 설득하는 문제라고 한다. 과유불급이라는 말처럼 적당히 경계하고 적당히 조심해야 하는데, 과도하게 조심하느라 삶의 질을 떨어뜨리는 분들이 바로 그런 경우다. 물론 환자의 수술이 잘못되거나, 그렇지 않음에도 불구하고 만족하지 못하는 분들을 설득하는 것도 그에게는 큰일이다. 요즘에는 덜하지만 과거에는 원장 나오라고 고래고래 소리를 지르는 환자나 보호자들도 제법 있었다. 그런 분들과 교감을 형성하고 라포를 만들고 문제를 해결하는 것도 의사인 그의 몫이다.

한번은 상태가 워낙 안 좋으셨던 환자가 치료를 받으면서 더 나빠지신 적이 있다. 오랫동안 병원을 다녔지만 호전이 되지 않고 결국 중

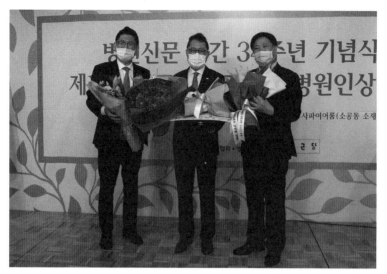

2020년 6월 22일 제10회 종근당 존경받는 병원인상 시상식에서 '존경받는 병원인상 CEO 상'을 받았다.

환자실까지 가게 되었는데, 그 시간 동안 보호자와 아주 여러 차례 면담도 하고 설명도 드리고 했었다. 어느 날 새벽 3시에 그에게 그 보호자로부터 전화가 왔다. 환자는 돌아가셨지만, 원장을 만나야만 영안실로 내려가겠다는 것이다. 그래서 그 시간에 병원으로 가 그 보호자를 만났다. 물론 최선을 다했고, 환자의 상태에 대한 설명도 이해할 수 있도록 충분히 해드렸지만 마지막까지도 서로 설득과 이해가 필요하다는 걸 그때 많이 느꼈었다.

'카르페 디엠(carpe diem)', '아모르 파티(amor fati)'라는 말을 무엇보다 좋아하는 서유성 원장. 지금 살고 있는 현재와 이 순간에 충실하고 운명의 필연성을 긍정하고 자기의 것으로 받아들여 사랑할 수 있을 때 비로소 인간 본래의 창조성을 발휘할 수 있다고 그는 생각한다. 보다 나은 삶을 위해 타고난 성품에다 위에 말한 좌우명, 철학 등을 가미해서 더 낭만적인 삶을 만들고 싶다. 그래야 그가 늘 신념으로 지키고자 하는 근면, 성실, 정직함을 잃지 않고 오늘을 즐기며 살아가는 비결이 되어줄 것이기 때문이다. 그래서인지 사업을 하고 싶었던 꿈을 접고 의사로 살아온 시간들 역시 그에게는 모두 의미 있는 시간들이었다. 후회도 없고, '다른 걸 하면 더 좋았을걸…' 하는 생각도 별로 하지 않으면서 그저 지금 이 순간에 만족하는 연습을 하며 살고 있다.

그에게는 최고의 의사란 없다. 각자 자기 맡은 분야에서 환자에게 성실하게 진료하고 문제 해결을 위해 노력하고 있는 한 모두가 '명의'이다. 그래도 굳이 좋은 의사의 자질을 꼽으라고 하면 그 첫째가 당연히 '실력'이다. 의학 지식과 술기를 포함한 의사로서의 능력은 당연하고도 꼭 필요한 것이다. 그다음엔 조직적인 사고방식을 갖고 있어야 한다. 환자와 소통하고 공감하며 환자가 의사로부터 보살핌을 받고 있다고 느끼게 해주어야 한다. 그러려면 의사는 절대 거만해서는 안 되며, 훌륭한 인격과 매너를 가지고 성실하게 임해야 한다. 즉 마음가짐이 중요하다는 말이다. 또 의사 혼자 환자를 볼 수 없다. 관련된 여러 부서가 함께 협업해야 한 명의 환자를 제대로 볼 수가 있다. 그래서 리더십도 의사에게는 꼭 필요한 덕목이다.

그가 좋아하는 말이 있다. 일의 성과는 능력 곱하기 열정 곱하기 마음가짐이라는 말이다. 능력이 좀 모자라면 열심히 일하면 따라갈 수 있다. 머리가 조금 좋다면 열정을 좀 덜 가져도 결과가 같을 수도 있다. 하지만 마음가짐은 플러스냐 마이너스냐에 따라 결과의 방향을 아예 바꿔놓는다. 아무리 실력과 열정이 있어도 돈 버는 데만 급급하거나 환자를 돈벌이의 대상으로 본다면 그 자체의 결과는 불 보듯 뻔한 것이다. "질병은 하늘이 고치는 것이고 의사는 그 과정을 도와줄 뿐이다"라는 금언을 그는 늘 가슴에 새기고 산다. 의사가 잘나서 환자를 고칠 수 있는 것이 아니니 실력으로 무장하되 마음은 늘 겸손하게 지니라는 말이다. 그가 가진 의사로서의 실력, 그리고 행정가로서의 탁월함에 더하여 진지하게 지니는 마음가짐을 보면 동료 의사들과 후배들, 그리고 함께 일하는 스태프들이 부럽기 그지없다. 많은 부분은 덜어내고, 부족한 부분을 잘 채워주는 이러한 리더를 만나는 게 얼마나 큰 기쁨이고 행운인지를 그들도 알고 있으리라. 정년 이후 따로 버킷 리스트는 없지만 아모르 파티와 카르페 디엠을 실행하며 걸어가는 그의 앞날에 넓은 길이 펼쳐질 것임이 틀림없다.

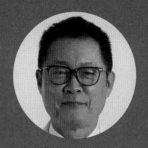

서유성

순천향대학교 의무부총장 겸 중앙의료원장
순천향대학교 서울순천향병원 정형외과 교수

 학력

고려대학교 의과대학 졸업
순천향대학교 의과대학원 석·박사
미국 텍사스테크대학 연수
미국 클리블랜드 케이스웨스턴리저브대학 연수

 전문 분야

정형외과, 고관절질환 및 고관절 슬관절 인공관
절, 하지기형, 무수혈수술, 대퇴부 외상

 현재 및 주요 역임

서울순천향대학교병원 병원장
서울특별시의사회 고문
순천향대학교 서울병원 병원장(20~24대)
대한병원협회 법제위원장, 부회장
현 서울특별의사회 고문
대한골절학회 편집위원 역임
대한골다공증학회 고관절위원 역임
대한정형외과학회 이사 역임
대한고관절학회 평의원 · 학술위원장 역임
과학기술우수논문상 보건 부문 우수논문상
종근당 존경받는 병원인상 CEO 부문 수상
스승의 날 기념 정부포상 교육부 장관 표창
옥조근정훈장

환자와 친해지기 위해 머리를 밀다

강훈 교수(피부과)

은평성모병원 강훈 교수는 전공이 피부과지만, 그중에서도 피부과 의 불모지였던 모발에 관심을 갖고 아주 오랜 시간 연구와 고민을 해 오고 있다. 얼마 전까지 모발 및 두피 질환에 대해 연구하는 피부과 전 문의와 연구자들의 학술 단체인 '대한모발학회' 회장을 역임했었는데, 그는 당시 모발 관련 기초 연구도 연구지만 그보다는 '탈모도 질병이 다'라는 대국민 홍보에 더 역점을 두었다고 알려져 있다.

탈모 질환이라고 하면 사람들은 단순히 머리카락이 빠지는 현상만 을 말한다고 생각한다. 하지만 세세하게 탈모 질환을 분류한다면 100 여 가지가 넘을 정도이며, 탈모 질환에도 그 종류가 많다는 걸 아는 사 람은 별로 없다. 이것이 사람들에게 잘못된 인식을 갖게 하고 잘못된 치료를 받는 큰 요인으로 작용한다. 많은 사람이 화장품이나 샴푸 같 은 것으로 탈모가 치료된다는 과장 광고나 허위 광고 때문에 불필요한 비용을 지출하거나 초기 진단을 받을 기회를 놓치는 경우가 많다. 이런 안타까운 결과를 초래하지 않기 위해서는 국민이 탈모도 질병이라는 인식을 꼭 가졌으면 하는 마음이다.

탈모를 간단하게나마 분류하자면 첫 번째가 대부분 우리 국민이 많이 가지고 있는 안드로겐 탈모이다. 즉 남성형 탈모와 여성형 탈모를 말하는데, 전체 탈모 환자 중 90퍼센트 이상이 여기에 해당한다. 약을 복용한다든가 바른다든가 하는 장기적 치료로 좋은 효과를 볼 수가 있다.

그다음으로는 원형 탈모가 있다. 일시적으로 동전 모양 또는 원 모양으로 모발이 갑자기 빠지는 질환이다. 이 질환 역시 치료 방법들이 있으므로 꾸준히 치료하면 언젠가는 원 상태로 되돌릴 수 있다.

가장 문제가 되는 것이 중증 원형 탈모인데, 말 그대로 중증이라는 데 문제가 있다. 부피 전체의 모발이 다 빠지는 전도 탈모, 또는 신체의 털이 모두 빠지는 전신 탈모 같은 질환을 중증 원형 탈모라고 부르는데 이런 질환들은 치료가 잘되지도 않을뿐더러 아주 오랜 시간 동안 회복과 재발이 반복되면서 환자를 괴롭힌다. 특히 이런 질환이 소아에게 발생했을 경우, 아이들의 성장에도 문제가 되고, 또 탈모로 인한 고통으로 정신적인 문제를 야기하기 때문에 강훈 교수는 이 분야에 특히 중점을 두어 연구를 진행하고 있다.

진료실에서 만난 탈모 질환 환자의 고통이 우리가 생각하는 것보다 훨씬 심각하다는 것을 강훈 교수는 너무도 많이 보아왔다. 생과 사를 오가는 문제로까지 발전하기도 한다. 그들은 매일 자신을 보는 따가운 시선을 극복해야 하고, 치료가 안 되어 평생 그렇게 살지도 모른다는 불안감과 싸우고 있다. 그런 마음에 공감하기 시작한 강훈 교수는

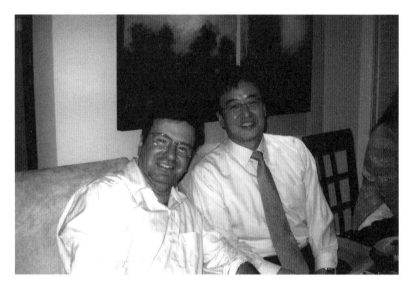

2006년 여름, 모발 연구의 스승이자 인생의 멘토이신 제리 사피로(Jerry Shapiro) 교수님 댁에서 저녁 식사 후.

그래서 지금까지 탈모 환자에게 도움이 될 만한 연구라면 정말 가리지 않고 몸을 던져왔다.

실제로 탈모 질환 환자들의 마음을 이해하고, 불안해하는 원형 탈모 환자를 안심시키기 위해 자신의 뒷머리를 탈모가 있는 것처럼 동그랗게 깎았던 적도 있다. 의사 선생님이 자기의 뒤통수 탈모를 보여주며 씩 웃으면 불안에 떨며 걱정하던 환자도 따라서 씩 웃곤 하기도 했다니 그의 환자에 대한 애정과 마음이 어떤 건지는 짐작하고도 남음이 있다. 머리가 빠져 고통을 겪는 암 환자인 친구를 위해 머리를 함께 깎았던 어떤 광고가 떠올라 코끝이 찡해진다. 진정한 의사가 가져야 할 공감이라는 미덕은 말로만 하는 것이 아니라는 생각이 든다.

30년 가까이 임상의로서 수많은 탈모 질환자들을 만나면서 그에게도 기억에 남는 환자들이 매우 많다.

　네댓 살 나이로 찾아왔던 어린 환자가 우선 떠오른다. 여자아이였고, 당시 강 교수에게 왔을 때는 머리카락이 한 올도 없던 상태였다. 당시에 할 수 있었던 방법은 여러 가지가 있었지만, 환자가 어린아이였기 때문에 스테로이드나 면역 억제제를 쓸 수는 없었다. 바르는 약으로는 한계가 있었기에 면역치료를 시작하기로 했다. 이 방법은 부작용이 염려되어 가정에서 할 수가 없었기 때문에 매주 병원에 내원해서 두피에 특수한 물질을 발라줘야만 했다. 소녀의 부모님은 비가 오나 눈이 오나 한 번도 빠지지 않고 수년을 아이를 데리고 병원에 왔다. 어느 날은 모발이 자라는 듯했다. 하지만 치료를 잠시 중단하면 3, 4개월 후 다시 빠지는 지루한 싸움을 계속하다가 결국 대학에 입학할 때쯤 되니 그녀의 머리도 이제 빠지지 않고 단발머리 정도로 자라게 되었다. 치료를 끝내고 웃는 얼굴로 헤어진 지 몇 년 후, 그 환자가 아기를 안고 진료실에 찾아왔다. 결혼을 했고, 머리숱이 많은 아기를 낳았고, 그 아기를 보여주고 싶어서 찾아왔다는 말을 듣고 너무도 기뻤던 기억이 오래 남는다.

　반대로 여러 민간요법을 해보고 이 병원 저 병원을 전전하다 강 교수를 찾아온 또 한 명의 환자가 떠오른다. 대부분 이렇게 오래 앓았던 환자들의 부모님들은 하소연도 많이 하고 화를 내기도 하는 등 천차만별의 사연들이 많다. 그 남학생도 6개월쯤 치료를 다니다 어느 날부터인지 갑자기 찾아오지를 않았다. 강 교수의 기억 속에서 그가 잊힐 즈음, 그의 친척이 내원해서 진단서를 발급해 갔다. 그 어린 중학생이 결국 극단적인 선택을 했다는 사연을 전하면서. 지금도 그 어린 학생이 떠오르면 마음 한구석이 아릿해진다.

그 전까지만 해도 단지 중증 탈모 환자들로 그들을 대하던 강훈 교수의 시각도 그 이후로 많이 바뀌었다. 환자들이 얼마나 어둠 속에서 고통을 받는지를 알게 된 것은 그에게 엄청난 충격이었다. 이런 분들에게 우리 사회는 좀 더 관심을 가져줘야 한다. 현재 대한모발학회에서는 중증 원형 탈모 아이들을 위한 환우 모임을 조직해 그들이 탈모를 받아들이고 극복하며 치료할 수 있게 돕는 일에 주력하고 있다.

그만큼 시간과 노력과 공이 많이 들어가는 탈모 질환 극복을 위해서는 다른 분야의 의사도 물론 그렇겠지만 결국 공감대 형성이 그만큼 중요하다고 생각한다. 환자뿐 아니라 보호자들과 장기적인 공감대를 얼마나 많이 끌고 갔느냐가 치료 성패를 좌우하는 관건이 된다. 그 역시 그런 환자들에게 조금이라도 치료할 수 있는 길을 더 열어주기 위한 현실적인 방법에 관심이 많다. 항상 느끼는 일이지만 어떤 의료 제도 내에서는 아무리 좋은 약이 있더라도 국내의 어떤 법적 테두리 때문에 사용을 못 하는 경우가 다반사이다. 기초 학문의 연구도 좋고, 약물치료나 기구 개발도 중요하지만 더 중요한 건 제도적인 영역을 돌파함으로써 치료받지 못하는 환자들에게 더 많은 혜택을 받을 수 있게 하는 행정력이다. 강훈 교수 역시 그런 측면에서 할 수 있는 일들이 뭘까를 계속 고민하고 찾는 중이다. 연구 역량이나 지식, 환자 치료의 능력에 더해 상아탑에만 갇혀 있지 않고 사회적 활동까지 해야 하니 의사라는 직업은 참으로 고단하고 험난한 길이라는 사실이 새삼 와닿는다.

그는 어린 시절 클래식 음악을 좋아해서 바이올린을 연주했었다. 음대를 가야 하는 줄 알았지만 나중에는 진로를 바꿔서 공대에 입학했다. 요즘은 컴퓨터나 인터넷이 있는 시대라 정보도 많고 멘토도 많지만, 그가 대학을 가던 시절에는 골목에서 공을 차고 놀던 친구들이 유일한 그의 멘토였다. 친한 친구들이 의학, 약학, 생물학 쪽에 관심이 많았고, 공대를 들어가보니 의학의 장래성이 더 나아 보여서 그는 다니던 공대를 그만두고 다시 시험을 봐서 의대에 입학하게 된다. 친구 따라 강남 가는 격으로 얼떨결에 의과대학에 왔지만, 오히려 그런 사람들이 그 분야에서 더 큰 일을 해내는 경우를 종종 보게 된다. 의학을 공부하면서 꼭 피부과를 택해야 한다는 생각을 한 것도 아니었다. 현대 의학이 발전한 역사를 보면 피부과의 역사가 매우 길다. 그는 개인적으로 면역학에 관심이 많았다. 면역학은 우리 눈에 보이지 않는 단위 내에서의 생물학적 변화를 공부하는 학문이다. 그런데 그 면역학을 주로 많이 다뤘던 분야가 피부과이다. 대부분 과거의 의학들은 눈에 보이는 것들 위주로 공부를 했다. 영상의학도 사진을 찍어 변화를 보고, 외과적 수술도 보이는 병변을 잘라내고, 나머지 내과적 질환들은 혈액 검사나 데이터 등을 보면서 치료를 한다. 면역학은 눈에 보이지 않는다. 보이지 않는 그런 세포와 세포 사이에 상호작용이 일어난다는 사실이 그의 마음을 끌었다. 피부가 우리 인체에서는 아주 중요한 면역 기관이라는 것, 그리고 그가 어릴 때 아토피 피부염으로 장기간 고생을 했던 기억들이 그를 자연스레 피부과 의사가 되는 길로 이끌었던 것 같다.

요즘은 피부과 하면 많은 사람이 미용적인 면만을 떠올리기가 일쑤이고, 피부에 질환이 생겨도 미용에 집중하는 피부과 병원이 훨씬 많아져 질환을 치료하고 진료하는 의사를 만나기가 쉽지 않은 실정이다. 피부과 의사인 강훈 교수에게 피부는 과연 어떤 의미를 갖고 있을까?

피부과 입장에서 생각하는 피부는 건강을 위해 외부로 들어오는 모든 유해물질을 첫 번째 방어하는 방어막이다. 아무리 심장이 뛴다 한들, 피부가 없으면 인간은 사망할 수밖에 없다. 그만큼 건강의 최전방에 서 있는 병사라고 봐야 한다. 아름답고 윤기 있고 맑은 피부를 갖는 게 많은 사람의 소망이라는 일반적 생각에 반대하고 싶지는 않다. 하지만 그런 멋진 피부를 유지하기 위해 가장 기초가 되는 것이 피부 건강이라는 걸 잊어서는 안 된다. 미용에 치중하느라 질환을 막지 못하는 주객이 전도되는 상황을 만들어서는 안 될 것이다.

그는 〈백만 송이 장미〉라는 곡을 즐겨 듣는다. 특별히 좋아하는 이유를 묻자 그는 쑥스러워하며 대답한다.

"이 곡이 원래는 라트비아 민요라고 들었습니다. 우리나라에서 심수봉 가수가 번안하면서 어떤 새로운 생명이 내게 왔을 때의 경외심, 신비로움, 그리고 사랑 같은 것들의 의미를 담아 지었다고 하더군요. 가사를 가만히 들어보면 미워하지 말고, 우리가 아름답게 사랑을 계속하면 결국엔 백만 송이 장미가 핀다고 해요. 이것을 듣고, 우리 중증 소아 원형 탈모 환자들을 떠올리게 되더라고요. 그들의 모발이 언제 다시 생겨날지 아무도 모릅니다. 다만 그들을 사회적으로 다르게 보거나 차별하고 놀린다면 우리 아이들은 질환보다도 그런 외적인 문제로 더 고통을 받게 됩니다. 우리 동양 사람들의 모발 수는 100만 개가 아니라 사실 10만 개 미만입니다. 100만 송이 장미의 10분의 1인 10만 송이 장미를 피우는 마음으로 그들을 치료해서 모발이 돌아온다면 얼마나 좋을까 하는 마음에 이 노래를 좋아하게 됐고, 차에서도 자주 듣고 있습니다."

친구 따라 강남을 갔다는 강훈 교수. 연구와 환자밖에 모르는 고지식한 듯 보이는 그가 〈백만 송이 장미〉를 흥얼거리고, 환자를 위해 뒷머리를 미는 모습을 상상해보니 어쩐지 입가에 미소가 절로 배어 나온다. 그 어떤 의사보다도 천상 의사인 명의 한 분이 우리 곁에 있어 훈훈하고 든든할 따름이다. 그의 욕심대로 많은 사람이 탈모의 고통에서 해방될 수 있는 의료적이고 정책적인 분야에서의 진보가 더 많이 이루어지길 바란다.

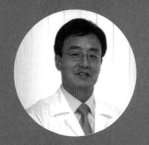

강훈

대한피부과학회 회장
가톨릭대학교 은평성모병원 피부과 교수

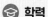 **학력**

가톨릭대학교 의과대학 졸업
가톨릭대학교 의과대학원 석·박사
미국 브리티시컬럼비아대학, 뉴욕대학교 연수

전문 분야

모발(탈모), 두피질환, 피부외과, 피부종양, 주사

현재 및 주요 역임

가톨릭대학교 의과대학 피부과학교실 주임교수
American Society for Dermatologic Surgery 회원
대한모발학회 고문
국립의료원 피부과 의무사무관 재직
대한모발학회 회장, 대한피부외과학회 부회장
역임
대한피부과연구학회 의암학술상
한국과학기술단체총연합회 과학기술 우수논
문상
윤도준학술상

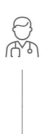

뇌에 금이 가면 뇌의 짐을 내려놓아야 한다
서정석 교수(정신건강의학과)

역시 서정석 교수. 정신건강의학과 교수답게 그가 설명하는 모든 것
들은 계속 고개를 끄덕이게 만드는 새로운 발견들이다. 21세기 인류
를 괴롭히는 새로운 10대 질병 중 하나인 우울증. 우리는 흔히 감기는
아프다고 호소하면서 우울증이나 정신적인 질환에 대해서는 뭔가 감
추거나, 아니면 오히려 과장하는 경우를 많이 보게 된다. 우울증을 질
병이라기보다 의지가 약하거나 성격이 예민해서 생긴 문제라고 오해
하는 경향도 크지만, 별것 아닌 부정적 개인의 성향 문제나 기질을 우
울증으로 착각하는 경우도 꽤 있는 것 같다.

우울증은 마음이 아닌 뇌의 특정 부분이 고장 난 것, 즉 정서와 감정
을 조절하는 세로토닌과 노르에피네프린 등의 신경전달물질의 기능
이상이 발병의 주 원인이라고 설명하면 오히려 쉽게 접근할 수 있다.

개원한 지 얼마 되지 않은 중앙대학교 광명병원 정신건강의학과 서
정석 교수를 만나본다. 지난 20년간 기분장애와 관련된 진료 및 학술

연구를 통해 국제 정신건강의학 발전에 크게 기여하고 있는 그는 기분장애, 즉 우울증 양극성 장애 분야 최고의 전문가로서 환자 치료 외에도 인재개발실장을 맡아 능력을 두 배로 발휘하느라 바쁜 나날을 보내고 있다.

우리가 알고 있는 우울증, 그리고 과거에는 조울증이라고 불리는 두 가지 병을 통칭하여 요즘은 '기분장애'라고 표현하고 있다. 그는 기분장애 분야에서 우리나라 최고 전문가 중의 한 분으로 《한국형 우울장애 약물 치료 지침서》발간에도 참여했다.

그런 서정석 교수를 정신건강 전문의의 길로 들어서게 한 인생을 바꾼 한 권의 책이 있다고 한다. 바로 생텍쥐페리의 《어린 왕자》이다.

학창 시절, 그는 성적표의 뒷면에 선생님이 써주시던 문구가 늘 똑같던 아이였다.

"발표력이 부족하고 소심하니 자심감을 키워주세요."

선생님이나 다른 사람들 앞에서 질문을 받으면 울먹울먹할 정도로 내성적이며 남과 눈도 잘 못 맞추던 어린 정석은 사춘기 시절 《어린 왕자》를 만나고 나서 며칠간 잠도 못 이룰 정도였다. 좋은 공연을 보고 나면 벅찬 감동이 올라오듯이 그도 그 책을 읽고 느낀 감정을 독후감으로 써놓은 원고지를 지금도 갖고 있을 정도다.

이 책의 마지막 부분에 어린 왕자는 지구에 와서 깜짝 놀란다. 그의 별에 있는 자기의 장미 한 송이만 소중한 줄 알았는데, 지구에는 5,000송이가 넘는 장미가 흐드러져 있다. 타인을 길들이고 익숙해지는 과정에서 3이라는 숫자는 나, 너, 그를 상징한다는 걸 알게 되었고, 남을 이해할 방법은 친해져야 하고 익숙해지는 것임을 깨달았다. 남들과 어떻게 하면 친해질 수 있을까 고민하던 시절이었기 때문에 그 책을 읽고 남의 마음을 이해할 수 있다면, 타인의 어린 왕자를 알아볼 수 있을 것이고, 그렇게만 된다면 참 좋겠다는 생각을 했던 것 같다. 마지막에 길을 가다가 어린 왕자를 만나면 나에게 연락해달라는 부탁으로 소설은 끝이 난다. 그 역시 자기가 어린 왕자를 알아볼 수 있는 눈을 갖게 된다면 자기도 누군가에게 어린 왕자가 될 수 있지 않을까 생각하게 되었다. 결국 그의 꿈은 사람 공부를 하고 싶다는 생각으로 이어졌고 심리학이라는 과목에 관심을 갖게 된다.

그렇게 막연하게 공부하던 시절, 친구들을 따라 이과를 택한 그는 고3 때 담임 선생님과 진학 상담을 하면서 암초에 부딪히게 된다. 심리학과는 문과에서만 선택할 수 있었던 것. 실망과 좌절을 하던 그에게 담임 선생님이 권하신 의대의 신경정신과는 그에게 망망대해의 등대 같은 빛이 되었다.

하지만 막상 정신건강의학과를 선택하기 전에 그에게도 망설임은 있었다. 전공의 3년 차 시절, 그가 개인적으로 정신과 의사를 할 자격이 없다고 스스로 판단하고 너무 힘들어하며 사직서를 내게 된다. 당시 그에게 늘 앞길을 인도해주던 선배이자 교수이던 분이 한 분 계셨다. 그때 그분이 그에게 이렇게 말씀하셨다.

"너, 환자들이 이렇게 힘들어할 때 환자를 어떻게 설득하지? 환자가 잘못된 판단을 할 때 의사인 너는 그들에게 뭐라고 얘기를 하나? '일단 저를 믿고 따라오세요'라고 해야 그게 의사다. 너는 나를 믿고 따라와"라고 하면서 사직서를 찢어버리셨다. 그분과 전문의 시험을 보겠다고 약속한 다음 달 존경하던 그 선배는 심근경색으로 세상을 떠나셨다. 어떻게 보면 유언이었다. 그분의 그 말씀 때문에 끝까지 참고 버텼던 그는 늘 자신에게 뜨거운 공감과 차가운 공감을 동시에 보여주셨던 그 교수님을 떠올리며 지금도 환자들을 만나곤 한다. 정신과 의사들은 환자들의 무게를 견디게 해주기 위해 부목을 대준다는 말을 사용한다. 잠시 그 환자가 힘을 회복할 때까지 부목 역할을 할 수 있고, 무게감을 견딜 수 있는 인내력이 필요하다는 걸 그는 잘 알고 있다.

정신건강의학과의 다양한 질환 중에서도 그는 특히 기분장애 분야에 관심이 많다. 대체로 의사가 되는 행동과학적 심리를 분석해보면, 자신의 가족 중에 그런 병을 앓아서 극복해보고 싶은 심리가 있거나, 두 번째는 막연한 지적 호기심, 그리고 마지막으로 자기 자신의 문제를 들여다보다가 그 궁금증 때문에 선택을 하는 경우가 있다. 그 역시 자기 기분장애라는 질환에서 자신의 모습을 발견할 때가 있었다. 자신이 누구인지 기분장애를 공부하면서 알아갈지도 모른다고 생각했던 것 같다.

대부분 다른 질환으로는 병원을 한두 번씩 갔던 경험이 있어도 우울증 등으로 정신과를 찾는 경우는 그리 많지 않다. 또 과거에는 우울증을 의지나 정신력으로 해석해서 의지박약 때문이라고 치부하던 사회적 분위기가 이어지기도 했었다. 그래서 그는 첫 진료 시간에 항상 환자들에게 말한다.

"쌀가마니 세 개를 지고 열심히 사는데, 요즘 무리하게 다섯 가마니를 지느라고 척추에 금이 갔어요. 그럼 쌀을 내려놓는다고 그게 해결이 되는 건 아니죠. 척추를 치료해야 하는 거죠. 그런데 대부분 사람들은 더 열심히 살아야 한다고 말하죠. 뇌에 실금이 갔다고 생각해봅시

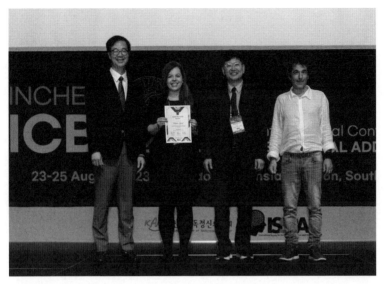

2023년 8월 23~25일, 코로나 막바지에 한국중독정신의학회와 ISSBA가 공동 주관한 ICBA 2023에서.

다. 척추가 금이 가면 쌀가마니를 내려놓아야 하듯, 뇌에 금이 가면 뇌의 짐을 내려놓아야 해요. 실금이 간 우울증 뇌에 기분 전환하고, 산책하고, 맛있는 거 먹고 여행을 다녀오라는 처치는 답이 될 수가 없습니다.”

즉 이미 우울증이라는 뇌의 실금은 병원에 와서 의학적인 치료를 받아야 한다는 말이다.

미국의 우울증 유병률은 전체의 13~15퍼센트를 차지한다고 한다. 우리나라는 어떨까? 세계에서 자살률이 탑의 위치에 있는 우리나라의 우울증 유병률은 의외로 7퍼센트 정도로 나오고 있다. 이 수치는 어떤 의미가 있을까? 쉽게 말하면 한국에서 ‘이 정도로 살려면 이 정도로 힘들어야 하는 거 아니야?’라는 마음으로 참고 견디는 사람들이 많다는 반증이 될 수도 있다. 그는 이런 상태를 '체면 문화'라 부르고 싶다. 한국의 현실에서는 검사 결과를 듣고, 나중에 기록으로 남는 것들이 두려워 치료에 응하는 사람들이 적다는 게 오히려 문제가 된다. 미국 같은 경우, 견딜 만한 수준의 기준이 낮아서 어느 정도만 되어도 무겁다고 느끼는 반면, 한국은 이 정도 수준에서 살아가는 걸 '당연하다, 괜찮다, 나는 잘하고 있다'고 다독이면서 가혹하게 참고 있는 경향이 있다는 것이다. 그 자체가 또 높은 자살률하고 관련이 있다고 생각한다.

정신과에서 환자들을 진료하다 보면 돌발 상황이 생기는 경우가 많다. 그 역시 내용증명을 받은 적도 있고, 가방에 조각칼을 넣고 다니며 위협하는 환자를 만난 적도 있다.

많은 의사가 환자를 치료하던 중 수술실에서 또는 병세가 악화되어 세상을 떠나게 되는 환자를 만날 수밖에 없다. 그러나 정신건강의학과의 의사로서 가장 가슴 아픈 환자의 기억은 스스로 극단적인 선택을 한 환자가 마지막 만난 사람이 서 교수 자신이라는 사실을 알게 될 때이다. 자기의 환자가 마지막으로 '살려주세요'라는 신호를 보냈는데 알아채지 못했다는 자괴감, 송구스러운 마음 때문에 한동안은 일이 손에 잡히지 않는다. 그래서 의사들 자신도 서로를 분석해주기도 하고, 몸살이 나면 약을 지어 먹듯이 정신적으로 많이 힘들 때 스스로 약을 처방해서 먹기도 한다.

모든 병이 그렇듯 우울증도 예방이 매우 중요하다. 그는 그걸 마음 청소라 명명하고, 모두 가끔 마음을 점검하고 청소할 필요가 있다고 강조한다. 마음 청소의 방법은 첫째, '내가 젊었을 때는 이랬었는데' 같은 과거 지향적 어법을 주로 사용하고 있는지를 돌아봐야 한다. 둘째는 기억력이 깜빡깜빡하거나, 똑같은 공을 들였는데 업무 결과가 20 퍼센트 이상 떨어질 경우이다. 이럴 때는 반드시 검사를 받기를 권장한다. 사람들은 매년 내시경 검사로 위, 장 등을 검사한다. 만 40세에 나라에서 무료로 해주는 생애주기 건강검진이 있다. 계절이 바뀌면 옷장 정리도 하고 대청소도 한 번씩 하듯, 마음도 반드시 미리 청소하고 점검해야 한다.

19년간 오래 몸담고 있던 병원을 떠나 모험이라고 할 정도로 새로 개원한 병원으로 자리를 옮긴 이유도 그는 '빈 도화지에 새 그림을 다시 한번 그려보고 싶은' 심정이었기 때문이라고 설명한다. '해야 할 이유가 있는 일만 하지 말고, 하지 말아야 할 이유가 없으면 다 해보자'라는 그의 모토대로 그는 몸은 힘들지만 많은 일을 하려고 애를 쓴다. 의대 시절 동료 중에는 천재들이 정말 많았다. 그런 친구들과 함께 24시간을 보내면서 그들과 같은 공부를 하고 일을 처리하려면 결국 많이 움직여야 한다는 걸 배웠다. 지금도 좋은 병원을 만들기 위해 24시간도 짧다고 생각하며 몸으로 움직이는 그는 언젠가 말년을 보낼 수 있는 좋은 병원을 짓고 싶다. 잠시 쉴 수 있는 병원도 좋고, 아들이 부모님을 믿고 입원시키고, 어린 자녀들과 함께 와서 여가를 보낼 수도 있는 그런 이상적인 병원을 지어보고 싶다.

그는 아직도 자기가 명의의 반열에 이름이 있다는 걸 가당치도 않다고 생각한다. 다만 자기처럼 소극적이고 자신감이 없던 사람도 열심히 살려고 노력한다는 모습을, 많이 지쳐 있는 다른 사람들이 보고 공감해주길 바랄 뿐이다. 우울증 환자들의 치료를 종결하는 날 그는 환자들에게 늘 말하곤 한다.

"각각의 스토리가 모여서 당신의 히스토리가 됩니다. 오늘 이 작은 스토리가 당신의 역사가 될 것입니다"라고.

어린 왕자 속의 3자인 나, 너, 그의 마음을 이해하고 더 나아가 세상을 이해하기 위해 선택한 정신과의 길, 그의 열정적 행보의 스토리들도 모여서 폐쇄적인 한국 문화의 협소한 정신과의 입지를 타파하는 묵직한 히스토리가 될 것임이 틀림없다.

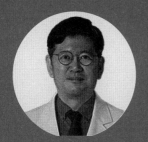

서정석

중앙대학교 의과대학 정신건강의학과 교수

 학력

서울대학교 의과대학 졸업
서울대학교 의과대학원 석사
충북대학교 의과대학원 박사
미국 스탠퍼드 의과대학 병원 연수

 전문 분야

우울증 및 조울병, 성인 ADHD, 알코올 중독, 불면

⚕ **현재 및 주요 역임**

한국중독정신의학회 이사장
중앙대학교 광명병원 정신건강의학과 과장
중앙대학교 광명병원 인재개발실장
대한정신약물학회 학술이사
대한우울조울병학회 대외협력이사
Member of ISBD(international Society of Bipolar Disorder)
보건복지부 장관상
한국중독정신의학회 최우수논문상

기초와 기본에 충실한, 모두를 쏟아붓는 수술

전성수 교수(비뇨의학과)

인간이 행복하기 위해 가져야 할 조건 중 맨 앞줄에 서야 하는 것이 '건강'이라는 건 두말이 필요 없다. 건강하기 위해서는 무엇을 잘해야 할까? 거기엔 누구나 다 아는 상식 같지만 많은 이들이 간과하는 세 가지 조건이 있다. '잘 먹고, 잘 자고, 잘 배설하는 것'이 그 세 가지다. 그중 어느 것이 먼저인가 생각하다 보면 자연스레 '비움의 철학'을 떠올리게 된다. 노폐물을 잘 내보내는 것이 그 첫 번째 자리에 있어야 한다. 비워야 먹을 수도 있고, 그래야 잘 잘 수 있는 건 갓 태어난 아기들을 봐도 쉽게 유추할 수 있을 것이다.

삼성서울병원 로봇수술센터장이며 노폐물을 배설하는 데 중요한 분야인 비뇨의학과 과장으로 재직하고 있는 전성수 교수는 2021년 전립선암 수술을 세계에서 세 번째로 많이 집도한 외과 의사이다. 그가 재직하고 있는 병원에서 암병원 개원 첫해에 '수술을 가장 오래 많이 한 의사'로 선정되기도 했다. 로봇 수술 같은 첨단 치료법 도입과 발전에 기여한 공로로 제14회 암 예방의 날 기념식에서 '근정포장'이라는 상을 받기도 한 전립선암 수술의 최고 권위자로 알려진 분이다. 국가나 사회에 영향을 준 인물을 세분화해서 주는 상 중 하나인 근정포장은 국민의 민복에 기여한 인물에게 주는 상이다.

그의 인상은 푸근하다. 의사 선생님이라기보다는 무대에서 굵은 저음으로 가곡 한 곡을 불러도 어울릴 것만 같은 목소리까지 갖추었다. 온화한 미소와 또박또박하며 침착한 말투도 많은 환자들이 왜 그렇게 그를 믿고 있는지를 이해하는 데 한몫을 한다.

강원도 원주 도심 한복판에 위치한 문화재이자 강원도 지방 행정의 중심지였던 강원감영이란 곳이 있다. 한때는 일본군 수비대, 원성군청, 강원도청으로도 사용되었던 그곳이 원주가 고향인 전 교수의 앞마당이자 놀이터였다. 강원감영의 역사와 함께한 후원에는 커다란 보호수인 느티나무와 은행나무가 있었고, 지금보다 더 많은 풀들과 나무들이 무성했다. 그곳에서 전 교수는 참새를 뒤쫓고 술래잡기를 하며 어린 시절을 보냈다. 4형제의 막내로 태어나 부모님들과 형들로부터 많은 사랑을 받았던 그는 잘 놀고 잘 웃는 덕분에 동네 사람들과 학교에서 칭찬을 많이 받았다. 주변의 사랑과 칭찬이 그에게 노력하면 못 할 일이 없다는 긍정적인 신념을 키워준 것 같다. 강원도의 맑은 정기와 광활한 대자연, 그리고 정겨운 가족과 순박한 이웃들, 열정적인 선생님이 그를 국내 최고의 의료인으로 키워주고 능력 발휘를 하도록 도운 것이 맞기는 하지만 그에게 아픔이 전혀 없던 것은 아니었다.

초등학교 5학년 때, 어머님은 서울에 자주 가셨다. 주말이면 아버님 손을 잡고 고속버스 터미널에서 어머님을 기다리며 버스가 설 때마다

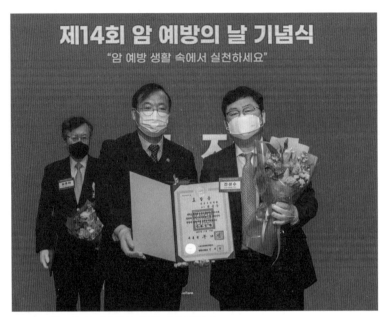

제14회 암 예방의 날 기념식
"암 예방 생활 속에서 실천하세요"

2021년 3월 19일 암 예방의 날, 근정포장을 받았다.

내리는 승객들을 하나하나 살피던 일이 떠오른다. 그때는 잘 몰랐지만, 어머님은 암으로 투병 중이셨고, 방사선 치료를 위해 주말에 서울에 다녀오시곤 했었다. 말씀은 안 하셨지만 아버님의 깊은 한숨과 걱정, 그리고 가족들을 위해 힘든 내색을 하지 않으려 애쓰시던 어머님을 보면서 어쩌면 그의 마음속에는 그때부터 의사가 되어 아픈 사람들을 치료하고 싶다는 꿈이 싹텄는지도 모르겠다. 다른 사람들처럼 인생의 멘토를 만나거나, 결정적인 사건이 있어 의사로의 길로 들어선 건 아니지만, 중고등학교 시절 그의 학생기록부를 들춰보면 장래 희망란에 여섯 번 중 다섯 번이 의사인 걸로 보아 자연스레 그의 미래는 정해져 있었던 것 같다. 더욱이 바로 위의 형이 의대에 입학했고, 힘들다고 하는 의대 생활에 잘 적응하는 모습을 보면서 그도 자연스레 자신감을 갖게 되었다.

여러 과목 중에서도 비뇨의학과를 선택한 이유도 그가 얼마나 자신감이 넘치는 의사인지를 설명해준다. 비뇨의학과는 진료 분야가 다양하고, 무엇보다 새로운 치료를 적극적으로 시도하는 과로 알려져 있다. 내시경의 뿌리가 비뇨의학과 방광 내시경에서 시작되었고, 내시경 수술도 방광암에서 출발했다. 몸 안에 생긴 돌을 수술 없이 체외 충격파로 깨기도 한다. 레이저를 이용하여 돌을 깨거나 전립선 비대증 수술을 하고, 복강경 수술과 로봇 수술도 적극적으로 도입하여 활발하게 시행하는 곳이 비뇨의학과다. 물론 새로운 것을 계속 배워야 하니 어려운 점도 많았다. 조금 익숙해졌다 싶으면 또 새로운 치료법이 나와 숙지하고 배우느라 많은 시간을 투자해야만 하지만, 그는 그런 매력 때문에 비뇨의학과를 택하길 잘했다고 생각한다. 그만큼 더 나은 치료로 환자에게 더 많은 도움을 줄 수 있으니 그만큼의 보람을 선물 받는 진료 과목이라 생각하기 때문이다.

그의 하루 일과를 물었다. 출근하면 입원 환자들 경과를 확인하고 회진을 돈다. 최신 지식을 정리하는 컨퍼런스, 전공의를 위한 교육, 여러 분야의 의료진들과 함께 환자분들의 치료 방침이나 치료 경과에 대해 의논하는 다학제 회의 등을 주기적으로 시행한다. 근무 시간에는 외래 진료를 하거나 수술을 시행한다. 이렇게 반복되는 일과 사이에 각종 회의와 연구 미팅, 학회 활동에 시간을 할애한다. 늘 반복되는 쳇바퀴 도는 일상처럼 보이지만 그의 하루하루는 늘 새로운 도전과 만날 수밖에 없다. 오늘도 그는 또 다른 환자를 만나 수술대 앞에 서 있다. 로봇 수술은 시야를 우리 눈으로 보는 것보다 10배 이상 확대해서 보고, 또 3차원으로 본다. 로봇의 팔은 우리 팔보다 훨씬 가늘어서 소형화된 기구로 수술을 할 때 출혈이 적고 시야가 깨끗하며 정밀한 수술을 할 수 있는 장점이 있다. 하지만 이 뛰어난 로봇을 다루는 그의 손기술은 환자들 사이에서는 '신의 손'으로 불릴 만큼 정평이 나 있다. 예전에 신장 수술을 할 때, 절개한 배에 그의 손이 들어가면 신장 수술이 문제없이 이루어졌다고 한다. 그래서 그를 거쳐 간 환자들은 다른 환자들에 비해 합병증에 걸릴 확률이 낮다고 믿고 있다. 그만큼 그는 속전속결로 끝내는 수술이 아니라 쉽게 끝내지 않는 꼼꼼한 수술을 하기로 유명하다.

"수술 환자는 인생에 한 번 그 수술을 받은 거다. 그에게 합병증이 생기면 그의 수술은 100퍼센트 실패다. 합병증이 적다는 것은 의미가 없다. 합병증이 제일 적다는 말에 만족하지 말고 아예 없어야 한다는 게 원칙이다"라는 그의 가르침 덕분에 그의 후배들도 기초와 기본에 충실한 수술을 하는 데 가장 큰 중점을 둔다. 결국은 어떤 기술과 재주보다 기본이 가장 중요하다는 걸 다시 한번 생각하게 된다. 어떤 수술을 하더라도 오늘 밤에 잠을 푹 자기 위해 모든 걸 완벽하게 다 끝내야하는 원칙으로 끝까지 철두철미하게 준비하는 전 교수. 수술 후에 합병증이 생겨서 병실에서 고민하고 재수술할 것을 계획하는 것보다 수술 도중에 좀 더 시간을 많이 투자하고 집중하도록 강조하는 전 교수는 그렇게 수술할 때 모든 걸 다 쏟아부어서 환자에게 집중하기 때문에 수술이 끝나고 나서는 질문도, 긴 설명도 없는 의사로 알려져 있다.

환자들이 이용하는 인터넷 카페에서는 의사의 성격과 수술 방법까지 모든 게 공유된다. 환자들이 가장 선호하는 의사는 자신이 가지고 있는 의심을 믿음으로 바꿔주는 의사이다. 그런 점에서 전성수 교수는 그런 환자들의 요구를 가장 충족해주는 의사일지도 모른다. 환자들 사이에서 그가 어떤 존재로 불리는지 알고 있는지 묻자 그는 쑥스러워하며 이런 답을 한다.

"저를 찾아주신 환자분들의 더 나은 삶을 위해서 최선을 다해 진료하고, 한국 의료 발전을 위해 노력하는 것이 제가 어릴 적부터 주변 사람들로부터 받은 애정과 도움에 보답하는 길이라 생각합니다. 제게 가장 중요한 두 가지 원칙이 있다면 '공평'과 '훌륭한 의술'입니다."

공평이라는 말이 유독 와닿는다. 상대가 누구든 가리지 않고 지위 여하에 상관없이 공평할 수 있는 의사. 우리가 진정 바라는 의사의 모습일 것이다. 그에게 환자들은 존재의 이유이다. 환자가 없는 세상이 가장 좋은 세상이겠지만 그건 불가능한 일이다. 그는 그 환자들을 치료하기 위해 그 자리에 있고, 그래서 그의 존재 이유를 설명해주는 분들도 역시 환자들이다.

환우회 인터넷 카페에 가보면, 전성수 교수에게 잘 조르면 수술을 빨리 받을 수 있다는 이야기가 있다고 한다. 그 정도로 환자의 말을 잘 들어주는 의사인 이유가 궁금했다.

"전립선암 수술은 가장 적절한 시기에 시행되는 게 좋습니다. 전립선암은 조직검사로서 진단이 되기 때문에 조직검사를 해서 생기는 유착이 줄어든 다음에 수술해야 하거든요. 그래서 가장 좋은 시기가 따로 있습니다. 어떤 경우에는 환자분들이 졸라서 빨리 해드리는 경우도 있었지만, 어떤 환자분들은 병이 많이 진행되었는데도 느긋하게 계셔서 제가 좀 빨리 하라고 권하기도 했습니다. 그래서 그런 얘기가 올라와 있는 것 같습니다."

늦은 시간에 수술을 시행해야 할 경우, 다른 선생님들의 수술실이 비는 시간을 찾느라 원래 없던 시간에 수술하면 그를 도와주는 의료진들은 모두 힘들 텐데도 아무 불평 없이 그를 도와주시곤 한다. 그만큼 그의 판단을 믿고 따르는 동료들이 많다는 뜻이리라.

그의 수술 경력이 길어짐에 따라 자신의 손을 거쳐 간 환자가 다른 환자 또는 가족이나 친구를 소개해서 같이 오거나, 함께 수술했던 의사들이 다른 환자를 소개할 때 그는 마음이 뿌듯하다. 의료 정보를 많이 알고 있다는 의사, 특히 같은 비뇨의학과 의사가 그에게 몸을 맡길 때가 있다. 지금까지 삶과 경륜에 대한 성적표를 받는 것 같은 느낌을 받을 때가 그럴 때이다. 그동안 노력한 것이 헛되지 않고 그 결과 누군가를 도울 수 있다는 사실이 너무도 감사하다.

그는 환자들에게 최선의 진료를 한 의사로 환자들의 마음속에 오래 남는 의사로 기억되고 싶다. 좀 이르다 싶지만 미리 준비한 그의 묘비명도 "환자들의 마음속에 오랫동안 남을 의사 전성수, 여기 잠들다"라고 생각해둘 만큼 환자들에게 인정받고 싶고, 그들을 위하는 마음이 참으로 남다르다.

다시 태어난다면 그는 어떤 직업을 가졌을까? 형제가 많은 집의 막내로, 바로 위의 형이 의대를 진학하고 나서, 빵집을 운영하시던 아버님은 그에게 빵집을 이어받으면 어떻겠느냐고 권유를 하셨단다. 만약 그가 아버님 말을 잘 듣는 착한 아들이었다면 우리는 비뇨기의학계의 명의 하나를 잃는 대신 '신의 손'으로 만든 맛있는 빵을 먹게 되었을지도 모를 일이다.

"따스한 사회적 관계가 건강과 행복의 원천이다"라는 말이 있다. 따뜻하게 안아주고 이해하고 응원하고 서로 공감해주는 것이 질병을 이길 힘이 아닐까? 전성수 교수를 보면 다정다감하면서도 철두철미한, 환자들을 진심으로 위하는 의사라는 생각이 든다. 그가 환자들에게 주는 안도감, 믿음 그리고 병을 이해해주는 공감 능력이야말로 그가 가진 백 가지 지식보다 더 큰 힘으로 환자들을 치료해주는 신비를 만들어내고 있는 것 같다.

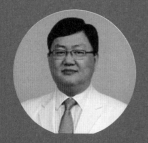

전성수

성균관대학교 의과대학 비뇨기과학교실 주임교수
성균관대학교 삼성서울병원 비뇨기과 교수

 학력

서울대학교 의과대학 졸업
서울대학교 의과대학원 석사
충북대학교 의과대학원 박사
University of Medicine and Dentistry of New
Jersey Robert Wood Johnson Medical School
연수
미국 Cancer institute of New Jersey 연수

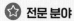 **전문 분야**

전립선암, 로봇수술, PSA(전립선암 표지자) 이상
소견

 현재 및 주요 역임

성균관대학교 삼성서울병원 비뇨기과 과장
대한비뇨기종양학회 회장
동아시아비뇨암학회 회장
대한암협회 이사
대한비뇨의학회 상임이사, 평의원
대한비뇨내시경로봇학회 상임이사
비뇨기초의학연구회 상임이사
대한전립선학회 이사
암 예방의 날 근정포장

누군가의 끝과 누군가의 새로운 시작을 함께해주며

황정기 교수(장기이식)

우리는 모두 1990년 "앞 못 보는 이에게 빛을 보여주고 싶다"라는 뜻으로 안구 기증을 서약하신 후, 2009년 2월 16일 "서로에게 밥이 되어 주십시오"라는 말씀을 남기고 선종하신 김수환 추기경을 기억하고 있을 것이다. 김수환 추기경이 몸소 실천한 사랑과 나눔이 초석이 되어 탄생한 대한민국 최초의 장기이식 전문 병원이 있다. 2021년 3월에 개원한 '은평성모병원 김수환 추기경 기념 장기이식 병원'이 바로 그곳이다. 6개의 이식센터를 갖추고 다른 여러 과와 24시간 협진 체제를 구축하여 최상의 진료와 수술로 생명의 가치를 실현하고 있는 '병원 내의 병원'이라고 볼 수 있다. 병원 내 병원이란 큰 병원 안에서도 전문화·특화된 병원을 말하며 가장 핵심적이고 중추적인 병원의 역할을 하는 곳이라고 보면 된다.

1969년, 대한민국 최초의 신장이식에 성공해서 한국 이식 역사의 한 획을 그은 병원이 바로 가톨릭 재단의 성모병원이다. 그 재단에서

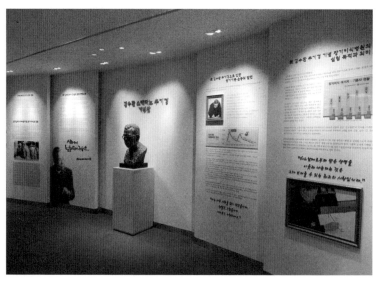

가톨릭대학교 은평성모병원 김수환 추기경 기념 장기이식병원 전경

2019년에 문을 연 신생 병원인 은평성모병원에서는 개원 후 1년이 조금 지나서부터 추기경님의 인간 존중과 사랑의 나눔이라는 영속적 가치 확산의 뜻을 잇기 위해 장기이식 병원에 관한 논의가 계속 이루어졌다. 가장 잘할 수 있고, 가장 잘하고 싶은 분야가 장기이식 분야였다. 논의가 계속 이루어졌고, 타당성을 검토하고 여러 과정을 거쳐 개원하게 된 데에는 당시 병원장이었던 권순용 교수의 역할이 매우 컸다. 장기이식이라는 것은 사람들 사이에 할 수 있는 가장 큰 선물이고 축복이지만, 그만큼 많은 사람이 팀워크를 이루어 함께해야 하는 고난이도 수술이다. 안전한 길만 걷겠다는 생각으로는 병원을 일류로 끌어올릴 수 없다. 모험이긴 하지만 경영적인 측면에서도 다소 높은 목표를 책정하고 모두 힘을 모으는 것이 병원의 발전에도 기여하고, 또 생명 존

중과 나눔이라는 큰 뜻에 부합할 것이라 생각하고 실행에 옮긴 권 박사의 후원과 결단력이 지금의 병원을 있게 한 버팀목이었다.

병원 개원 후 100일 만에 5대 주요 장기이식을 순차적으로 성공했으며, 지금까지 총 190건의 이식을 성공적으로 수행해왔다. 25명의 뇌사 장기 공여자분들께서 총 98명의 환자에게 새 생명을 선물했고, 장기이식 병원이 그 가교 역할을 하게 된 것이다. 국내 최초의 장기이식 병원 개원 첫날 믿기지 않을 놀라운 일이 일어난다. 문을 연 첫날 바로 장기이식 수술이 이루어진 것이다. 기다리던 뇌사 장기 공여자분의 장기 적출 수술이 있었고, 총 6개의 장기를 전국의 만성 장기부전 환자에게 나누어줄 수 있었다. 개원 준비를 하던 운영진은 그 분주한 중에도 긴박하게 돌아가는 수술에 집중했고, 다시 한번 숭고한 생명 나눔의 정신과 실천을 잊지 말라는 큰 의미로 받아들이게 되었다고 한다.

꽃은 홀로 피어날 수가 없다. 그 하나의 생명을 피워내는 일에도 조력자가 필요하듯, 장기 기증 의식 또한 혼자 만들어낼 수 없다는 건 자명한 일이다. 기증자의 굳은 의지, 그리고 수혜자의 간절함, 거기에 그 일을 이루어내는 의료진의 한마음이 있어야 할 수 있는 일이다. 그런 병원의 병원장을 맡고 있는 의사가 황정기 교수이다. 의학적 측면과 병원의 업적을 설명할 때 그는 당당하지만 결코 자신을 앞세우지 않는다. 차분하고 겸허하게 자신을 낮추는 태도, 공을 타인에게 양보하는 그의 설명을 듣다 보면 의사라기보다는 성직자라는 말이 그에게 더 어울리지 않을까 하는 생각이 든다. 그는 환자의 말에 조용하게 귀를 기울인다. 그냥 말을 듣기만 하는 것이 아니라 마음에 담는다. 적은 장기로 많은 사람을 살려야 하기에 그의 수술은 절대 실패가 용납되지 않는다. 그래서 더 많이 공부하고, 더 많이 연구하면서 실패하지 않으려 노력하고 최선을 다할 수 있게 해달라고 기도한다. 자기의 질병을 고치러 온 것이 아니라 타인에게 생명을 선사하기 위해 장기 기증을 하러 와준 공여자들의 뜻을 기리기 위해 병원 한쪽에는 '기념 월(wall)'을 마련했다. 그들에게 늘 감사하고, 또 그런 사랑의 정신을 기리기 위해 준비된 공간이다. 거기서 그는 늘 장기 공여자들에게 감사의 묵념을 하며 그때마다 의사로서의 자신을 되돌아보곤 한다.

초등학교 시절, 그의 가슴을 뛰게 한 〈제7병동〉이라는 드라마가 있었다. 수술실의 무영등이 켜지고, 집도의의 손에 메스가 쥐어지면서 수술이 시작되는 그 장면은 그의 어린 마음에 의사라는 막연한 꿈을 심어주었다. 의사의 꿈을 키웠지만 의과대학에 진학하는 일은 순탄치 못했다. 충북 충주에서 고등학교를 졸업한 그는 첫해 의대 입시에 실패하고 서울의 재수학원에 가게 되었는데, 거기서도 다시 한번 실패를 한다. 결국 세 번의 도전 끝에 의대에 진학하게 되었다고 한다. 그가 세 번의 실패에 대해 설명하는 말투는 너무도 차분해서 마치 남의 말을 전하는 듯 들린다. 어린 마음에 힘든 시간과 역경을 견뎠을 텐데 대단치 않게 표현하는 그의 내공 역시 그가 늘 외우는 기도 속에서 만들어지고 체화된 것이리라.

지금도 그렇지만 외과는 힘든 수술이 많아 황 원장이 의대를 다니던 때에도 인기가 그리 많지는 않았다. 그래서 정말 전공하고 싶어하는 사람만이 지원하는 과이기도 하다. 임상 실습을 돌며 그가 본 장면은 드라마에서 본 것보다 몇 배 더 숨이 멎을 만큼 깊은 인상을 주었다. 집도의와 어시스트들은 한마디 말도 없이 이미 수없이 호흡을 맞춘 듯 일사불란하게 수술을 진행하고 있었다. 게다가 무슨 인연인지 당시 지도교수님이 신·췌장이식의 권위자인 현재 '한국장기조직기증원'의 문인성 원장님이셨다. 어릴 적에 봤던 의학 드라마 속에서 하얀 가운을 입고, 회진을 돌고, 수술을 집도하는 의사를 보며 자신의 미래를 상상하던 소년은 존경하는 은사님을 만나면서 그 꿈을 현실로 이루게 된 것이다.

그가 몸담은 병원이 50년 역사를 가진 최고 장기이식 역량을 갖추고 있을 뿐 아니라, 스승님께서 신·췌장이식의 권위자였으니 그 역시 장기이식에 관심을 갖는 건 당연하고도 자연스러운 일이었다. 장기이식은 현대 의학의 꽃이다. 혼자 할 수 있는 게 아니라 모든 팀이 다 함께 모여서 집중해야 한다. 물, 햇빛, 바람 등이 모여 꽃을 피우는 과정 같아서 그런 말이 나온 것일 터, 단순히 담대한 용기나 결단력만으로 수행할 수 있는 분야는 아니다. 그런 장기이식 전문의로서 그에게도 역시 두렵거나 힘든 순간이 늘 닥쳐왔을 것이다. '하고 싶다'와 '잘할 수 있을까'에 대한 생각이 늘 충돌하면서, 매번 고민을 거듭하고, 환자가 걱정하는 만큼, 아니 그보다 더 많은 생각과 연구와 의지를 통해 자신을 다잡곤 한다.

"세상에 작은 수술은 없다고 생각합니다. 아무리 저희가 간단하다고 표현하고, 조그만 덩어리를 떼는 수술이라도 환자분은 병원에 오시기까지 얼마나 많은 시간을 망설이고, 초조하고, 고민하셨을지 헤아려야 하거든요."

역지사지, 그리고 상대의 마음을 내 마음에 담아 읽지 않고는 나오지 않을 법한 답을 그는 마음속에 늘 되뇌고 있는 것 같다. 수술실 앞에 손을 닦는 스크럽 스테이션 앞에는 〈테살로니카〉의 기도가 적혀 있다. '수술 전 환자를 위한 기도'가 그것이다. "항상 기뻐하십시오. 끊임없이 기도하십시오. 모든 일에 감사하십시오."

그는 그에게 주어진 수술이나 환자에 대한 책임과 소명의식을 느끼면서, 감사하고 기쁜 마음으로 최선을 다하여 노력하고 그 결과까지도 책임지겠다는 의미로 수술 전 기도를 올린다. "언제나 기뻐하겠습니다. 끊임없이 기도하겠습니다. 모든 일에 감사하겠습니다"라고.

마음을 담대하게 먹으려 늘 기도하는 그이지만 역시 가장 마음에 남는 환자들은 결과가 좋지 않았던 분들이다. 그들을 생각하면 마음에 사무치는 고통과 기억들이 선명하다. 그다음으로는 수술한 후에 중환자실에서 뇌졸중이 와서 심폐소생술을 했던 환자가 기억이 난다. 다행히 금방 회복되어 퇴원했지만 그때 생각을 하면 아직도 등골이 서늘하다.

하지만 신장이식 후 신장이식 수첩을 꼼꼼히 기록하며, 자기 관리를 철저히 해주셨던 환자가 기억에 남는다. 노트 평가 점수로는 100점일 정도로 모든 과정을 다 적어주셨다. 고맙고, 감사했다. 그분은 어느 날 외래 진료 후 나가시면서 책을 한 권 주셨다. 《괜찮은 거니》라는 제목의 환자분께서 직접 낸 시집이었다. 회복하셔서 시를 쓸 수 있다는 사실만으로 감개가 무량했다.

열 손가락 깨물어 안 아픈 손가락이 없는 것이 아니라, 더 약하고 더 힘들고 더 불행한 손가락 때문에 가슴이 아프다는 의사 황정기.

그는 자신을 거북이 같은 의사라고 생각한다. 느리지만 조금씩 실천하고, 목표하는 방향을 향해 늘 조금씩 조금씩 전진해왔다고 생각한다. 진취적이고 창의적인 편은 아닌 것 같다. 그래서 그 점은 늘 아쉽지만 그만큼 실수가 적게 한 발자국씩 앞으로 나갈 수 있었던 것은 아닐까. 의사 황정기보다는 따뜻한 인간 황정기라고 표현하는 게 더 어울릴 듯한 그는 오늘도 〈테살로니카〉의 기도를 외운다. 환자 누군가 한 사람이 그를 필요로 한다면 그의 곁에서 아픔을 같이하며 치료를 해줄 수 있는, 마지막까지 남아 있는 의사가 되고 싶다. 어쩌면 우리가 '명의'라고 이름 붙일 수 있는 의사는 황 원장처럼 자기가 치료하는 환자를 자기 가족, 자기 부모님처럼 충심과 진심으로 치료하는 그런 의사가 아닐까.

한국장기조직기증원에는 이러한 문구가 걸려 있다.

"장기 기증은 누군가의 끝이 아니라 누군가의 새로운 시작이다."

누군가의 끝과 누군가의 새로운 시작을 함께해주며 한자리에 굳건히 서서 지켜주는 의사 황정기. 그는 많은 환자에게 기억되는 거북이 의사 선생님으로 우리 곁에 오래오래 남아 있어줄 것임이 틀림없다.

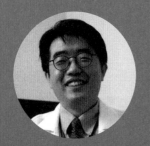

황정기

가톨릭대학교 은평성모병원 '김수환 추기경' 기념
장기이식병원 병원장
가톨릭대학교 은평성모병원 혈관이식외과 교수

 학력

가톨릭대학교 의과대학 졸업
가톨릭대학교 의과대학원 석·박사
미국 네브래스카대학 연수

 전문 분야

신장이식, 췌장이식, 소장이식, 대동맥/사지동맥
질환수술, 혈액투석수술, 혈관중재시술

 현재 및 주요 역임

가톨릭대학교 은평성모병원 장기이식센터장
가톨릭대학교 외과학교실 다장기이식팀 팀장
가톨릭대학교 대전성모병원 장기이식센터 소장
대한혈관외과학회 총무이사
한국의료분쟁조정중재자문위원
가톨릭대학교 대전성모병원 위장관 · 혈관이식
외과 부교수
대한혈관외과학회 평생회원
대한이식학회 이사
세계이식외과학회 정회원
미국외과이식학회 정회원

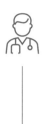

고통은 지나가고 삶은 남는다

이상헌 교수(류마티스내과)

빛의 화가로 알려진 프랑스의 르누아르가 말년에 걸린 류마티스 관절염. 그가 병이 걸린 이전과 이후에 붓의 터치가 바뀌었다고 한다. 그 정도로 근골격계에 영향을 많이 미치는 질환이다. 우리 국민의 약 1퍼센트가 이 질환을 가지고 있다고 할 정도로 발병 빈도가 매우 높은 병이다. 치료하지 않을 경우 관절이 구부러지고 굳는 현장이 생기며, 뼈가 침식하기 때문에 움직임에 제한이 생기는 등 장애가 발생하게 된다.

류마티스내과는 2000년대 초반만 해도 일반인들뿐 아니라 대부분의 의사들에게도 조금은 생소한 분야였다. 우리나라에서 류마티스 환자에 대한 연구와 진료가 최초로 시작된 것은 1985년으로 불과 40년밖에 안 되는 짧은 역사를 가지고 있다. '류마티스'라는 말은 2400년 전쯤부터 서양에서 쓰였다. '흐르다'라는 히포크라테스 시대의 그리스어에서 따온 말로, 나쁜 체액이 몸속으로 흘러 다니며 병을 만든다는 뜻이다. 우리 몸의 근육과 뼈 및 관절에 통증이나 염증을 일으키는 질환을 말하는 것으로, 류마티스는 진단명이라기보다는 질환 발생의 원리를 설명하는 것에 중점을 둔 용어이다. 류마티스 질환은 대부분 인체에서 외부의 세균이나 바이러스에 대해 자신을 보호하는 면역 세포의 이상으로 생기기 때문에 자가면역 질환으로 분류한다. 내 몸이 오히려 나를 공격하는 셈이다.

사람들은 류마티스 관절염과 퇴행성 관절염을 비슷하다고 여기는 경우가 많다. 류마티스 관절염은 자동차로 비유하면 엔진에 고장이 난 것이고, 퇴행성 관절염은 타이어가 닳은 것으로 이해하면 된다. 퇴행성 관절염은 반복적인 손상이나 운동으로 인해 관절을 구성하는 연골이 닳고 이로 인한 주변 관절 조직의 염증 등으로 통증 및 관절 기능 부전을 일으키는 병이다. 그런데 타이어라면 갈아 끼울 수 있는 여지가 있다. 하지만 류마티스 관절염은 우리 면역 체계의 반란으로 자가면역이 발생하고 혈액을 통해 면역 세포가 이동하므로 관절 외에 전신적인 증상과 합병증이 나타날 수 있다고 한다.

이런 훌륭한 비유를 들어 어려운 용어를 쉽게 설명해준 의사 선생님은 대한민국에서 류마티스 환자에 대한 연구가 시작된 이래 황무지와 같았던 류마티스 분야를 이끌어온 류마티스내과 전문의 이상헌 교수이다. 학문적 업적 및 국제적 교류를 통한 리더십을 인정받아 한국인 최초로 '아시아태평양류마티스학회' 학술위원장으로 임명되었으며, 대한류마티스학회 편집이사, 재무이사, 기획이사, 류마티스학 교과서 편찬 위원장을 거쳐 제29대 회장을 역임하며 대한민국 류마티스학의 발전을 위해 힘써온 명의다.

그가 미국에서 연수한 샌디에이고주립대학교의 지도교수가 류마티스 교과서의 대표 저자인 파이어슈타인(Firestein) 교수였다. 그곳에서 관절의 활막 세포를 연구하면서 발표도 하고 그해 가장 업적이 좋은 연구 10개에 선정이 돼서 그 결과를 인정받아 학회장에서 구두로 발표하는 영광도 안게 되었었다. 2002년에 귀국을 해서 국가 연구비를 받았고 그 혜택으로 10년 가까이 연구를 할 수 있었고, 그 덕분에 그는 2011년과 2020년에 두 차례나 학술상을 받게 되었다.

차분하고 진지하게, 한마디를 하더라도 믿음이 가게 설명을 해주는 이상헌 교수는 어렸을 때 의사가 되겠다는 생각은 해본 적이 없었다. 할아버님과 아버님 두 분 다 법과대학을 나오신 분들이고 그 역시 법조계나 경제계 쪽으로 가서 활동하겠다는 꿈을 갖고 있었다. 그런데 고등학교 1학년 적성검사가 끝나고 담임 선생님과의 면담에서 그가 이과에 적성이 있으니 이과를 택하라는 담임 선생님의 거스를 수 없는 엄명이 있었다. 이제 와서 생각해보면 그 적성검사 내용을 확인은 못했지만, 아마도 그 당시 사회 분위기상 본고사가 있던 시절이었고, 입시의 합격률을 높이기 위해 좋은 대학을 갈 수 있는 확률이 높은 이과로 자신을 밀어붙인 담임 선생님의 개인적 의지가 개입된 것은 아닐까 하는 의심이 가기는 한다. 물론 결과적으로는 감사할 일이지만.

이과에서 할 수 있는 전공을 고민하던 그는 그나마 사람을 대하고 인간적으로 관계를 맺는 직업이라면 환자를 계속 대면하고 진료해야 하는 의사가 좋겠다는 생각이 들었다. 의과대학에 들어오니 수학적인 머리를 요하는 것보다 텍스트를 보고 읽고 이해하고 암기하는 공부 방식이 의외로 자신과 딱 맞는 것 같았다. 공부를 아주 잘하는 것은 아니었다. 오히려 움직이며 친구들과 어울리는 운동을 좋아해서 학교 운동

동아리를 만들어서 농구와 야구를 열심히 했었다. 의사라면 체력도 뒷받침이 되어야 하니 그 역시 잘한 일 아니었을까.

의사가 되어서도 그는 또 고민을 하게 된다. 책을 읽고 외우고 하는 건 좋아했지만 뭔가를 만드는 손재주도 없었고, 적성에도 맞지 않았다. 해부학 점수가 제일 나빴는데, 생화학이나 생리학 등 메커니즘을 이해하고 좀 뜬구름 잡는 학문, 즉 눈으로 보는 게 아니라 상상력이 필요한 학문에 대한 성적이 좋았다. 그때 당시 내과에 류마티스라는 새로운 분야가 막 시작이 되었고, 운 좋게도 그가 수련했던 성모병원의 교수님께서 우리나라에 류마티스를 처음 도입하신 분이었다. 그분의 눈에 들어서 류마티스를 전공하게 되었다.

레지던트 2년 차, 그는 당시 류마티스 파트였고, 다른 동기들은 소화기를 도는 파트였다. 다른 파트로 이동하기 3~4일 전, 회식에서 술을 마시고 장난을 치다가 넘어졌는데 다리가 붓기 시작했다. 아침에 회진이 있어서 일어났는데 발이 잘 안 떨어졌다. 신발을 신을 수 없을 정도로 퉁퉁 부어 있는 다리를 이끌고, 신발을 질질 끌면서 9층 내과 병동에서 응급 병동이 있는 2층까지 쩔뚝거리며 회진을 돌았다. 정신력으로 고통을 버텼던 것 같다. 다리를 계속 저는 그를 보고 교수님이 그를 끌고 가서 사진을 찍어보니 골절이었다. 교수님은 그가 골절된 상태에서도 걸어서 회진을 돌 정도로 정신력이 강하고 정신 무장도 잘 되어 있다고 여기셨는지 마음에 들어 하시며 그에게 류마티스내과를 권하셨다. 당시 류마티스 분과 전문의 번호가 있는데 그가 15번이었다. 거의 초창기 때 시작한 것이다. 1세대가 외국에서 공부하고 온 분들이면, 그분들한테 처음 수학을 받은 세대가 2세대인데 그가 바로 그

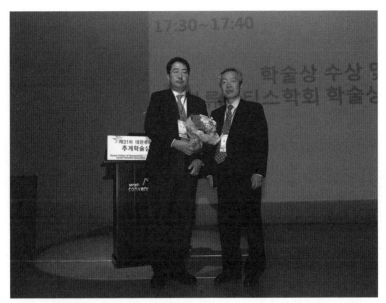

2011년, 대한류마티스학회에서 학술상을 받았다.

2세대에 속하는 의사인 것이다.

류마티스라는 새로운 학문은 그의 호기심을 끌기에 충분했다. 정형외과적으로 골절이 있거나, 암이 있거나 하면 눈으로 보이고 확실하게 진단이 되는데 류마티스는 면역 세포가 혈액을 돌아다니며 생기기 때문에 환자마다 증상이 다 다르게 나타난다. 예전에는 무슨 병인지 잘 모를 때 류마티스내과로 보냈다. 무조건 진단명이 나온다고 믿었던 것 같다. 쉽게 말하면 '괴질'을 진단하는 그런 과로 인식되었던 시절도 있었다. 그는 몰랐던 병들을 진단하게 되고, 진단하면서 적합한 치료법을 하나하나 찾아나가는 것이 흥미로웠고, 만족감과 보람을 많이 느꼈다.

그는 늘 자신과 잘 맞는 것, 좋아하는 것, 재밌고 행복할 수 있는 것에 대해 항상 고민했다. 선택하거나 결정하는 순간마다, 최선은 아닐지라도 그에게 긍정적인 힘을 주는 차선책을 찾기 위해 노력했고, 상황이 어려워도 원망을 해본 적은 없었다. 문과를 택하고 싶었던 그가 지금 이 자리까지 올 수 있었던 것도 바로 그런 그의 성격 덕분은 아니었을까. 예전 영웅들의 업적들을 보면 그들의 능력보다는 선택이 중요한 경우가 많았던 것 같다. 물론 선택도 그들의 능력이긴 하겠지만.

그는 초등학교 5학년 당시 동양방송에서 하는 어린이 퀴즈 프로그램에 출연한 적이 있었다. 예선을 3차까지 통과하면 그날 생방송 TV 프로그램에 나가도록 되어 있었는데, 그가 예선을 통과해서 생방송에 출연하게 되었다. 갑자기 출연하게 된 것이라 어머님도 모르셨다가 TV를 보고 아셨다고 한다. 그렇게 주 장원을 하고 월 장원전에도 나가게 되었다. 그때 그가 역사 문제를 잘 맞힌 이유가 초등학교 2학년 때 읽었던 역사책 때문이었다. 아버님이 사다 주신 전집을 겨울방학 내내 읽었었는데 그때 외웠던 조선 왕조를 아직도 생생하게 외우고 있을 정도로 그는 기억력이 좋았다. 그런 소양들이 쌓인 덕분인지는 몰라도 의대에서 진료를 볼 때 그에게는 그런 것들이 큰 도움이 되었다.

환자를 치료하는 의사는 일단 환자에게 설명을 잘해줘야 한다. 또 환자가 의사의 설명을 다 이해하고 그에 순응하며, 치료법을 꾸준히 따랐을 때 좋은 성과가 있기 마련이다. 그러기 위해서는 의사가 환자의 대화나 설득 과정에서 환자를 충분히 잘 이해시켜야 한다. 그처럼 문과적인 성향이 있는 의사라면, 어떤 치료를 할 때 다른 현상에 빗대어 비유해서 설명을 해주면 환자들은 쉽게 이해하고 의사와의 관계 유지도 좀 더 쉬워진다.

그런 면에서 그는 늘 생각한다. 어릴 때 한 번도 생각해보지 못했던 직업이었는데 어쩌면 그의 적성에 가장 잘 맞는 직업일지도 모르겠다고.

1980년대 말부터 우리나라에 류마티스 약이 들어왔다. 당시 쓸 수 있는 약은 아스피린, 스테로이드 호르몬, 면역 억제제 일부, 그다음으로 금(gold) 주사를 관절염 치료에 썼었다. 염증을 없애기 위해 일반 아스피린을 쓸 경우 교과서에서는 "귀에서 윙윙 소리가 날 때까지 약을 올려라"라고 되어 있었다. 물론 위에 손상도 많이 오고 부작용도 많았다. 그걸 감수하면서도 치료를 위해 환자들이 약을 먹었던 시절도 있었다. 그 이후 10년 사이에 엄청난 발전을 하고, 관절염에 대한 원인이 밝혀지면서 그것을 표적 치료하는 주사 치료나 먹는 약들이 개발되기 시작했고, 이제는 류마티스 관절염 같은 병들이 90퍼센트 이상 치료되는 단계로 접어들었다. 지금 생각해보면 그 긴 시간 동안 연구하고 새로운 약을 찾은 보람은 느끼지만, 당시에 치료약이 없어 고생하던 환자들을 생각하면 또 그만큼 안타까운 마음이 더 클 수밖에 없다.

30년간 류마티스 치료를 하면서 마음이 뿌듯했던 순간들도 참 많이 떠오른다. 강직성 척추염이라는 류마티스 질환을 앓고 있는 환자가 있었는데 학생이었다. 20대였는데 어릴 때부터 관절염은 물론이고, 피부 건선에, 허리까지 굳어져 통증이 심했던 환자였다. 당시 다행히 새로운 약들이 개발되기 시작은 했지만, 워낙 고가이고 보험 기준이 까다로워서 쓸 수가 없었다. 다행히 마침 연구용으로 제공된 주사제가 있었는데, 그 환자에게 동의서를 받고 그 약을 사용했다. 너무 아프니까 다른 대안이 없었다. 다행히도 그 학생은 기가 막히게 좋아졌고 후에 결혼도 하고 아이고 낳고 잘살고 있다. 당시 그 학생의 어머님이 보내준 손으로 쓴 편지를 그는 아직도 간직하고 있다. 집에서 재배한 여러 가지 농산물을 잔뜩 싸서 보낸 엄마의 마음과 함께. 그때 자식이 아플 때 부모님이 어떤 마음을 갖는지를 알게 되면서 참 많은 생각을 했었다. 마치 부모가 나쁜 걸 물려줘서 죄인이라도 된 것 같다는 그 어머니를 직접 만나보지는 못했지만, 그 마음을 충분히 헤아렸고, 그가 그들을 위해 무언가를 해주었다기보다 그가 받은 보람이 훨씬 커서 오히려 고마워했던 기억이 난다.

그런 마음이 그를 만든 것일까. 그는 진료실에서는 물론이지만 진료실 밖에서도 최선을 다하고 환자들에게 마음을 많이 쓰는 의사로 알려져 있다. 그는 실제로 병세가 심하거나 위험에 빠질 수 있는 환자들에게 명함을 준다. 개인 전화번호가 적혀 있는 명함을 받은 환자들은 그에게 전화도 하고, 그는 문자나 메신저로 상담을 해주기도 한다. 그에게 진료받으려면 한 달이나 기다려야 하는데 아파서 도저히 못 기다리겠다는 환자의 하소연을 그는 그냥 방치하지 않는다. 어떤 방법으로든 대기를 줄이는 방법을 알려주고, 그 환자를 가능한 한 빠르게 볼 수 있는 조치를 강구한다. 진짜 심한 사람들은 빨리빨리 해결을 해줘야 한다. 치료라는 건 타이밍이라는 게 있기 때문에 시기를 놓쳐서 더 나빠진 후에 오면 환자는 물론 의사도 힘들어진다. 자기가 편하기 위해 연락처를 주는 건데 환자들이 오히려 더 좋아한다면서 그는 해맑게 웃는다. 우리나라에서는 의사와 직접 연락하는 경우가 별로 없지만 외국에서는 흔한 일이다. 환자들도 아무 때나 함부로 전화하지 않고 아주 필요하거나 급할 때만 요청하는 등 예의를 지켜주고 있다. 지방에서 서울 오기가 어려운 환자들도 문자로 문의하면 그는 성실하게 답을 해주고 있다.

과연 그에게 환자는 어떤 의미일까? 환자는 그에게 존재의 이유라고 말할 수 있다. 잘 치료해서 회복되는 환자들은 그에게 보람을 주고, 또 계속 환자들을 더 잘 치료할 수 있기 위해 연구를 더 해야 하고, 계속 공부를 할 수밖에 없는 자극제가 된다. 그것이 그를 의사라는 일을 오래 할 수 있는 원동력을 만들어주고, 의사로서 보람과 행복감을 느끼게 해준다. 오늘도 그는 그의 존재의 이유와 삶의 활력소들과 더 즐겁게 만나기 위해 끊임없이 노력 중이다.

류마티스로 고생하며 붓을 손가락 사이에 끼고 그림을 그렸다는 르누아르가 남긴 "고통은 지나가지만, 아름다움은 남는다"라는 말을 떠올려본다. 환자들의 고통은 지나갈 것이고, 그들을 위해 숭고하게 시간을 보낸 의사 이상헌의 이름은 오래오래 아름답게 기억될 것이다. 그는 정말 찾아가 보고 싶은 의사이다. 물론 병에 걸리면 안 되겠지만.

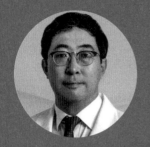

이상헌

건국대학교 내과학교실 류마티스내과 주임교수
건국대학교병원 류마티스내과 교수

 학력

가톨릭대학교 의과대학 졸업
가톨릭대학교 의과대학원 석·박사
미국 캘리포니아 샌디에고 주립대학(UCSD)
연수

전문 분야

류마티스 질환, 신약임상연구, 척추염, 루프스, 섬
유근통, 베체트병, 통풍, 전신경화증

현재 및 주요 역임

대한류마티스학회 회장
가톨릭대학교 서울성모병원 류마티스내과 교수
가톨릭대 강남성모병원 내과 전공의 수료
가톨릭대 강남성모병원 류마티스내과 펠로우
아시아태평양류마티스학회 학술위원장
대한류마티스학회 기획이사
대한류마티스학회 재무이사
대한류마티스학회 편집이사
류마티스학 교과서 편찬위원장
대한류마티스학회 학술상

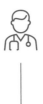

아이의 미래를 생각하며 치료한다

이기형 교수(소아청소년과)

고려대학교 안암병원 소아청소년과 이기형 교수. 불모지와 같던 소아 내분비학 태동기에 고려대 의료원에 생긴 첫 소아 내분비 분야의 전문의다.

소아 청소년 내분비 성장 질환은 무엇일까? 소아 내분비 질환은 대표적으로 갑상선 질환이나 당뇨병 같은 것들이 있을 수 있다. 하지만 소아 쪽은 성장이라는 측면이 강조되기 때문에 성장 질환을 다루게 된다. 저신장이라든가, 사춘기가 너무 빠른 성조숙증 환자들이 많이 있다고 보면 된다. 이 세상의 모든 부모는 자신의 아이가 건강하게 성장하기를 바란다. 하지만 느린 성장만큼이나 지나치게 빠른 성장도 문제가 된다.

이런 문제가 있는 어린이뿐만 아니라 그들의 보호자들의 마음까지도 돌보고 치유해주는 의사 이기형. 그는 병의 치료를 통해 아이들에게 꿈과 희망을 건네주고 있다. 소아과 의사는 성인이 아닌 아이들을 상대하기 때문에 다른 과 의사들과는 달리 환자가 말하지 않는 모습을 더 주의 깊게 살펴봐야 한다. 병동에서의 치료는 물론이고 집에서도 가족들이나 환자들이 치료를 지속할 수 있게 사회사업팀, 교육팀 등과 협력해서 추후 관리까지 연계해주는 것이 그의 일이다. 그런 모습을 보면 의사가 병을 치료하는 것뿐만 아니라 아이의 일평생, 그리고 가정환경까지 고려해야 하는 등 해야 할 일이 많다는 걸 다시 한번 느끼게 된다.

아이가 몇 시간을 자는지, 어떤 음식을 먹는지, 어떤 습관이 있는지를 알아야 그 아이를 치료할 수 있는 단초를 얻게 되는 소아청소년과 의사는 아이가 먹고 자고 생활하는 습관까지 꼼꼼히 살피며 진단을 내린다. 그는 아이들에게 최대한 자상한 의사 선생님이 되고 싶지만, 또 한편으로는 엄격하게 지도를 해야 하는 사이에서 균형을 잡느라 구슬땀을 흘린다. 그의 환자들은 앞으로 계속 성장할 아이들이기에 단순히 병을 치료하는 데서 끝나지 않는다. 아픈 아이들을 고치고 또 제대로 성장하도록 도와줘서 결국에는 우리나라의 미래를 책임지는 중요한 역할을 하게 도와야 한다는 사명감도 있다. 많은 의사가 마음을 다해 환자들을 돌보고 있겠지만 의사 이기형은 누구도 따라올 수 없을 만큼 오랜 경륜과 능력으로 어린 환자들을 돌보고 있다. 그래서 주변 동료들은 그를 칭송하고 인정할 수밖에 없다.

"환자들이 자신의 질환에 대해 잘 이해하고 어떻게 하면 잘 관리할 수 있는지 교수님께서 직접적으로나 주치의들을 통해 늘 교육을 시켜주심으로써 환자들이 자기의 질환을 극복할 수 있다는 희망을 가질 수 있게 노력하시는 분입니다. 신생아들이나 어린 소아 친구들이 오면 진짜 너무 예뻐하시는 모습이 천상 진짜 소아과 의사시구나 싶은 생각이 들어요."

그는 소아 환자들이 왔을 때 한 가지 병만 살피지 않는다. 이 아이가 가지고 있는 혹시 다른 질환들이 있는지, 놓치고 있는 건 없는지 전반적으로 파악을 하고, 여러 과에 협진하게 하는 능력으로는 그만큼 노련한 의사가 드물다.

자신을 찾아오는 아이들의 미래를 지켜내는 것이 의사로서의 책임과 사명이라는 그는 아이들을 하나의 인격체로서 앞으로 어떻게 성장해야 하는지 늘 고민하고, 또 아이들이 아플 때 부모들이 느끼는 걱정이나 고통을 이해하고 공감하기 위해 환자와 부모님과 충분히 대화를 나눈다.

긴 의사 생활을 돌아보면 그에게 떠오르는 환자가 몇 있다. 그중에서도 엄마, 아빠가 한국에 와서 일하는 몽골 아이를 떠올려본다. 몽골 사람들이 키가 커서인지 아빠는 180cm, 엄마는 165cm 정도 되는데 아이 키가 너무도 작았다. 보통 저신장이라고 하면 100명 중에 세 번째 안에 드는 아이들을 말한다. 그 아이는 첫 번째에도 해당이 안 될 정도로 작았다. 그래서 그가 성장 호르몬 분비에 이상이 있는지 진단 검사를 하고 결핍증으로 진단을 내렸다. 그 후 성장 호르몬 치료를 통해 아이는 비약적으로 키가 컸다. 그렇게 작았던 아이가 1년에 10cm 이상씩 자랐고 나중에 청소년 시기가 돼서 거의 성장이 끝났을 때는 175cm 정도의 키가 되었다. 한 방송사에서 취재를 왔었는데 아이의 치료 전후 사진을 보면서, "이게 바로 과학이군요"라고 말하며 감탄하던 생각이 난다.

또 소아 비만으로 그에게 진료를 받았던 아이를 성인이 되어 미국에서 만난 적이 있었다. 그가 부총장 시절에 재미교우회를 방문하게되었다. 그때 뉴욕에서 학교 직원의 아이를 우연히 만나게 된다. 그에게 어릴 때 비만으로 치료받으러 왔던 친구였다. 그는 진료실에서 그아이를 볼 때마다 어떻게 먹어라, 어떻게 운동해라 잔소리를 꽤 했었다. 그때 그 아이는 그 잔소리가 너무도 듣기 싫었단다. 그때는 그렇게듣기 싫어하던 그 아이가 이제는 아주 키가 크고 날씬해져서 그의 앞에 나타나 감사하다고 인사를 하는 것이다. 그때 그는 느꼈다. 자기가힘들더라도 해주는 한마디 잔소리가 아이들에게 나중에 성장하면서그토록 큰 영향을 미칠 수 있다는 것을. 뭔가 모르게 뿌듯했다. 그러면안 된다는 말 한마디를 한 번 더 해주는 게 환자에게 얼마나 큰 도움이될지 설명할 필요가 없겠다.

소아 내분비 질환에서 환자가 제일 많은 질환은 성장, 성조숙증이기도 하지만 그는 처음부터 비만에 관심이 많았다. 비만이라는 걸 사람들이 병으로 생각하기 시작한 건 사실 오래된 일이 아니다. 아주 오래전 잘 못 먹던 시절에는 오히려 통통한 아이들을 우량아 선발 대회에 내보내서 자랑하곤 했었으니까. 소아 비만은 겉으로 보기에 아프거나 눈에 보이는 병은 아니지만, 소아 비만 환자 중에서 아주 심한 경우에는 합병증이 나타난다든가, 또 소아 비만이 청소년 비만으로 이행이되고, 또 청소년 비만은 성인 비만으로 이어지기 때문에 국민 건강상아주 큰 중대한 문제라는 생각이다. 그래서 그는 비만학회에 참여해서 소아청소년비만위원회에 들어가 비만 캠프도 운영했었고, 소아 청소년 비만 지침도 만들어 계속 활동을 했다. 이 소화 비만이 소화 당뇨로 이어질 수 있다는 게 무엇보다도 고민이 되는 일이다. 당뇨라는 병 자체가 완치되는 게 아니라 평생 관리를 해야 하는 병이다. 그래서 그는 직접 소아청소년들을 대상으로 캠프를 만들어 집중적인 교육을 실시했다. 당뇨병 아이들이 우리나라에는 숫자가 적은 편이라 병에 걸렸을 때 환자들은 자기만 그런 병에 걸린 줄 알고 고통에 빠진다. 그런데 캠프를 하게 되면 그런 아이들이 함께 모이게 되니까 '인슐린 주사를 맞

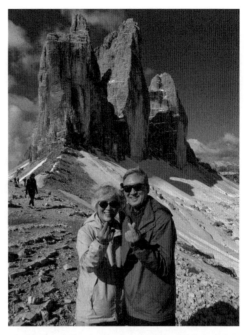

마지막 연구년인 2023년, 이탈리아 돌로미티에서 의대 동기이자 영원한 동반자이며 전우인 아내와 함께.

는 아이들이 나 말고도 많구나' 하며 위안을 얻는다. 또 그중에는 굉장히 관리를 잘하는 친구들이 있어서 자극도 받고, 또 낙담한 부모들에게 용기를 불어넣어 주기도 한다.

아이들만 돌보는 자리에만 있기에는 그의 탁월한 능력이 아까울 정도로 그는 행정 면에서도 탁월한 리더십을 발휘한다. 지난 10년간 대학병원장으로 있으면서 병원의 시스템을 구축하는 데 큰 일조를 했고, 신관 증축과 최첨단 유복합센터 착공을 이루게 된다. 또 환자를 보는 것도 중요하지만 이제는 연구 쪽에 중점을 둬야 한다고 강조하며 바이오 헬스 관련 사업을 확장하면서, '미래 의학, 우리가 만들고 세계가

누린다'라는 야심 찬 비전을 세우기도 했다.

그처럼 이렇게 환자를 많이 보고 진료도 잘하는 의사이면서 또 행정 보직의 일까지 잘 처리해나간 이유는 그의 성실성이 물론 컸지만, 곁에서 도와준 동료 선후배, 교수, 또 행정직원들과 병원의 간호사들이 있었기 때문이다. 얼마나 쉼 없이 옆도 뒤도 보지 않고 앞으로 달렸는지 그가 의료원장이며 부총장으로 취임할 때 참석한 그의 아내를 보고 사회를 보던 후배 교수가 10년 동안 남편을 기부해준 통 큰 사람으로 불러 세워서 박수를 쳐주었던 기억이 난다.

어린 시절 동네 병원에서 인자하신 의사 선생님을 보고 그도 커서 의사가 되겠다고 생각한 이래 꿈이 변한 적이 없는 이기형 교수. 재수까지 해서 원하던 의대에 들어왔다. 막연한 꿈으로 들어온 의대는 삭막하고 공부가 전부인 면이 있어 잘 적응하지 못하는 친구들도 있었다. 하지만 그는 동아리 활동으로 그 힘든 시간을 숨을 틔우며 버텨온 것 같다. 초등학교 때부터 해왔던 서예를 의대 미술반에서 계속했으며, 또 농구를 좋아해서 선배들과 농구반을 만들었다. 또 교지와 학교 잡지도 만드는 등 공부 못지않게 동아리 활동도 바쁘게 하면서 학창 시절을 보냈다. 덕분에 공부할 시간이 좀 부족했고 성적은 중간 정도였지만 그만큼 생활이 풍성하고 마음도 여유로웠다.

전공을 정할 때는 소아청소년과, 내과, 정신의학과 등을 놓고 고민을 했다. 의대 동기인 그의 아내는 특히 아이들을 예뻐하는 그에게 소아청소년과를 권유했고 예나 지금이나 그는 아내의 말을 무조건 따르기로 한다. 바로 전공을 택하지 않고 1년 동안 두루 경험하는 중에 그는 신생아학에도 관심이 많았다. 하지만 환자하고 대화도 하고 소통을 원했기에 신생아는 그의 리스트에서 제외되었다. 이후 그가 안암병원에서 펠로우를 하고 있을 때였는데 소아 내분비 환자를 다른 병원으로 보내게 되었다. 보내기 싫은데 보낼 수밖에 없었다. 전공의가 없었기 때문이다. 자존심도 상했지만 그의 병원에 소아 내분비 전공의가 꼭 있어야 하겠다는 생각에 그는 주저 없이 그 분야를 선택했다.

이후로도 한참 동안 그가 몸담고 있던 병원에 소아 내분비 환자는 그 혼자뿐이었다. 고려대 의료원 산하의 3개 병원이 안암, 안산, 구로에 있었는데 그는 지역적으로 상당히 많이 떨어져 있는 3개 병원을 돌아다니면서 순회 진료를 보았다. 소아 내분비라는 학문이 초창기였고, 그런 전공을 하는 사람도 별로 없던 터라 그가 병원을 돌아다니면 진료를 볼 수밖에 없었다. 거기에 그는 고려대 병원에 오는 환자를 다른 병원에 보내기 싫다는 환자에 대한 욕심도 있었다. 지금 생각해보면 참으로 열정이 넘쳤던 시간이었다.

또 소아내분비학회에서 8년간 총무이사직을 하고 이후에 학회장까지 역임했다. 8년간 총무이사를 한 사람은 이기형 교수밖에 없었다. 회장을 세 분 모셨는데 바뀔 때마다 그분들이 총무이사로 그를 지목했기 때문이다. 그가 총무이사를 하는 동안 소아내분비학회는 계속 커나갔고, 소아 내분비를 지망하는 후배들이 많아져서 무엇보다 신이 났다. 결국 그가 회장을 맡은 이후 지금은 소아청소년과 학회 중에서 내분비학회가 가장 큰 학회가 되었다.

의과대학부터 지금까지 어느덧 40년이란 세월을 걸어온 의사의 길을 돌아본다. 그는 어떤 모습으로 어떤 의료인으로 남기를 원하면서 그 시간을 걸어왔을까? 그는 학생 시절 교지를 만들면서 어떤 의사가 되어야 할지 고민을 시작했고, 1980년대 초인 예과 때에는 시대적인 분위기 때문에 민중을 위한 의사가 되어야겠다는 생각을 많이 했다. '소외된 민중을 위한 의사'에 관한 기사를 쓰기 위해 목포에 내려가 섬 지역 주민들을 순회 진료하는 병원선 취재를 한 적도 있었다.

의대를 졸업하고 전문의를 취득한 후에는 개업해서 많은 환자를 진료하는 것도 좋지만, 대학병원에 남아서 의학 연구도 하고 후학 연구도 하는 길을 택하고 싶었다. 대학에 남는다는 건 수입 면에서는 개업에 비해 보잘것없었지만, 다행히 그는 아내의 동의를 얻어 그 길로 갈수 있게 되었다.

그가 전공의를 하던 시절에는 환자가 굉장히 많았다. 당직을 하게 되면 입원 환자만 하루에 10명이 넘었다. 그러다 보면 거의 응급실에서 살아야 했다. 당시에는 중증 환자들이 많아서 환자를 살리는 데 급급했고, 깊은 관찰보다는 당장 눈앞의 질환 중심으로 환자를 살리는데만 집중했던 것 같다.

그 역시 군대를 다녀오고 아이가 생기고 나서야 비로소 환자를 볼때 자식 같다는 생각이 들기 시작했다. 그러면서 환자들에게 애정을 갖기 시작하고, 환자의 질환뿐 아니라 성장하는 과정, 가정환경, 그리고 부모 등을 전체적으로 보는 눈이 생기기 시작했다. 이제는 장성해서 결혼한 아들이 아직 손주를 안겨주지는 않았지만 어린 환자들을 볼때마다 그는 손주를 보는 눈과 마음으로 치료하고 있다.

그도 이제 정년이 그리 많이 남지 않았다. 다시 뒤를 돌아봐도 미국 연수를 다녀와 눈코 뜰 새 없이 환자를 보고, 3개 병원을 다니며 그 많은 환자를 돌보고, 학회 총무를 맡아 정신없이 분주하던 그 시절이 그

립다. 그때의 그를 다시 만난다면, "정말 힘들지? 그래도 열심히 잘하고 있고, 나중에 보람과 결실이 분명히 있을 거야"라고 젊은 이기형에게 박수를 보내주고 싶다는 할아버지 의사 이기형. 그의 따스한 마음과 의술이 우리나라의 동력이 되는 아이들이 쑥쑥 자라는 데 큰 밑거름이 되었다는 걸 믿어 의심치 않는다.

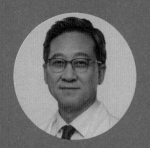

이기형

전 고려대학교 의무부총장 겸 의료원장
고려대학교 안암병원 소아청소년과 교수

 학력

고려대학교 의과대학 졸업
고려대학교 의학대학원 석·박사
미국 University of North Carolina 연수

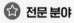 **전문 분야**

소아내분비, 성장장애, 성조숙증, 소아비만, 당뇨
병, 갑상선질환

 현재 및 주요 역임

고려대학교 안암병원 병원장
고려대학교 안암병원 진료협력센터장
고려대학교 안암병원 소아청소년과 과장
고려대학교 안산병원 소아과 과장
고려대학교 안산병원 교육수련위원장
대한비만학회 회장
대한소아내분비학회 회장

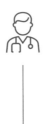

허리와 마음을 함께 펴다

김기택 원장(정형외과)

'정형'이라는 말은 '몸의 생김새를 고쳐 바로잡는다'라는 뜻을 담고 있다. '수술' 역시 '손의 기술'이라는 뜻으로 의사의 손을 통해 환자를 치료한다는 의미를 갖고 있다. 그런 뜻에서 정형외과는 환자를 치료하고 눈앞에서 드라마틱하게 좋아지는 것을 볼 수 있다는 점에서 의사로서의 자부심을 갖게 하는 특별한 과이다.

1994년 강직성 척추염 수술을 집도해서 국내 첫 성공을 거둔 이래, 연간 600여 건의 수술을 집도하고, 세계가 주목하는 정형외과로 자리 매김하여 우리나라 정형외과의 위상을 높이는 데 큰 역할을 한 의사 김기택을 만나본다.

마침 그가 정년 퇴임을 하는 날. 그를 찾아온 환자들은 그에게 마지막 진료를 보면서 눈물을 글썽인다. 비가 오는 무더운 여름날, 그를 보러 온 환자들은 "선생님이 저를 살려주셨잖아요"라고 말하며 손을 잡고 끌어안기도 한다.

떠나가는 의사, 그리고 그를 보내는 환자 모두 서로 아쉽기 그지없다. 그만큼 많은 환자가 그를 의지하고 믿고, 또 그가 해준 수술로 새로운 삶을 찾았다.

마지막 진료가 있던 날 동료들은 그를 위해 작은 이벤트를 열어 따뜻하게 그를 보낸다. 한 병원의 장으로서, 의사로서 많은 책임감을 갖고 임했던 그는 오늘 모든 걸 편안하게 내려놓고 동료들과의 이별 의식을 만끽한다. 이별 연설에서 그는 모든 시간의 의미를 동료들의 덕으로 돌린다. 다시 스타트하는 제2의 인생을 잘 꾸려 또 다른 신화를 만들어보겠다는 그의 자신감은 그를 정년이 아니라 새 항해를 떠나는 청년처럼 보이게 해준다. 그를 믿고 따랐던 동료와 후배들은 한결같이 그를 표현할 때 '인술'이라는 단어를 쓴다. 그에게는 의사가 천직이고, 병원이 제2의 집이었다. 정년퇴직 후에 대부분 쉬겠다는 생각을 하는 다른 분들과는 달리 그는 매년 새로운 계획들을 업데이트해왔다. 'retire'라는 단어가 바퀴를 새로 갈아 낀다는 말이듯, 그도 이제 새로운 바퀴를 장착해 새로운 역사를 쓰려는 마음으로 출발선에 서 있다. 시작하는 재주도 위대하지만, 그 끝을 맺는 재주는 더 위대하다는 말이 떠오른다. 그의 끝 역시 끝이 아닌 빛나는 시작을 의미하는 것 같기에 더 위대해 보인다.

허리가 많이 굽어지는 척추 측만증, 척추 내에 생기는 척추암 등 종양을 수술하는 데서 국내뿐 아니라 세계적으로 정평을 갖고 있는 의사 김기택. 그의 첫 번째 수술에는 아주 특별한 에피소드가 있다.

강직성 척추염은 젊은 연령군에서, 특히 남자아이들에게 많이 나타나는 증상인데, 갑자기 허리가 시름시름 아프기 시작하면서 아래서부터 점점 굳어지는 현상이다. 뻣뻣해진 허리가 아프니 계속 등을 구부리게 되고, 결국 등이 굳어버리는 질병이다. 그런 환자들이 많지 않기 때문에 척추를 전문으로 하는 의사들도 평생 5명 이내 정도나 수술해볼 만큼 희귀한 병이다. 그가 예전에 미국에 연수를 갔을 때 그는 그 강직성 척추염 환자를 펴는 수술을 볼 기회를 갖게 되었다. 신기하고 놀랍게 그 수술을 지켜본 그는 한국에 와서도 계속 관심을 갖고 연구를 계속했다. 어느 날 그런 환자가 그를 찾아왔고, 그는 한국에서는 한 번도 해보지 못한 그 수술을 해보는 게 어떻겠냐고 권했다. 통증과 절망감이 심했던 그 환자는 약간의 희망이라도 있다면 몸을 맡길 테니 시험 삼아서 해보라고 오히려 그를 격려했다. 그의 진심이 통했는지 조심스러운 수술은 결과가 좋았고, 한 달 후 또 다른 환자가 그를 찾아온다. 그 수술의 전과 후가 너무도 드라마틱하게 달라져서 그 사진을 언론사에 보냈고, 그 이후 소문을 듣고 강직성 척추염 환자들이 전국에서 그를 찾아 몰려들었다. 이후 1년에 30~40명씩 수술을 하고 학계에 이와 관련된 논문을 16편이나 싣게 되면서 그는 그 분야에서는 여러 의사가 코멘트를 받아야 할 정도로 인정을 받게 된다.

충청남도 예산의 3남 5녀의 막내로 형, 누나들에게 귀여움을 독차지하며 자란 소년 기택은 시골 초등학교에 다니다 5학년 때 서울로 와 유학을 시작한다. 처음엔 누나들과 함께 살았지만 중학교 때부터 혼자 독립생활을 하게 된다. 성격이 형성되던 민감했던 그 시기의 독립생활 덕분에 혼자 결정하고 행동에 옮기는 책임감을 체득한 것 같다.

그가 의사가 된 계기는 그다지 드라마틱하지는 않다. 의사의 꿈을 갖고 있었던 것도 아니고, 고교 시절에는 전자공학도가 되고 싶었다.

그런데 의사셨던 큰형님이 그가 고3 중간고사 끝나는 날 돌아가셨다. 장례를 치르고 올라와 집안에 의사는 하나 있어야 하겠다는 생각이 들었다. 경제적인 문제가 아니라 부모님이 연로하시니 그래도 의사 자식이 있으면 옆에서 도움을 드릴 수 있을 거 같았다. 그래서 의대로 꿈을 바꾸고 정형외과 의사가 된 것이다.

대학에 와서도 꼭 척추를 해야겠다고 처음부터 생각하지는 않았었다. 전공의 시절, 마이크로 수지 접합이라든지 절단된 손가락을 붙이는 수술을 보며 그도 막연하게 잘할 수 있을 거 같다는 생각이 들었다. 당시 척추는 그다지 발전된 분야가 아니었는데 은사님께서는 그에게 서울대학교병원에 전임의로 지원하여 척추를 공부하라는 명령을 내리셨단다. 지금 생각해보면 미개척 분야를 배우라고 젊은 김기택에게 투자를 해주신 것 같다. 그래서인지 그에게는 더 많은 책임감이 생겼다. 그는 자기가 보는 환자들은 더 이상 갈 데가 없어서 그를 찾아온 것이라는 생각으로 환자들을 대했고, 마지막이라는 심정으로 치료를 했다. 그러다 보니 진료 실적은 물론이고 논문 실적도 좋아져 결국 병원에서 원장직을 맡겨왔다.

그런 척추 명의에게도 잊지 못할 환자가 당연히 있을 것이다. 그가 그동안 한 500례의 수술 중 가장 심한 환자였을 것이다. 휠체어를 타고 외래에 오신 그 환자는 거의 폴더폰처럼 허리가 굽어 있었다. 도저히 수술 방법이 떠오르지 않았다. 앞을 보고 걷는 게 아니라 굽은 채 다리 사이로 뒤를 보고 걸을 정도였다. 외국이나 다른 리포트의 자료에도 그런 수술을 성공한 케이스는 없었다. 그 환자에게 조심스레 이렇게 심한 상태도 처음이고, 수술해도 거의 사망에 이를 정도로 위험

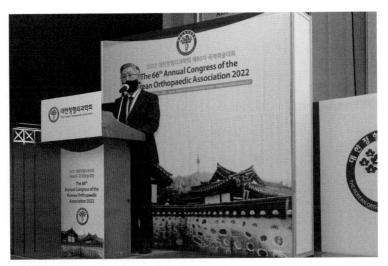

대한정형외과학회 66대 학회장 당시 개회사

한 상태가 될 수 있다고 포기를 유도했다. 죽어도 좋다고 수술을 요구하는 환자는 자기가 이 상태로는 관에 들어갈 수 없다면서 우는 것이었다. 머리를 맞은 것 같았다. 그냥 단순히 구부러진 것을 편다는 생각만 했던 그는 환자마다 생각지도 못하는 개개인의 아프고 절실한 사연이 있다는 걸 그때 처음 깨달았다. 결국 8, 9번에 걸친 수술 끝에 그의 허리를 펼 수 있게 되었다.

또 한 환자는 허리가 굽었지만 그런대로 살아오신 50대 여자 환자였는데, 계속 허리를 펴는 수술을 해달라고 고집했다. 혹시 수술이 잘못되면 반신불수가 될 수도 있다는데도 극구 수술을 요구하는 그 환자 역시 사연이 있었다. 곧 결혼할 딸의 결혼식에 이런 모습으로는 가고 싶지 않다면서 모든 걸 각오할 테니 수술을 해달라고 간절히 부탁했다. 결국 수술은 성공했고, 결혼식에 자신 있게 나가서 찍은 사진을 들고 그 환자는 진료실을 찾아왔다. 그는 환자의 몸을 치료하되 환자의 마음을 봐야 한다는 걸 다시 한번 느꼈다.

땅이 아닌 하늘을 보고 싶고, 지팡이처럼 굽은 허리가 아니라 곧게 펴진 허리를 원하는 척추 질환 환자들에게 하늘을 보게 해주고 싶은 그의 마음과 진심은 결국 환자들로부터 배운 것이며, 그 마음이 어쩌면 하늘에 닿아 그를 명의로 만들어준 것일지도 모른다. 그는 환자들에게 늘 이렇게 말한다.

"의사는 낫게 해주는 게 아니에요. 환자가 낫게 하는 거고, 의사는 도와주는 거지. 치료 후 관리도 환자가 해야 하는 겁니다."

환자의 눈높이에서 환자가 자신의 병에 대해 알아들을 때까지 충분히 설명해주는 것을 최고의 덕목으로 꼽는 의사 김기택. 환자들은 의사의 서비스를 받고자 찾아온 사람이고, 의사는 그들에게 철저히 설명해야 할 의무가 있다. 그는 그래서 환자들에게 설명 후, 꼭 다 알아들었는지, 만족하는지를 묻는다. 가장 중요한 치료법은 역시 환자와의 소통이라는 걸 누구보다 잘 알고 있기 때문이다. 그래서인지 스스로 투명하고 솔직하고 떳떳해야 한다는 그의 좌우명도 환자를 대하는 그의 태도를 설명하는 것 같다.

정년 이후에도 그는 쉬고 싶지 않다. 제자가 경영하는 병원에 가서 그가 원하는 것을 얻을 수 있도록 조력을 하고, 못 했던 가족과의 시간을 조금 풍요롭게 갖고 싶은 정도의 소박한 꿈을 갖고 있다. 그런 그에게 어머님을 맡긴다면 어떤 의사에게 맡기고 싶은지를 물었다. 환자를 대할 때 지극정성으로 대하는 의사라면 좋겠다는 대답이 돌아온다. 환자를 진짜 자기의 어머니라 생각하고 마음을 열고 치료해주는 의사라면 시골 무명의사라도 상관없다.

고등학교 때 브라스 밴드에서 트롬본을 불었다는 그는 행진할 때 제일 앞에서 활기차고 신나게 연주했던 그 기억 때문에 〈The longest day〉라는 곡을 자주 듣는다. 긴 수술을 앞두고 마음이 힘들 때, 스케줄이 분 단위로 겹쳐 피로할 때, 또 어려운 일이 있어 무거운 기분으로 처질 때 그는 이 음악을 듣는다. 영화 〈노르망디 상륙 작전〉에 삽입된 음악이다. 분위기도 좋지만, 마지막에는 세계의 역사를 뒤집는 스토리가 있는 영화이다. 어쩌면 그가 환자 하나하나를 치료하면서, 그들을 통해 얻어낸 반전의 기쁨, 불가능에서 가능을 이끌어낸 치료의 보람 같은 것들과 일맥상통하는 느낌이 들어서 그런 것일지도 모르겠다. 분분히 떨어지는 낙화처럼 지금 자리에서 가야 할 때를 알고 떠나는 그의 뒷모습은, 오히려 그 후광 덕분에 더 환한 빛을 발하는 것처럼 보인다. 그의 앞으로의 행보는 더 화사하고, 더 밝을 것임을 믿어 의심치 않는다.

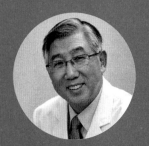

김기택

전 경희대학교 의료원장 및 의무부총장
동탄시티병원 명예원장

 학력

경희대학교 의과대학 졸업
경희대학교 의과대학원 석·박사
미국 미네소타주립대학교 연수

전문 분야

척추디스크, 강직성척추염, 척추측만증, 척추퇴행
성질환

 현재 및 주요 역임

대한정형외과학회 회장
경희대학교 특임교수
대한척추외과학회 회장
아시아태평양척추학회 대회장
아시아태평양척추미세최소수술학회 사무총장
대한사립대의료원협의회 이사
경희대학교 정형외과 주임교수
서울대학교병원 척추외과 전임의